普通高等教育中医药类"十三五"规划教材

全国普通高等教育中医药类精编教材

温 病 学

（第 3 版）

（供中医学、中西医临床医学等专业用）

主 编

冯全生 杨爱东

副主编

刘 涛 赵岩松 吴智兵

刘兰林 周燕萍 车念聪

主 审

张之文

上海科学技术出版社

图书在版编目（ＣＩＰ）数据

温病学／冯全生，杨爱东主编.—3 版. —上海：上海科学技术出版社,2019.5(2021.3 重印)
普通高等教育中医药类“十三五”规划教材. 全国普通高等教育中医药类精编教材
ISBN 978 - 7 - 5478 - 4363 - 5

Ⅰ.①温… Ⅱ.①冯… ②杨… Ⅲ.①温病学说 – 中医学院 – 教材 Ⅳ.①R254.2

中国版本图书馆 CIP 数据核字(2019)第 033928 号

温病学(第 3 版)
主编 冯全生 杨爱东

上海世纪出版(集团)有限公司 出版、发行
上 海 科 学 技 术 出 版 社
(上海钦州南路71号 邮政编码 200235 www.sstp.cn)
常熟市兴达印刷有限公司印刷
开本 787×1092 1/16 印张 16.5
字数 360 千字
2008 年 8 月第 1 版
2019 年 5 月第 3 版 2021 年 3 月第 13 次印刷
ISBN 978 - 7 - 5478 - 4363 - 5/R·1797
定价：38.00 元

普通高等教育中医药类"十三五"规划教材
全国普通高等教育中医药类精编教材

普通高等教育中医药类"十三五"规划教材
全国普通高等教育中医药类精编教材

普通高等教育中医药类"十三五"规划教材
全国普通高等教育中医药类精编教材

　　新中国高等中医药教育开创至今历六十年。一甲子朝花夕拾，六十年砥砺前行，实现了长足发展，不仅健全了中医药高等教育体系，创新了中医药高等教育模式，也培养了一大批中医药人才，履行了人才培养、科技创新、社会服务、文化传承的职能和使命。高等中医药院校的教材作为中医药知识传播的重要载体，也伴随着中医药高等教育改革发展的进程，从少到多，从粗到精，一纲多本，形式多样，始终发挥着至关重要的作用。

　　上海科学技术出版社于1964年受国家卫生部委托出版全国中医院校试用教材迄今，肩负了半个多世纪的中医院校教材建设和出版的重任，产生了一大批学术深厚、内涵丰富、文辞隽永、具有重要影响力的优秀教材。尤其是1985年出版的全国统编高等医学院校中医教材（第五版），至今仍被誉为中医教材之经典而蜚声海内外。

　　2006年，上海科学技术出版社在全国中医药高等教育学会教学管理研究会的精心指导下，在全国各中医药院校的积极参与下，组织出版了供中医药院校本科生使用的"全国普通高等教育中医药类精编教材"（以下简称"精编教材"），并于2011年进行了修订和完善。这套教材融汇了历版优秀教材之精华，遵循"三基""五性""三特定"的教材编写原则，同时高度契合国家执业医师考核制度改革和国家创新型人才培养战略的要求，在组织策划、编写和出版过程中，反复论证，层层把关，使"精编教材"在内容编写、版式设计和质量控制等方面均达到了预期的要求，凸显了"精炼、创新、适用"的编写初衷，获得了全国中医药院校师生的一致好评。

　　2016年8月，党中央、国务院召开了新世纪以来第一次全国卫生与健康大会，印发实施《"健康中国2030"规划纲要》，并颁布了《中医药法》和《〈中国的中医药〉白皮书》，把发展中医药事业作为打造健康中国的重要内容。实施创新驱动发展、文化强国、"走出去"战略以及"一带一路"倡议，推动经济转型升级，都需要中医药发挥资源优势和核心作用。面对新时期中医药"创造性转化，创新性发展"的总体要求，中医药高等教育必须牢牢把握经济社会发展的大势，更加主动地服务和融入国家发展战略。为此，精编教材的编写将继续秉持"为院校提供服务、为行业打造精品"的工作要旨，在全国中医院校中广泛征求意见，多方听取要求，全面汲取经验，经过近一年的精心准备工作，在"十三五"开局之年启动了第三版的修订工作。

本次修订和完善将在保持"精编教材"原有特色和优势的基础上，进一步突出"经典、精炼、新颖、实用"的特点，并将贯彻习近平总书记在全国卫生与健康大会、全国高校思想政治工作会议等系列讲话精神，以及《国家中长期教育改革和发展规划纲要(2010—2020)》《中医药发展战略规划纲要(2016—2030年)》和《关于医教协同深化中医药教育改革与发展的指导意见》等文件要求，坚持高等教育立德树人这一根本任务，立足中医药教育改革发展要求，遵循我国中医药事业发展规律和中医药教育规律，深化中医药特色的人文素养和思想情操教育，从而达到以文化人、以文育人的效果。

同时，全国中医药高等教育学会教学管理研究会和上海科学技术出版社将不断深化高等中医药教材研究，在新版精编教材的编写组织中，努力将教材的编写出版工作与中医药发展的现实目标及未来方向紧密联系在一起，促进中医药人才培养与"健康中国"战略紧密结合起来，实现全程育人、全方位育人，不断完善高等中医药教材体系和丰富教材品种，创新、拓展相关课程教材，以更好地适应"十三五"时期及今后高等中医药院校的教学实践要求，从而进一步地提高我国高等中医药人才的培养能力，为建设健康中国贡献力量！

教材的编写出版需要在实践检验中不断完善，诚恳地希望广大中医药院校师生和读者在教学实践或使用中对本套教材提出宝贵意见，以敦促我们不断提高。

全国中医药高等教育学会常务理事、教学管理研究会理事长

胡鸿毅

2016 年 12 月

普通高等教育中医药类"十三五"规划教材、全国普通高等教育中医药类精编教材《温病学》(第3版),是由成都中医药大学组织,与上海中医药大学共同主编,南京中医药大学、北京中医药大学、广州中医药大学、安徽中医药大学、湖北中医药大学、湖南中医药大学、山东中医药大学、长春中医药大学、山西中医药大学、黑龙江中医药大学、陕西中医药大学、河南中医药大学、河北中医学院、福建中医药大学、云南中医药大学、贵州中医药大学和首都医科大学等高校专家联合编写而成,供高等中医药院校本科生使用。

　　本教材分为三部分:第一章至第七章为总论,包括温病学发展史、温病的概念、温病的病因与发病、温病的辨证理论、温病常用诊法、温病常用治法、温病的预防。第八章至第十五章为各论,分别对风温、春温、暑温、湿温、伏暑、秋燥、温疫、温毒等温病从病因病机、诊断、辨证论治进行介绍。第十六章至第十八章为原著选读,包括叶桂《温热论》、薛雪《湿热病篇》、吴瑭《温病条辨》的代表条文,把原著条文进行了分类整理,设有词解、提要、释义,便于理解原文的含义。本教材除绪论外,各章节附有"学习小结",第七章至第十四章还设有"医案类举",以供课后参考学习,帮助学生理解和掌握知识点,使之更切合教学与临床工作的需要。本教材在编写过程中,既力求突出临床的实用性,又重视对经典理论的传承,以期为现代温病临床的诊治提供有价值的参考。

　　本教材是以上海科学技术出版社出版的《温病学》精编教材为基础进行修订,在此对马健教授及前版所有编委会成员表示衷心感谢。也感谢各兄弟院校对本次教材修订的大力支持,感谢成都中医药大学温病学教研室在协助教材编写方面做了许多具体工作。

　　为进一步提高本教材的编写质量,有利于教学,我们殷切希望全国各中医药院校同道在教学过程中提出宝贵意见,以便于进一步修订和完善。

《温病学》编委会

2019年2月

编写说明

总　　论

各　　论

原 著 选 读

总　论

第一章 温病学发展史

温病学是研究温病发生发展规律及其预防和诊治方法的一门学科。它的任务主要是阐述温病的病因、发病、病理变化和转归，以揭示温病的本质，并进而研讨其诊断方法、预防和治疗措施，从而有效防治急性感染性疾病，并为临床内、外、妇、儿各科有关病证的防治奠定基础，有效地保护广大人民的生命健康。

温病学的研究对象是温病。温病是临床上一类常见病、多发病，一年四季都有发生，男女老幼皆可罹患。温病不仅包括种类繁多的急性传染性和感染性疾病，而且还有一些非感染性发热性疾病。其中，多数病种来势急骤、发展迅速、病情较重，甚至导致死亡，或留下某些后遗症，严重地威胁着人民的生命健康。中华人民共和国成立后，由于国家的重视，贯彻了"面向工农兵，预防为主，团结中西医，卫生工作与群众运动相结合"的卫生工作方针，温热病的预防工作取得了显著的成绩，其中一些急性传染病得到有效控制，天花等烈性传染病已被消灭，一些疾病的发病率大大降低。但还有许多种温病依然危害着广大人群，如艾滋病、严重急性呼吸综合征(SARS)、埃博拉出血热等，因而迅速而有效地进行防治依然是医学界的一项重要任务。温病学是我国劳动人民和医学家数千年来与温病做斗争的经验积累和理论总结，它是中医学的一个重要组成部分。实践证明，温病学的理论和经验具有较高的实用价值，长期以来一直指导着临床实践，特别是中华人民共和国成立以后，在党和政府的支持下，温病学得到了蓬勃的发展。广大医务工作者运用温病学的理论和经验，治疗多种包括急性传染病在内的急性感染性疾病及其他一些发热性疾病，取得了可喜的成绩，如近年来新发的 SARS，中医药在其防治中发挥了积极作用，引起了国内外医学界的重视并获得好评。今后，将结合急性感染性疾病等研究前沿，拓展传统温病学的研究空间，进一步推动温病学理论和温病防治水平的提高。

温病学经过漫长的历史过程才逐步发展成一门独立学科。历代医家通过长期的实践观察和研究，发现温病在病因、病机和临床表现等方面具有共同的特点和独特的规律而有别于其他的疾病。在实践经验不断积累和认识不断深化的基础上，逐步总结出一套完整的理论体系和诊治方法，从而形成了温病学。其发展过程大体上可以分成以下几个阶段。

一、萌芽阶段（战国—晋唐时期）

在这一阶段的医学文献中，虽然尚没有论述温病的专著，但早在《内经》中就已经有了关于温病因证脉治等方面的记载。如《素问·六元正纪大论》有"气乃大温，草乃早荣，民乃厉，温病乃作"的论述，提出了温病病名。在病因方面，除了认为时令之气不正常可以引起温病的发生外，《素问·生气通天论》还有"冬伤于寒，春必温病"的论述，这是温病伏邪病因学说的最早理论根据。在证候叙述方面，突出了温病的温热特性，如《素问·评热病论》说"有病温者，汗出辄复热，而脉躁急，不为汗衰，狂言不能食"。在治疗方面，《素问·至真要大论》提出"热者寒之""温者清之"等，是治疗温病的基本原则。在温病预后方面，《素问·玉版论要》提出了"病温虚甚死"。在预防方面，《素问·刺法论》提出了预防疫病的关键在于"正气存内"和"避其毒气"，强调一方面要增强人体正气，以抵抗外邪入侵发病；另一方面也要避免外来"毒气"的侵袭。但当时对温病概念的认识是将其归属于伤寒的范畴，如《素问·热论》说："今夫热病者，皆伤寒之类也。"《难经》也把温病作为伤寒中的一种病证类型，《难经·五十八难》中说："伤寒有五，有中风，有伤寒，有湿温，有热病，有温病。"《伤寒论》将温病归属于太阳病，并对其初起热象偏盛的临床特点做了简要的描述："太阳病，发热而渴，不恶寒者为温病。"该书虽然没有明确指出温病的治疗方剂，但论中所述的清热、攻下、养阴等治法、方药确可适用于温病，这对后世温病治疗学的形成产生了深刻的影响。汉代以后，又有些文献对温病的病因做了进一步的探索，如《肘后备急方》说"岁中有厉气，兼夹鬼毒相注，名曰温病"，《诸病源候论》中也提出温病是"人感乖戾之气而生病"，即认识到温病的病因是一种特殊的致病因素"乖戾之气"。在治疗上，《肘后备急方》《千金要方》《外台秘要》等文献记载了许多治疗温病的方剂，如黑膏方治疗温毒发斑、葳蕤汤治疗风温、大青龙汤治疗温病热盛阴伤、犀角地黄汤治疗温病之蓄血及出血者等，这些方剂一直为后世医家治疗温病所沿用。同时，上述文献中还收录了许多预防温病的方剂，如太乙流金散熏烧辟温等。《千金要方》不仅把预防温病列于伤寒章之首，并明确指出"天地有斯瘴疠，还以天地所生之物防备之"，即说明可以用药物来预防疾病的发生。

由此可见，唐代以前对温病虽已有了一定的认识，但论述比较简单，在理论上比较朴素，在概念上把温病隶属于伤寒的范围。因此，从战国到晋唐时期可以说是温病学发展的萌芽阶段。

二、成长阶段（宋金元时期）

从宋代开始，随着对温病认识的不断深入和实践经验的积累，有关温病的治法和理论有了新的进展和突破。在温病的治疗方面，开始突破了法不离伤寒、方必遵仲景的框框。自《伤寒论》问世以后，在很长的一段历史时期内，对外感病的治疗，基本上都是以《伤寒论》的理法方药为依据。随着社会的发展，经济和交通的逐步发达，城市的不断兴起，人口流动和集中也大大增加，外感病的病种及发生不断增多。许多医家在实践中深刻体会到完全遵循《伤寒论》经方已经不能适应临床治疗的实际需要，因而提出了发展和改革的主张。如宋代朱肱在《类证活人书》中提出，运用《伤寒论》中的麻黄汤、桂枝汤等辛温发表剂治疗外感热病不能一成不变，须因时、因地、因人灵活加入寒凉清热等药。他说："桂枝汤自西北二方居人，四时行之，无不应验。自江淮间，唯冬及初春可行，自春末及夏至以前，桂枝证可加黄芩半两，夏至后有桂枝证，可加知母一两、石膏二两，或加升麻半两。若病人素虚寒者，正用古方，不再加减也。"这对突破当时医家墨守经方、拘泥不变的局面，产生了一定的影响。对于温病的病因，宋代有医家就认为并不限于"冬伤于寒"，如郭雍在《伤寒补亡论》中述："冬伤于寒，至春发者，谓之温病；冬不伤寒，而春自感风寒温气而病者，亦谓之温。"可见郭氏认为发于春季的温病,既有冬季寒伏而后发者,也有感受春季时令之邪而发的。后世认为温病有伏邪、新感两类,实即导源于此。到金元时期,中医学界出现了"百家争鸣"的活跃局面,这对温病学的发展起到了有力的推动作用,特别是金元四大家之一的刘完素,在热病的治疗方面大胆地创新论、立新法、订新方,对促进温病学的发展做出了重大的贡献。他根据实践体会认为,伤寒六经传变皆是热证,六气皆从火热而化,因而在治疗上强调热病初起不可纯投辛温,主张应以寒凉为主,故被后世称为"寒凉派"。为了克服热性病初起滥用麻、桂辛温之弊,他创制了双解散、防风通圣散等表里双解之剂,将解表药和寒凉清热药配合运用。刘氏的这些见解为后世建立以寒凉清热药为中心的温病治疗学打下了基础,是温病学发展史上的一个重大的转折。元代有医家还对温热病的证治做了规律性的提示。如罗天益在《卫生宝鉴》中按邪热在上、中、下三焦及"气分""血分"不同部位分别制方用药,这对后来温病学辨治体系的形成有着一定的影响。元末医家王安道在《医经溯洄集》中更进一步从概念、发病机制和治疗原则上把温病和伤寒明确予以区别。他强调"温病不得混称伤寒",并认为伤寒和温病的发病机制迥然不同,温病属里热外发,即使有表证亦多为里热郁表所致,因而主张对温病的治疗应当以清里热为主,解表兼之,并认为亦有里热清而表证自解者。这样,温病便开始从伤寒体系中分离出来,故后世温病学家吴瑭称其"始能脱却伤寒,辨证温病"。

总之,从宋到金元时期,温病学在理法方药等方面都有了重大的发展,并渐渐从《伤寒论》体系中摆脱出来,为以后温病学的自成体系打下了基础,是温病学的成长阶段。

三、形成阶段(明清时期)

温病学发展到明清时代已渐趋成熟。许多医家在继承、总结前人有关温病理论和经验的基础上,结合各自的实践体会,对温病的认识更趋深化,理论日益完善,治法不断丰富,创造性地总结出一套比较完整的辨证论治体系,从而使温病学形成一门独立的学科。

明代医家吴有性编著了我国医学发展史上第一部温病专著《温疫论》,其对温疫的病因、发病、治疗等提出了独特的见解。在病因方面,他认为温疫并非风、寒、暑、湿等六气所感,而是自然界里独特的致病物质"杂气"所致,其中致病暴戾的谓之"疠气",这是对温病致病因素的一大创见。在流行特点方面,提出了温疫具有强烈的传染性,"无问老少强弱,触之者即病",感染途径是由口鼻而入。在治疗方面,强调以祛邪为第一要义,并创疏利透达之法。这些认识在当时历史条件下是重大的创新性发展,直到现在仍不失其实际意义。其后,喻昌在《尚论篇》中提出瘟疫的治疗应根据上、中、下三焦病位以逐秽解毒为主,并对秋季燥邪为病的病机和治疗做了深入的论述。温病学在因证脉治方面形成完整的体系,则以清代叶桂、薛雪、吴瑭、王士雄温病四大家等确立卫气营血、三焦辨证为核心的理论体系为标志。

在清代众多的温病学家中,杰出的代表人物首推被誉为"温热大师"的叶桂。他的门人据其口授整理而成的《温热论》是温病学理论的奠基之作。在这篇著作中,叶氏系统阐述了温病的病因、病机、感染途径、侵犯部位、传变规律和治疗大法等。他指出温邪从口鼻而入,犯于人体肺卫,在病程传变中有顺传和逆传的不同,创立了卫气营血辨证施治的理论体系,发展了温病的诊断方法,如辨舌、验齿、辨斑疹、白㾦等。此外,在《临证指南医案》中还记载有治疗温病的大量病案,为温热病的辨证用药提供了范例。与叶桂同时代的医家薛雪在《湿热病篇》中,对湿热病的病因、病机、辨证治疗做了较为全面、系统的论述,进一步充实了温病学的内容。此后,温病学家吴瑭在叶桂学术成就的基础上,结合自己的临床经验,编著了系统论述四时温病的专书《温病条辨》,倡导三焦辨证,使温病学形成了以卫气营血、三焦为核心的辨证施治体系。吴氏所整理总结的一套温病的治疗大法和方剂,使温病学的辨证论治的内容更趋完善。此外,清代医家戴天章所著的《广瘟疫论》、杨栗山的《伤寒瘟疫条辨》、余霖的《疫疹一得》等著作,是在吴有性《温疫论》的基础上对温疫的发生发展和辨证论治均做了深入的讨论,并创制了许多有效的治疗方剂,形成了温病学中的温疫学派。王士雄则"以轩岐仲景之文为经,叶薛诸家之辨为纬",汇集了一些主要温病学的著作,并参合自己的实践认识编著成《温热经纬》,对温病学的理论和证治做了较全面的整理,这对温病学的进一步成熟和发展也起了重要的作用。

由此可见,温病学发展到明清时期,通过温病学家的努力,总结了新经验,创立了新理论,制订了新治法,在理法方药方面已有了一套完整的体系,从而形成了新的独立的学科。在中医治疗外感热病方面取得了划时代的成绩,直到现在其依然有效地运用于临床实践,指导着温病的辨证施治。所以,明清时期,特别是清代,可以说是温病学的形成阶段。

四、发展阶段(近现代)

温病学在清代形成了较为完整的理论体系后,在晚清、民国时期,随着西方医学的传入,西医思维方式、诊疗手段的运用,一些急性感染性疾病的防治效果有所提高。同时,西医也给包括温病学在内的中医学的发展带来极大冲击。虽是如此,这一时期温病学的发展仍取得进步,温病学在防治一些急性传染病方面取得了成效,涌现出一批卓有成就的温病学家,对开拓温病学的运用领域做出了贡献。代表性医家和温病学著作有吴瑞甫所著《中西温热串解》《八大传染病讲义》;丁泽周所著《喉痧证治概要》《孟河丁氏医案》;张锡纯著《医学衷中参西录》;何炳元著《重订广温热论》《全国名医验案类编》,并勘校《重订通俗伤寒论》等。民国时期,随着中医私人办学的兴起,江苏、浙江、上海、广东、湖南、四川、湖北、江西、山西等省市创办了中医学校、国医学院,编写了温病学教材,如时逸人编著《温病全书》等。

中华人民共和国成立以后,随着国家对中医药的重视以及各地中医院校、中医研究机构和中医院的建立和发展,温病学得到长足发展,进入快速发展阶段,在临床研究、温病文献和理论研究、实验研究等多方面都取得显著成绩,这些均促进了温病学的蓬勃发展。在防治包括急性传染病在内的急性感染性疾病和其他发热性疾病的实践中,广泛地运用温病学的理论和经验,取得了新的成就,显示了中医学在治疗急性热病方面的优势。1954年,石家庄地区运用温病学理论和方法治疗流行性乙型脑炎,取得了显著的效果,为中医治疗急性传染性疾病做了有益的探索,并引起了医学界的重视。此后,温病学的理论和经验更广泛地运用于防治流行性脑脊髓膜炎、流行性乙型脑炎、麻疹、白喉、细菌性痢疾、肠伤寒、钩端螺旋体病、流行性出血热、肺炎、急性胆道及泌尿道感染等急性传染性和感染性疾病,都取得了较好的效果。不仅如此,近年来运用温病学理论认识一些新发传染病并指导其防治,亦取得显著成效。如对SARS采取中西医结合防治优势明显,温病学理论在指导对人感染猪链球菌病、人感染高致病性禽流感等突发公共卫生事件的防治中显示出了重要作用。在广泛医疗实践的基础上,通过不断地总结临床经验,探索诊断治疗规律,运用大量现代研究手段,极大地推动着温病学基础研究的深入发展。如有的采取中西医结合的方法,根据卫气营血辨证的理论,联系现代医学对传染病的认识,对温病卫气营血的传变规律及其本质进行探讨;有的运用现代生理学、病理学、组织学、生物化学等知识和方法对温病的舌苔变化进行了系统的观察和研究,取得了一定的成绩;有的对包括各种急性传染病在内的急性感染性疾病及其他的一些发热性疾病的辨证分型、治疗规律进行了探索和总结;有的对温病治疗的有效方药,在肯定疗效的基础上,进一步通过实验研究以阐明其药理作用。在此同时,在一些温病的治疗方法和方药研究方面也取得了新的进展,各地总结出一批针对不同疾病特异性病原体的中草药和治疗方剂,一些确有疗效的温病方药新剂型不断涌现,如片剂、冲剂、颗粒剂、口服液等。同时,一些急症用药的静脉给药剂型研制成功,并广泛运用于临床,开拓了温病用药途径和范围,极大地丰富了温病治疗学的内容。

　　在温病学文献研究方面,对温病学古代文献进行深入、系统整理,重印、校注和译释大量温病古籍,对一些温病重要概念和理论展开了深入、系统的研究和讨论;并结合现代临床实际,在温病学理论与感染病学、急症医学等相关研究中取得初步成果;在整理古代文献、总结临床经验的基础上,编著出版了一批高质量的温病学专著和教材。以上这些充分体现了对温病学理论的继承和发展,有力地推动着现代温病学理论的发展。

　　总而言之,温病学是研究四时温病发生发展规律和诊治方法的一门理论与实践紧密结合的学科。既有全面而系统的理论,又有较高的临床实用价值。因此,它既具有基础课的功能,又具有临床课的性质。学习好温病学,对提高温病诊治水平,适应当前包括感染性疾病在内的发热性疾病防治需要,有十分重要意义。同时,由于温病学理论对内科、外科、妇科、儿科、皮肤科、急症科等各科均有广泛指导意义,因而,学好温病学理论,对这些临床各科疾病的诊疗均有重要价值。在学习过程中,首先应注意系统地掌握温病学的基础理论、基本知识和基本技能,要明确概念,弄懂原理。在此基础上,重点掌握温病的各种病证特点,以及不同温病的证治规律。并且还要注意前后内容的联系和比较,以求融会贯通。同时,还必须贯彻理论联系实际的原则,致力于运用基础理论知识指导临床病例的分析和诊断治疗,在实践中不断提高分析问题和解决问题的能力。

学 习 小 结

　　温病学是研究温病发生发展规律及其预防和诊治方法的一门学科。温病学的形成主要经历四个阶段:萌芽阶段(战国—晋唐时期),成长阶段(宋金元时期),形成阶段(明清时期),发展阶段(近现代)。萌芽阶段,人们对温病理论的认识比较朴素,在概念上把温病隶属于伤寒的范围。成长阶段,对温病认识的不断深入和实践经验的积累,在理法方药等方面都有了重大的发展,并渐渐从《伤寒论》体系中摆脱出来。形成阶段,温病学人才辈出,温病专著不断涌现,形成了完整的理论体系。发展阶段,在理论、治法方药、文献整理等方面有一定的进展。

第二章 温病的概念

导学

(1) 掌握温病的概念和特点；鉴别外感病与内伤病、温病与伤寒。
(2) 熟悉温病的分类和命名。
(3) 了解温病的范围，温病与温疫、温病与温毒的关系。

温病是由外感温邪引起的，以发热为主症，具有热象偏重、易化燥伤阴等特点的一类急性外感疾病。温病的病因是外界的温邪，温邪可通过多种途径侵入人体而导致发病；温病主要的临床表现是发热，各种温病在病变的不同阶段均有不同程度的发热；温病的病理特点是邪热偏重，容易损伤阴液；温病不是某一种疾病，而是多种疾病的总称，属于外感疾病的范畴。

第一节 温病的特点

各种温病在病因、发病、病机和临床表现方面具有共同特点，这些特点对于揭示温病的发生发展规律、掌握温病的诊断辨证方法、确立温病的防治原则和措施具有重要的意义。

一、致病因素具有特异性

温病的致病因素是温邪。温邪是存在于自然界的致病物质，通过皮毛、口鼻等途径从外而侵入人体，故与内伤杂病的病因不同；温邪具有阳热性质，故由温邪引起的温病有发热、热象偏重，且容易伤阴等临床和病机表现，从而有别于伤于寒邪的外感疾病。温邪包括范围较广，凡是从外界感受的，具有温热性质的病邪，如风热、暑热、湿热、燥热，以及寒邪伏藏化热的温热病邪，具有温热性质的疠气和温毒之邪等，均属于它的范围。

古代医家对温病的病因有多种认识，如《内经》从"冬伤于寒，春必病温"之论出发，把寒邪作为温病的病因。金元时期的医家刘完素认为"六气"皆能化火。明代医家吴有性继承了前人关于疠气致病的病因理论，提出了"疠气"是引起温疫的原因。另外还有医家根据某些温病初起可见局部红肿溃烂或透发斑疹等热毒表现，而提出了"温毒"病因说。叶桂综合前人的认识，结合自己的临床实践和理论研究体会，在《温热论》中明确提出了"温邪"一词来概括温病的病因，也体现出温邪与其他外感邪气的不同。

二、多具有传染性、流行性、季节性、地域性

1. **传染性** 传染是指疾病通过各种途径在人群间相互染易。大多数温病具有程度不等的传染性,从而在人群中传播。古人对于温病的传染性早有认识,《内经》中就有关于疫病传染特点的具体记载。如《素问·刺法论》说:"五疫之至,皆相染易,无问大小,病状相似。"易,即移的意思,染易即指温病之邪可在人群中移易。其后刘完素《伤寒标本》称疫疠为"传染",并列有传染专节。吴有性《温疫论》中对温疫病的传染途径做了具体描述。他说:"邪之所着,有天受,有传染。"其所谓"天受"是指通过空气传播,"传染"则是指通过与患者的直接接触而感染。

大多数温病具有程度不等的传染性,也有少数温病并不具有传染性,如夏季常见的中暑、夏季热等。温病的传染程度强弱差异很大,有的具有强烈的传染性,有的则传染性较小,主要取决于温邪的性质、毒力和人体对病邪的反应状态,亦即正气的强弱。有些传染病,如狂犬病、破伤风和部分寄生虫病等,不具有"温热"的特征,故不属温病范围。

2. **流行性** 流行是指疾病在人群中连续传播的情况。由于大多数温病具有传染性,故在一定条件下,可以在人群中连续传播,造成同一时期内同一疾病在一定范围内的扩散蔓延,即为流行。"流行"在古代文献中称为"时行""天行"。王叔和在《伤寒例》中说:"非其时而有其气,是以一岁之中长幼之病多相似者,此则时行之气也。"指出了流行的特点和成因。庞安常在《伤寒总病论》中说:"天行之病大则流毒天下,次则一方,次则一乡,次则偏着一家。"说明外感疾病的流行程度差异,有大流行、小流行和散在发生等不同情况。温病流行程度的强弱与病邪性质、致病毒力的大小以及病邪的传播条件等有关。

3. **季节性** 指温病的发生与季节有密切的关系,有些温病的发病有特定的季节,如春温发生于春季、暑温发生于夏季、秋燥发生于秋季等。有些温病虽四时均可发生,但以某一季节为多,如风温多见于春季、湿温多发生于夏秋之交等。由于温病的发生具有明显的季节性,因而有"四时温病"之称。温病发生的季节性主要与两方面的因素有关:一方面不同季节由于气候条件不同,从而影响温邪的形成,如春季气候温暖多风,易形成风热病邪,故多风热为病;夏季气候酷热,暑气炎蒸,易形成暑热病邪;长夏天气虽热,但湿气亦重,易形成湿热病邪,故多湿热为病等。另一方面,不同季节不同的气候变化,可对人体的防御功能发生影响。如冬春季节肺卫功能降低,容易导致风热病邪侵犯肺卫,病变以上焦为主;夏秋季节热盛湿重,人体脾胃功能呆滞,易导致湿热病邪侵犯脾胃,病变以中焦为主。由此可见,温病的季节性特点,主要是由于不同季节气候变化对病邪产生、传播和对人体功能影响的结果。

4. **地域性** 温病的发生和流行还常表现出地域性特点,即某种温病在某些地区较为多见,而在其他地区则少见或不见。不同地域的地理环境不同,气候条件差别很大,对温病病邪的产生和传播有一定的影响。如东南沿海地区夏季炎热潮湿,易形成湿热病邪,故湿热类温病易于发生。著名温病学家叶桂说"吾吴湿邪害人最广",陈平伯更明确指出"东南地卑水湿,湿热之伤人独甚",就是强调了温病具有地域性的特点。同时,不同地域居住的人们在生活习惯、卫生条件等方面存在着差异,也会对温病发病、流行产生影响。如有些地区人们在饮食习惯上喜吃生冷,一旦食品不洁,外邪就会乘机侵入,而导致脾胃系统的温病(多为湿热类温病)发生。又如卫生条件比较差的地区,易于滋生虱子、跳蚤等温热毒邪的传播媒介,从而为某些疫毒温病的发生、流行提供了条件。

三、病程发展具有规律性

温病大多发病较急,发展较快,病程一般不长,这是区别于内伤杂病的重要特点。温病发展过程的规律性主要表现在两个方面:一是温病的发生发展趋势是由表入里,由浅入深,由实致虚。温病初起,大多从卫分证开始,病位较浅,病情较轻。随着病程发展,病邪内传入里,病情随之加重,出现里热实证。此后,病情进一步发展,可出现邪热更甚或正气虚衰的严重局面。二是温病发展过程的病理变化主要表现为人体卫气营血与三焦所属脏腑的功能失调和实质损害,其病理过程可用卫分证、气分证、营分证、血分证或上焦证、中焦证、下焦证来概括,一般来说,温病初、中期阶段邪在卫分、气分,上焦、中焦,病位以肺、胃、肠为主,病理损害多以机体的功能失调为主;后期阶段,病邪入营动血,深入下焦耗损肝肾阴精,则病变多以脏腑实质损害为主。但在病变过程中,功能失常与实质损害每常同时存在,只是有时病变的侧重点有所不同。

四、临床表现具有特殊性

温病在临床上有许多共同的表现,这些表现既是区别于其他疾病的依据,也是各种温病的共同特征。概括起来主要有如下几方面。

1. **起病急,传变快**　温病的发生较为突然和急骤,病变过程中的传变较快,变化较多,甚至可见病情"一日三变",或险情迭起。而温病后期除了造成死亡或留下后遗症外,好转及痊愈也较快,一般病程不长。温病的这一特点,表现在各种具体的病种上是有所不同的,风温、春温、暑温等温热类温病在发病、传变方面所表现出来的"急""快"的特点非常明显;而湿温等湿热类温病与温热类温病相比则起病较缓,传变较慢,但与内伤杂病相比较,仍然具有"急""快"的特点。

2. **以发热为主症,热象偏重**　发热是温病的主要见症,各种温病自始至终都有发热表现。只是不同类型温病和在温病的不同阶段,发热的性质和具体表现有所不同。所谓热象偏重,不仅是指热势较高,还包括了烦渴、尿赤、舌红、苔黄等一系列"热"的征象。如温病初起邪在卫表时,即表现出发热重恶寒轻、舌边尖红、脉浮数等特点,邪热入里后则热势转盛,并伴有心烦、小便黄赤短少、舌红苔黄、脉数等邪热亢盛征象。

3. **易化燥伤阴**　温邪为阳热之邪,易于灼伤阴液,尤其是热邪炽盛高热不退时,很容易出现阴液损伤的表现,正如吴瑭在《温病条辨》中所说的"温热阳邪也,阳盛伤人之阴也"。所以,在温病过程中易于出现口渴、舌干、唇焦、齿燥、小便短少等阴液受伤的表现。在温病后期,阴伤的表现尤其明显。一般来说,邪在上焦、中焦或卫分、气分阶段,多易损伤肺胃之津液,阴伤的程度尚轻,以口鼻唇咽的干燥征象为主要表现;邪入营血或深入下焦,则阴伤程度较重,常表现为全身性的津枯液涸,肝肾阴精耗竭。

4. **易内陷生变**　由于温邪传变迅速,故在病程中常因邪热炽盛、正不敌邪,致使邪热深陷,而出现一系列危重证候。如邪热深入营血可出现皮肤斑疹密布,腔道出血等;邪热内陷心包可出现神志昏迷;邪热内陷厥阴肝经,引动肝风可出现手足抽搐等。若邪热内陷心包、正气溃败则可产生"内闭外脱"的严重后果而危及生命。

第二节 温病的范围及命名

一、温病的范围

温病属于外感疾病的范畴,外感疾病中除了风寒性质以外的疾病都属于温病的范畴。根据历代中医文献记载,温病范围是随着温病学的发展而逐步扩大的。在明清时期之前,温病所指范围较小,大多数医学文献都是根据《素问·热论》所载的"凡病伤寒而成温者,先夏至日者为病温,后夏至日者为病暑"的认识,把温病仅看作是发生于春季的一种性质属热的外感热病。明清时期以后随着温病学的发展形成,温病的范围逐渐扩大,包含的病种不断增加,如清代温病学代表著作《温病条辨》提出:"温病者,有风温,有温热,有温疫,有温毒,有暑温,有湿温,有秋燥,有冬温,有温疟。"将一年四季的多种外感热病归属于温病的范畴。本教材所论述的温病范围,就是以吴瑭所提出的病种为主要依据,结合其他医家的见解而确定的,包括的病种有风温、春温、暑温、湿温、秋燥、伏暑、大头瘟、烂喉痧、温疫、疟疾、霍乱等。当然温病所涉及病种并不仅限于此,如内科中的湿热痢、湿热黄疸等和儿科中麻疹、水痘、百日咳、白喉等具有全身发热症状时均可归属温病的范畴,此会在相关学科中讲解,故本教材不再予以论述。

西医学中的多种急性感染性疾病,如流行性脑脊髓膜炎、流行性乙型脑炎、肺炎、严重急性呼吸综合征、流感、人感染高致病性禽流感、伤寒、流行性出血热、登革热及登革出血热、麻疹、流行性腮腺炎、传染性单核细胞增多症、钩端螺旋体病等;少数非感染性的急性发热性疾病,如中暑、夏季热等,具有温病的性质和特点,也可归属于温病的范畴。温病虽然与急性感染性疾病有密切的关系,但温病的病种与急性感染性疾病的病种并不完全相同,某些急性感染性疾病如狂犬病、破伤风等不具有温病的性质,不属于温病的范畴;有些温病如高温中暑、夏季热等,虽具有温病的特点,但不属于急性感染性疾病范畴。

二、温病的命名

温病的命名,主要是以发病季节、发病季节的主气及临床特点为依据。以发病季节为依据命名的有发生于春季的春温,发生于冬季的冬温;以时令主气为依据命名的有发生于春季的风温,发生于夏季的暑温,发生于长夏季节的湿温;还有的病种如秋燥是根据发病季节结合季节主气而命名的;以临床特点为依据命名的病种有大头瘟、烂喉痧等。

第三节 温病的分类

温病虽然包括了多种疾病,但由于其在病变过程中具有相似的病变性质和病机演变特点,故据此可以对温病进行分类。目前常用的分类方法有两种,一种是根据病证性质分为温热和湿热两类;另一种是根据发病初起的证候表现分为新感和伏邪两类。

一、根据病证性质分类

温病按其病证性质是否兼湿可分为温热和湿热两大类。温热类温病有风温、春温、暑温、秋燥、大头瘟、烂喉痧等。这类温病虽发病季节和感受的病邪不同,但都是温热性质的病邪为患,大多起病较急,发展较快,发热显著,易损伤津液,病情严重者可出现热邪内陷,引起昏迷、抽搐、斑疹、出血等危重证候,治疗以清热保津为原则。湿热类温病有湿温、伏暑等。这类温病的病因是湿热相兼为患,湿为阴邪,性质腻滞,缠绵难解,一般起病较缓,发展较慢,初起发热和伤津征象均不显著,治疗重在化湿清热。值得注意的是温热类温病在病变过程中有时也可兼夹湿邪为患,如风温可见风热夹湿之象,但是以温热为主,兼湿为次。而湿热类温病虽为湿与热合,但在发展过程中随着湿邪化燥,热邪化火,其病证性质也可由湿热相兼转化为纯热无湿的火热之证,临床表现和病机变化也就与温热类温病殊途同归。所以,虽有温热、湿热之分类,但不能将其完全对立起来,温热与湿热的区分只是相对而言的。其实际意义在于掌握温病温热、湿热的病证特点,有助于抓住温病的辨治要领,从而正确地进行辨证施治和把握其发展转归。

二、根据发病初起的证候特点分类

温病按其发病初起是否有里热证可分为新感和伏邪两大类。新感温病是指初起病发于表,以表热证为主而无明显里热表现的一类温病,如风温、秋燥等。伏邪温病,又称伏气温病,是指初起病发于里,以里热证为主的一类温病,如春温、伏暑等。新感温病初起一般出现表证,其病机传变一般多为由表入里、由浅入深,治疗当以解表为主。伏邪温病初起以里热证为主,其病机传变有两种情况,一为病邪进一步深入,一为病邪向外透解,治疗当以清泄里热为主。区分新感和伏邪的主要意义是在于区别温病发病初起的证候类型,揭示病变的浅深、病情的轻重、传变的趋势,从而有助于临床的辨证论治。

第四节 温病与相关概念的关系

一、温病与伤寒

温病和伤寒都是感受外邪而引起的疾病,都属于外感病的范畴,两者在概念上有密切的联系,但在病因、感邪途径、病机、证治等方面却有很大的区别。

伤寒有广义、狭义之分。广义伤寒是一切外感热病的总称,凡由外邪引起的外感热病都属于伤寒的范围,其中既有风寒性质的,也包括温热性质的。正如《素问·热论》所说:"今夫热病者,皆伤寒之类也。"《难经·五十八难》更具体地指出:"伤寒有五:有中风,有伤寒,有湿温,有热病,有温病。"其中,中风、伤寒属于风寒性质,湿温、热病、温病则属于温热性质。由此可见,"伤寒有五"之伤寒是一切外感热病的总称,即为"广义伤寒",而其中之一的伤寒,则为感受寒邪引起的外感热病,属

"狭义伤寒"。

对温病范围的认识随着温病学的发展而逐步扩大。在《内经》时代,温病只是指发生于春季的某些特殊的外感热病,如《素问·热论》说:"凡病伤寒而成温者,先夏至日者为病温,后夏至日者为病暑。"其所说的"病温"是专指发于春季的伏气温病。而《难经·五十八难》则把温病作为伤寒中的一类病证,与中风、伤寒、湿温、热病并列。宋代郭雍《伤寒补亡论》中则把温病作为春季多种外感疾病的总称,其中包括了"冬伤于寒至春发者",也包括了"冬不伤寒,而春自感风寒温气而病者",还包括了"春有非节之气中人为疫者"。至清代吴瑭《温病条辨》明确了温病有九种:风温、温热、温疫、温毒、暑温、湿温、秋燥、冬温、温疟。由此可见,随着温病学理论的发展,温病的范围逐步扩大,目前已成为多种外感热病的总称,包括了外感热病中除了风寒性质以外的所有病种。

广义伤寒是一切外感热病的总称,而温病作为外感热病中性质属热的一类,应当归属于广义伤寒的范畴,但温病与狭义伤寒是有明显差别的。在温病学发展的早期阶段,温病与因感受寒邪引起的狭义伤寒,两者是并列关系。但随着温病理论的发展,温病的范围逐渐扩大,外感热病中的大多数病种包括在温病之内,因此它与狭义伤寒的这种并列关系也就不对称了。在晋唐时期以前,一般都把"寒"邪作为引起外感病的主要病因,从而把一切外感热病都统称为伤寒,认为"寒"虽为冬令主气,但可引起四时外感病。冬感寒邪即时而发的即是伤寒(狭义伤寒);冬感寒邪伏藏体内至春、夏化热而发的则为温病、暑病。金元时期以后,随着对外感病认识的加深,开始主张寒温分论。明清时期以后,温病学形成独立体系,从伤寒中脱离出来,其范围也明显扩大了,目前温病已经成为多种外感热病的总称了。

温病与狭义伤寒虽同属外感热病,但因、机、证治完全不同,临床必须严格鉴别。在病因方面,温病是感受温邪而发病,伤寒是感受寒邪而发病。在感邪途径方面,温邪多从口鼻而入,先犯手太阴肺经或中焦脾胃;寒邪多从皮毛而入,先犯足太阳膀胱经。在病机方面,由于温为阳邪,化热极速,易伤阴液,故病之后期易出现肺胃阴伤或肝肾阴涸之证;寒为阴邪,化热较慢,易伤阳气,故病之后期易出现太阴、少阴阳衰之证。在证治方面,由于温病包括了一年四季发生的多种外感病,与狭义的伤寒难以进行全面比较,因此这里将温病中风温病与狭义伤寒做一鉴别(表2-1)。风温病初起,邪犯肺卫,肺气失宣,表现为发热微恶风寒,无汗或少汗,头痛咳嗽,口微渴,舌边尖红,苔薄白欠润,脉浮数等,治宜辛凉清透以疏散风热;伤寒初起,寒邪束表,卫阳被郁,表现为恶寒重,发热头痛,关节疼痛,口不渴,舌苔薄白而润,脉浮紧等,治宜辛温发汗以祛风散寒。风温病程中阴伤较明显,须处处顾护阴液,后期尤须注重滋养肺胃之阴;而伤寒病程中,寒邪易伤阳气,故须注意保护阳气,后期多用温补太阴和少阴之法。

表2-1 风温与伤寒(狭义)鉴别表

类 别	风 温	伤 寒
病 因	风热病邪	风寒病邪
受邪途径	多从口鼻而入	多从皮毛而入
初犯部位	手太阴肺经	足太阳膀胱经
病机特点	风热阳邪,易化燥伤阴,传变迅速,有卫气营血传变过程,后期易伤阴液	寒束肌表,卫阳受郁,化热入里,有六经传变过程,后期易伤阳气
初起证候	表热证,发热恶寒,口渴,咳嗽,无汗或少汗,头痛,舌苔薄白,舌边尖红,脉浮数	表寒证,恶寒发热,头身疼痛,无汗,苔薄白,脉浮紧

续 表

类 别	风 温	伤 寒
初起治疗	辛凉解表,疏风泄热	辛温解表,发散风寒
初起用方	银翘散,桑菊饮	麻黄汤,桂枝汤
后期治法	滋养肺胃	温补脾肾
后期用方	沙参麦冬汤	理中汤、四逆汤

二、温病与温疫

温疫是温病学中具有特定含义的疾病名称,它与温病在概念上既密切相关又有所区别。疫是指具有强烈传染性和流行性的疾病。《说文》说:"疫,民皆疾也。""疫"作为疾病名称,主要是突出疾病的传染性和流行性的特点。这类疾病在性质上亦有寒、热、湿、燥的不同,包括范围较为广泛。

温疫是指温热性质的一类疫病,是温病中具有强烈传染性并引起流行的病变。此外,在古代文献中还有"瘟疫"名称的记载,它与温疫的含义不同。其所说的"瘟"实与疫相同,亦是指疾病的强烈传染性和流行性,而不是指疾病的温热性质。所以,瘟疫为一切疫病的总称,它既包括温疫,又包括寒疫、湿疫、燥疫等。

温病是一切具有温热性质外感疾病的总称,既包括了具有强烈传染性和流行性的一类温病,又包括了传染性、流行性较小及少数不具传染性的温病。温疫则是指温病中具有强烈传染性和流行性的一类,故温疫属于温病范围;是为了突出其传染和流行的特点,区别于一般温病,而称为温疫。王士雄在《温热经纬·湿热病篇》中引喻昌的话说:"湿温一证,即藏疫疠在内,一人受之则为湿温,一方受之则为疫疠。"就是说温病中湿温病,在散发的情况下,则称为湿温,若引起大范围传染流行时,则可称之为疫疠。由此可见,温病与温疫概念的区别就在于其传染性和流行性的强弱方面。

三、温病与温毒

温病与温毒在概念上的关系和温病与温疫一样,亦是既有联系又有区别。

在温病学中温毒有两层含义:一是病名概念,指温病中具有独特表现的一类温病,即温毒疾患;二是病因概念,指温病中的某些致病因素,即温热毒邪。前者是疾病名称,后者则是指病因。

温毒作为病名主要是指因感受温热毒邪引起的一类具有独特表现的急性外感热病,它除了具有一般温病的临床表现外,还具有局部红肿热痛甚则溃烂,或肌肤密布斑疹等特征。常见的温毒疾患有大头瘟、烂喉痧等。温毒隶属于温病的范围,是温病中具有肿毒或发斑表现的一类特殊病种。

温毒并不是某种具体的疾病,而是包括了多种具有"毒"的特殊表现的温病的总称。温毒类疾病大多发病急骤,传变迅速,火热之性明显,病变过程中常常出现高热、伤津耗阴、气滞血瘀、脏腑功能严重失调和实质损害等多种表现,因此,治疗时应重视清热解毒法的应用。温毒类疾病既具有突出的局部病变,也有明显的全身症状,局部病变以红肿热痛、溃破糜烂或肌肤斑疹密布为临床特征;全身病变常表现为发热,热象较重,阴伤明显等。部分温毒类疾病具有不同程度的传染性和流行性。

学 习 小 结

本章主要讲述了温病的概念,温病是由外感温邪引起的,以发热为主症,具有热象偏重、易化燥伤阴等特点的一类急性外感疾病。温病的特点:具有致病因素的特异性,多具有一定的传染性、流行性、季节性、地域性,病程发展的阶段性,临床表现的特殊性。温病属于外感疾病的范畴,外感疾病中除了风寒性质以外的疾病都属于温病的范畴。温病按其病证性质可分为温热和湿热两大类,按其发病初起是否有里热证可分为新感和伏邪两大类。温病与广义伤寒是隶属关系,与狭义伤寒是并列关系。温病包括温疫,温疫属于具有强烈传染性和流行性的一类温病。温病包括温毒,温毒属于具有局部红肿热痛甚则溃烂或发斑的一类温病。

第三章 温病的病因与发病

导学

（1）掌握温病病因的致病特点；温病新感与伏邪两大发病类型的区别和特点。

（2）熟悉温病病因认识的临床意义。

（3）了解温病发病的内外因素及其相互间的关系。

温病的病因是指引起温病发生的主要原因，即温邪。而人体感邪以后能否发病，还取决于人体正气的强弱，并与自然、社会等因素有密切关系。掌握温邪的致病特点，有助于了解疾病的病机演变规律，并对温病的辨证施治有重要的指导意义。

第一节 温病的病因

温病的致病原因是温邪。所谓温邪是指外邪中具有温热性质的一类病邪，除了风热、暑热、湿热、燥热等病邪外，还包括传统称为"伏寒化温"的温热病邪和疠气、温毒，这些导致温病发生的邪气具有以下共同的特性。① 从外感受：温邪都是通过口鼻或肌肤而侵入人体。② 性质属热：温邪致病后，会导致发热、热象偏重等特点。③ 易伤津液：温邪为热邪，易伤人津液，出现口渴等表现。④ 致病迅速：温病发病和传变迅速，与内伤杂病不同。⑤ 病位有别：不同温邪初起侵犯人体，其病变部位有别。如风热病邪易犯肺，暑热病邪易入阳明，湿热病邪多犯中焦脾胃。⑥ 有一定的季节性和地域性：温邪的产生与时令季节、地域环境密切相关，不同季节、地区容易产生不同的温邪。

而温病学发展之前，古代医家多遵循"外感不外六淫，民病当分四气"的认识，把"六淫"作为外感病的主因，并在实践中已形成了一套"审证求因""审因论治"的理论体系。

从现代角度分析，温病包括了多种急性传染病和感染性疾病，其致病原因主要是病原微生物的感染。由于四时气候的不同和变化，可影响自然界中微生物的生长繁殖和传播媒介，并可影响机体的体质和防御能力。除此之外，还有包括环境等其他因素也可作用于机体而诱发温病，如环境的辐射、地理位置、高温工作环境等。因此，今天对温邪的认识，应看成是包括了气候、病原微生物、辐射、地理和生活、职业环境、人体抗病能力等在内的多种生物、物理、化学等因素综合作用的结果。

综上所述,温病病因学说的临床意义实际上已不仅限于阐明温病的发生原因,更重要的是在于指导临床治疗。它已成为中医学指导临床辨证施治的重要理论基础之一。因此,掌握温病病因理论,重点在于明确每一病邪的特异性及其致病规律,这样,临床上就可以通过对不同证候特点的分析,正确推断出其致病原因,进而针对病因采取相应的治疗方法。

根据四时温病发病后的临床特点,其致病之邪主要包括以下几种。

一、风热病邪

感受风热病邪而引起的温病称为风温,但如冬令气候反常,应寒反暖,亦可形成风热病邪而发为风温,因其于冬季致病,故称为冬温。风热致病以春季为多,因风为春令主气,此时阳气升发,气候温暖多风,故易形成风热病邪。

风热病邪致病一般具有如下特点。

1. **先犯上焦肺卫**　风邪具有升散、疏泄的特性,其为阳邪,易袭阳位,风热病邪多先犯手太阴肺经和肌表皮毛,正如叶桂在《三时伏气外感篇》中所说:"肺位最高,邪必先伤。"所以,风温初起病位多在上焦肺卫,临床上以发热、微恶风寒、头痛、少汗、咳嗽、口微渴、苔薄白、舌边尖红、脉浮数等风热表证为特点。

2. **易于化燥伤阴**　风为阳邪,热亦阳邪,两阳相合,易劫灼津液,叶桂在《温热论》中说:"风夹温热而燥生,清窍必干,谓水主之气不能上荣,两阳相劫也。"所以,风温病过程中极易出现热灼津液的化燥伤阴变化。由于风温病位以上焦肺系为主,故肺胃阴伤尤为多见,可见低热、干咳,或痰少而黏、口渴、舌红少苔等临床表现。

3. **变化迅速**　风邪还具有善行数变的特点,加之与热相合,则如叶桂所说"温邪则热变最速"。风热病邪为病大多来势较急,传变较速。若感邪重,正气抗邪无力,可出现病情迅速加重,但若病程经过顺利,其病邪消退亦快,一般病程不长。

二、暑热病邪

夏季因感受暑热病邪所致的温病称为暑温。暑为夏令主气,与热、暍实同,性属火热。《说文》称:"暑,热也。"又说:"暍,伤暑也。"故王士雄说:"暑也,热也,暍也,乃夏令一气之名也。"暑热病邪的形成主要与炎夏高温的气候条件有关,其致病具有明显的季节性。暑热病邪致病一般具有如下特点。

1. **先入阳明气分**　暑为火热之邪,其势炎炎,其性酷烈,侵入人体后,传变极速,往往不拘表里,不以渐次。所以,暑温初起大多一病即邪入气分而无卫分过程。临床上以壮热、大汗、头晕面赤、心烦口渴、脉象洪大等暑热炽盛于阳明的证候为主要表现。叶桂所说的"夏暑发自阳明",即概括了暑热病邪的这一致病特点。

2. **易于损伤津气**　暑性酷烈,为亢盛的阳热之邪,阳亢而伤阴;暑热病邪又属壮盛的火热之气,壮火则食气,而耗损人体元气。同时,暑邪迫津外泄,气随津耗,也导致津气耗伤。正如《素问·举痛论》说:"炅则气泄。""炅则腠理开,荣卫通,汗大泄,故气泄。"津气损伤,临床上可见身热、汗出、口渴、齿燥、神倦、脉虚等表现。同时,暑温病过程中津气损伤进一步发展,耗伤太过,则可出现津气欲脱的严重病变。这是暑热致病不同于一般温热之邪的特点之一。

3. **易入厥阴,闭窍动风**　暑性属火,与心气相通,暑性酷烈,暑热病邪既可直中心包,也可邪由气分深入营血。暑邪入于厥阴,可引动肝风,闭塞机窍,出现高热、卒然神昏、抽搐之候。若暑热病邪从外直中于心包,称为暑厥;若暑热动风,称为暑痉、暑风、暑痫。

4. **易于兼夹湿邪**　暑邪虽属火热之邪,但其致病每易兼夹湿邪,对这种暑热兼夹湿邪性质的病邪,又称为暑湿病邪。这是因为炎夏之季,天暑下迫,地湿上腾,暑热既盛而湿气亦重,故暑热为病往往夹有湿邪而成暑温兼湿之证。又因为炎夏盛暑之季,人们每喜食生冷,贪凉露宿,以致暑邪又常夹湿兼寒而成暑湿兼寒之证。

关于暑邪是否夹湿,古代医家有暑必兼湿和暑易夹湿两种不同的认识。以叶桂、吴瑭、章楠为代表,他们认为暑必兼湿。叶桂说:"长夏湿令,暑必兼湿。"吴瑭也认为:"热与湿搏而为暑也。"将暑温皆归属于湿热,如其云:"暑兼湿热,偏于暑之热者为暑温,多手太阴证而宜清;偏于暑之湿者,为湿温,多足太阴证而宜温。"从而依据暑与湿的多少而确定暑温与湿温的概念:暑重湿轻者为暑温;湿重暑轻者则为湿温。而以王士雄为代表的医家认为:暑乃天之热气,纯阳无阴,虽可夹湿,但非必然。其《温热经纬·仲景外感热病篇》的按语中说道:"然暑字从日,日为天气,湿字从土,土为地气,霄壤不同,虽可合而为病,究不可谓暑中原有湿也。"王氏又在《温热经纬·叶香岩三时伏气外感篇》的按语中称暑兼湿邪"犹之寒邪夹食,湿证兼风,俱是二病相兼,非谓暑中必有湿也。"结合临床实践来看,暑易夹湿之论更符合临床实际。

三、湿热病邪

因感受湿热病邪而引起的温病称为湿温。湿热病邪四季均可产生,但以长夏季节为甚。因长夏之季暑气犹盛,湿易蒸腾,且雨水较多,湿气偏重,故易感湿热为病。其他温病兼夹湿邪者则是一种兼证,如风温夹湿、暑温兼湿等。湿热病邪致病一般具有如下特点。

1. **病位以中焦脾胃为主**　脾为湿土之脏,胃为水谷之海,脾胃同属中土,而湿为土之气,湿土之气同类相召,故湿热之邪始虽外受,但都以中焦脾胃为病变中心。湿温病的病变多以脾胃为主,而见有脘痞、腹胀、呕恶、便溏等湿困脾胃、升运失司的表现。湿热病邪具有蒙上流下的特性,可以泛溢全身;初起还可见卫气同病之候,应当注意。

2. **易于困遏清阳,阻滞气机**　湿为重浊阴邪,侵犯人体后极易困遏清阳,阻滞气机,如吴瑭所说"湿闭清阳道路也"。所以,湿温初起阳热之象多不太显著,而以身热不扬、恶寒、身重等湿困卫阳见症和头重如裹、脘痞腹胀等湿阻气机见症为主要表现。后期阶段,还可因湿困日久伤及阳气而产生湿盛阳微的变化。

3. **病势缠绵,传变较慢**　湿性黏腻淹滞,与阳热之邪相搏,胶着难解,如油合面,侵入人体后多滞着难化,不易祛除,不若寒邪之一汗可解、温热之一清可除。且病程中化热较缓,传变较慢,故湿温病大多病程较长,缠绵难解,且瘥后易于复发。

四、燥热病邪

燥为秋令主气,其性质亦有属寒属热的不同,这主要与秋令气候的偏凉偏热有着密切关系。燥热病邪是在"秋阳以曝"的温燥气候条件下形成的,感受燥热病邪而引起的温病是秋燥中之温燥,其致病具有如下特点。

1. **病位以肺经为主**　燥热病邪侵袭人体多从口鼻上受犯于肺经,故秋燥病初起除有发热、微恶风寒等肺卫见症外,必有咳嗽少痰、鼻干咽燥等肺燥见症,这是燥邪致病的主要特点。

2. **易致津液干燥**　燥邪具有干燥的特性,易于消耗津液,尤以燥热之邪最为显著。所以,温燥初起必有明显的津液干燥见症,如唇干鼻燥、咽喉干燥、口干而渴、干咳无痰或少痰、舌苔少津等;病变过程中尤多肺胃阴伤见症;少数严重病例后期可损及下焦肝肾之阴。

五、温热病邪

根据《素问·生气通天论》"冬伤于寒,春必温病"的论述,认为冬感寒邪,至春则内伏之寒邪化热,从内而发为温病,故称其为"伏寒化温"病邪。根据现代医学认识,此邪气实质也就是春季的一种温邪,因其温热性质显著,故现称之为温热病邪。感受温热病邪引起的温病称为春温,其致病一般具有如下特点。

1. 初起即见里热证　温热病邪,其性酷烈,起病急骤,自内而发,初病即见里热炽盛证候。其发于气分者,症见灼热、烦渴、尿赤、舌红苔黄而乏津液等症;发于营(血)分者,初病即见身热、斑疹、神昏,或有出血倾向、舌绛等。若由新感引发,则还可兼见表证,呈表里同病之候。

2. 易闭窍、动风、动血　温热病邪的温热特性突出,里热炽盛而易化火化毒,多见闭窍、动风之变而发生神昏、痉厥。郁热内炽,易内迫血分损伤血络,迫血妄行,出现斑疹显露或多腔道出血等症状。

3. 易耗伤人体阴液,后期尤易致肝肾阴伤　由于温热病邪病位深而邪热重,故极易耗伤阴液。致病初起即可见烦渴、小便短赤、便秘等阴伤之症;病程中阴伤见症突出;后期多耗伤肝肾真阴,出现低热、口燥咽干、脉虚、神倦,或手足蠕动、舌干绛而萎等症状。

应注意将温热病邪和温邪概念区别开来。温邪是温病致病因素的总称,而温热病邪则是春季的一种温病病因固有称谓,属于温邪范畴。

六、温毒病邪

前人根据某些温病具有肿毒表现的临床特点提出了温毒病因概念。因其致病与时令季节相关,并能引起流行,故又称为时毒。温毒病邪并非单一的病邪,而是可以引起具有温热性质且局部有肿毒特征的一类外感热病的病因总称,包括风热时毒、暑热时毒、湿热时毒、温热时毒等。其共同的致病特点主要有:

1. 蕴结壅滞　温毒可壅滞气血,毒瘀互结,临床上除有温邪致病的一般见症外,并见局部红肿热痛,甚或溃烂的特殊征象,也就是其临床上具有独特的肿毒表现。因此,把这类病因称之为"温毒"。

2. 攻窜流走　温热毒邪可随经脉流走攻窜,肌腠、筋骨、脏腑等部位均可受其损害。外窜肌腠,可出现皮肤丹痧、斑疹等;上冲头面,可见头颈、颜面红肿疼痛等;内攻脏腑,可致咳喘、神昏、痉厥等;还可下注宗筋、阴器,致睾丸肿胀疼痛。

七、疠气

疠气亦称戾气,是指致病暴戾,具有强烈传染性的一类致病因素,是明代医家吴有性在前人理论基础上,根据当时温疫"延门阖户,众人相同"的大流行特点而提出的温病病因概念。吴氏在长期的临床实践中,通过反复观察和深入研究,深刻认识到温疫病的发生,非风、寒、暑、湿等六气所感,而是自然界别有一种致病物质感染为患,这类物质称为杂气,而疠气是杂气中致病严重的致病因素。疠气的属性有寒热之分,属温热性质者能引起温疫的发病、传染和流行。疠气致病具有如下特点。

1. 其性暴戾,致病力强　疠气致病往往无问老幼,触之即病。

2. **具有强烈的传染性,极易蔓延流行**　疠气致病力极强,具有强烈的传染性,其致病往往来势凶猛,在短时间内可引起大面积流行。

3. **从口鼻而入,有特异的病变定位**　疠气的感邪途径以口鼻为主,即通过空气或饮食侵入人体。不同性质的疠气,对脏腑经络有不同的定位倾向。如湿热性质的疠气多先犯于膜原;燥热性质的疠气多客于阳明胃腑,传布于十二经。

4. **病情严重,病势凶险**　疠气侵袭人体,发病迅速,传变极快,症状复杂多变,病情险恶,致死率高。如《温疫论》所说的"此一日之间而有三变""缓者朝发夕死,急者顷刻而亡"。

疠气病因学说由吴有性所创,后世不少医家如戴天章、杨璿、余霖、刘奎等在其学术见解基础上,加以发展,形成温病学中一支独特的学派,即温疫学派。温疫学派这些独创性的见解,不仅突破了"百病皆生于六气"的传统观点,而且较为准确地揭示了急性传染病的发病原因,这的确是病因学上的一大创见,是温病病因学的一大发展,提示温病的发生和流行特点。

现将温病的常见病因、主要致病特点归纳为表 3 - 1。

表 3 - 1　温病常见病因及致病特点简表

常 见 病 因	主 要 致 病 特 点
风热病邪	先犯上焦肺卫;易于化燥伤阴;变化迅速
暑热病邪	先入阳明气分;易于损伤津气;易入厥阴,闭窍动风;易于兼夹湿邪
湿热病邪	病位以中焦脾胃为主;易于困遏清阳,阻滞气机;病势缠绵,传变较慢
燥热病邪	病位以肺经为主;易致津液干燥
温热病邪	初起即见里热证;易闭窍、动风、动血;易耗伤人体阴液,后期尤易致肝肾阴伤
温毒病邪	蕴结壅滞;攻窜流走
疠　气	其性暴戾,致病力强;具有强烈的传染性,极易蔓延流行;从口鼻而入,有特异的病变定位;病情严重,病势凶险

第二节　温 病 的 发 病

发病是指疾病发生的机制和规律。温病发病学的内容包括温病的发病因素、感邪途径和发病类型等,兹分述如下。

一、发病因素

影响温病发生和流行的因素是多方面的,除了首先要有温邪感染的致病主因外,还受人体正气、自然因素及社会因素等影响。

1. **人体正气**　人体的防御能力即正气的强弱,是一个决定性的因素。根据《素问·刺法论》"正气存内,邪不可干"的理论,温邪侵入人体能否发病,取决于人体正气的强弱及邪气的盛衰,即温邪只有在人体正气不足,防御功能减弱,或病邪的致病力超过了人体正常防御能力的情况下,才有可能导致发病。《灵枢·百病始生》说:"风雨寒热,不得虚,邪不能独伤人。卒然逢疾风暴雨而不病者,盖无虚,故邪不能独伤人。此必因虚邪之风,与其身形,两虚相得,乃客其形。"就明确指出了人体正气不足是导致外邪侵犯人体发病的重要因素。就温病而言,人体的体质与温病发病有密切的关系。如素体脾虚湿盛体质,易于外感湿热之邪,发生湿温,也即薛雪所谓"内外相引,故病湿热";而春温的发生与阴精亏虚密切相关,如邵新甫所说:"冬伤于寒,春必病温者,重在冬不藏精也。"素体阴精亏虚,亦易于感受温热病邪而发病。

2. **自然因素** 外界环境中的自然因素与温病的发生也有着密切的关系,其中特别是气候的变化对温病的发生有着重要的影响。就一年四季而言,由于时令气候的不同,对温病病邪的形成、传播和机体的反应性及防御功能,都会产生不同的影响,从而可导致不同类型温病的发生。例如,在夏季气温偏高、雨多湿重的自然条件下,不仅湿热之邪易于形成,而且人体的脾胃运化功能亦易呆滞,故易致暑湿或湿热为病。至于气候的异常变化,如暴寒暴暖、久旱淫雨等,更是导致温病发生和流行的一个重要因素。除气候外,现代越来越复杂的外环境,如各种辐射、特殊职业环境、地理环境等,也是影响温病发生的重要因素。

3. **社会因素** 人们所处的社会环境,包括经济水平、营养状况、体育活动、风俗习惯、卫生设施、防疫制度等,都会影响到人们的健康水平和防御温病的能力,对温病的发生和流行也有重要的影响。在中国古代社会,广大人民生活水平低下,营养不良,体质较差,抗病力弱,且经济文化落后,卫生防疫设施较少,加上战争频繁,灾荒不断,社会动荡,人口流动迁徙,故经常导致温病的发生和流行。中华人民共和国成立后,我国社会安定,经济发展较快,人民安居乐业,同时又确立了"预防为主"的方针,对传染病采取了一系列防治措施,从而有效地控制和降低了多种急性传染性温病的发生与流行,其中一些被称为瘟疫的烈性传染病,如霍乱、鼠疫、天花、脊髓灰质炎等已基本或完全绝迹,其他许多温病的发生率也大大降低,很少造成大流行,即使发生流行也能很快地得到控制。而在当今世界上有一些国家,或因贫穷落后,或因战火频仍,瘟疫的发生情况仍较严重。这充分体现了社会条件与温病发生的关系。

二、感邪途径

温邪侵犯人体每因病邪种类的不同而有不同的感邪途径。根据古代医家论述,主要有如下几种。

1. **邪从皮毛而入** 皮毛为一身之表,它在卫气作用下,通过正常开合以保持机体内外环境的统一,防御外邪的侵袭。一旦卫外功能下降,皮毛失固,外邪即可乘虚而入,以致形成卫气与外邪抗争,皮毛开合失司的卫表证候。

2. **邪从口鼻而入** 《温疫论·原病》说:"凡人口鼻之气,通乎天气。"故外界致病之邪每易通过人的口鼻呼吸而侵入机体。"一人病气足充一室",说明古代医家已认识到病室空气被污染,足以感染人。由于鼻气通于肺,故从呼吸经口鼻而侵入人体的病邪,其病位多在上焦手太阴肺。如风温、秋燥等初起以肺经为病变中心的温病,其病邪即是通过口鼻的呼吸而侵入人体的。吴有性称这种入侵途径为"天受"。叶桂说:"温邪上受,首先犯肺。"不仅说明了邪从上受的感邪途径,而且指出了上受之邪首先犯肺的病位所在。

口气通于胃,饮食不洁,邪从口入。如《诸病源候论》所说:"人有因吉凶坐席饮啖,而有外邪恶毒之气,随食饮入五脏,沉滞在内,流注于外,使人肢体沉重,心腹绞痛,乍瘥乍发,以其因食而得之,故谓之食注。"邪从口入者,其病位多以中焦脾胃为主,如湿温、湿热痢等湿热性质的温病即属于这一类型。

三、发病类型

发病类型是指温病发病后在证候上所表现出的不同类型。温病虽然种类很多,但根据其发病后的临床表现,可概括为病发于表和病发于里两大类型,即前人所谓新感温病和伏邪温病。

1. **新感温病**　新感温病又简称"新感",原意是指感受当令之邪,即时而发,病发于表的温病,与感邪伏而后发、病发于里的伏邪温病相对而言。其特点是:初起病多在表,以发热、恶寒、无汗或少汗、头痛、咳嗽、苔薄白、脉浮数等卫表证候为主要表现。其总的传变趋势是由表入里,由浅入深。由于体质因素不同,抗病力有差异,以及感邪轻重有区别,故温邪有不传变而自行消退者,有沿卫气营血层次呈渐进性深入者,有自肺卫内陷心营者,又各有不同。一般病情较轻,病程较短。初起治疗以解表透邪为基本大法,代表性的病种有风温、秋燥等。

2. **伏邪温病**　伏邪温病又称伏气温病,简称"伏邪",原意是指感受外邪伏藏于体内,过时而发,病发于里的一类温病。其特点是:初起以灼热、烦躁口渴、溲赤、舌红苔黄或身热夜甚、斑疹、舌绛等热郁于里的证候为主要表现。伏邪温病亦有初起兼见表证而呈表里同病的,习称"新感引动伏邪"。其传变趋向:如伏邪由里外达,为病情好转的表现;如里热进一步内陷深入,则为病情进展的标志。伏邪温病一般病情较重,病程较长。若伏邪不能外达,或透邪不尽则病情反复,变证迭起,病难速愈,古代医家将其比喻为抽蕉剥茧,层出不穷。初起治疗以清泄里热为主,主要病种有春温、伏暑等。

上述两种发病类型的特点,仅是就一般情况而言,临床上亦有特殊表现的。如新感温病中的暑温,初起即可见气分证候。伏邪温病亦有初起兼见表证而呈表里同病的,且伏邪温病的里热证候,其病位、病机亦各有不同,故前人有邪伏膜原、邪伏少阴、邪舍营分等多种邪伏部位之说,这亦是根据发病后的不同证候表现而推断出的结论。

新感温病和伏邪温病是两大不同的发病类型(表3-2)。两者从概念上讲虽是以感邪后是否即时发病为区别,实际上是根据温病发病初起的不同证候特点,联系发病季节、时令主气的致病规律,通过分析比较而对发病类型作出的理论概括。新感温病和伏邪温病不同发病类型的差异,主要与病邪的性质和感邪的轻重,以及机体的反应状态等因素有关。其临床意义并不在于探究感邪后的即发与伏藏,而主要是为了从理论上阐明温病初起的不同发病类型,区别病位的浅深轻重,提示病机的传变趋向,从而确定不同的治疗方法。因此,研究新感、伏邪学说,应着眼于临床实际,分析不同证候的病机所在,而不必拘泥于概念上的感而即发和伏而后发。

表3-2　新感温病与伏邪温病比较表

鉴 别 点	新 感 温 病	伏 邪 温 病
发 病	感邪后立即发病	感邪后邪气伏藏,过时而发
传 变	邪自表解,或由表传里	伏邪自里达表,或向里内陷
证候特点	初起为表证	初发为里热证,如有外感引发,则可兼表证
病 程	病程多较短	病程多较长,伏邪透出不尽,则病难速愈
病 情	病情多较伏邪为轻	病情多较新感为重
治 疗	初起以解表为主	初起以直清里热为主
代表病种	风温、暑温、秋燥、湿温等	春温、伏暑等

学 习 小 结

温病的病因是外感温邪。不同的季节气候,形成不同的温邪,不同的温邪,致病特点不同。风热病邪先犯上焦肺卫,易于化燥伤阴,病情变化迅速;暑热病邪致病先入阳明气分,易于损伤津气,易入厥阴,闭窍动风,且易兼夹湿邪;湿热病邪致病病位以中焦脾胃为主,易于困遏清阳,阻滞气机,病势缠绵,传变较慢;燥热病邪致病病位以肺经为主,易致津液干燥;温热病邪致病初起即见里热证,易闭窍、动风、动血,易耗伤人体阴液,后期尤易致肝肾阴伤;温毒病邪致病则蕴结壅滞,攻窜流走;疠气病邪致病因其性质暴戾,致病力强,具有强烈的传染性,极易蔓延流行,并从口鼻而入,有特异的病变定位,且病情严重、病势凶险。掌握各种温邪的致病特点,对于把握不同温病的演变规律和辨证论治,具有重要意义。

温病的发病,除感受温邪之外,还与人体的正气、自然因素、社会因素密切相关。一般认为温邪入侵途径,主要有皮毛而入和口鼻而入两种途径。根据温病发病后的临床表现,把温病分为新感温病和伏邪温病两大类。两者在初起的证候表现、传变、病程等方面,均有所差异。

第四章　温病的辨证理论

导学

　　(1) 掌握温病卫气营血和上中下三焦各证候的病变机制、病位浅深、传变规律和诊断要点;温病卫气营血辨证理论与三焦辨证理论的区别和联系以及在临床上的综合运用。

　　(2) 熟悉温病卫气营血辨证和三焦辨证理论的临床意义。

　　(3) 了解温病辨证理论形成的理论和实践基础。

　　温病辨证以卫气营血和三焦辨证理论为指导。历代医家在长期的临床实践中,逐步体会到:温邪侵犯人体发病后的病机变化,主要表现为卫气营血、三焦所属脏腑的功能失调和实质损害。而人体卫气营血和三焦所属脏腑各有特定的生理功能,因此发生病理变化后的临床表现亦各有异。临床上只要掌握了这些证候特点,就能正确地进行辨证施治。

　　卫气营血辨证和三焦辨证作为温病学的理论核心,其临床意义如下。① 分析温病病机变化的理论基础:在温病发展过程中,由于病邪性质、传变途径、治疗当否、机体反应性等不同可以出现许多错综复杂的证候,以卫气营血和三焦有关病机理论作为指导进行分析,可以明确其病变机制。② 辨别温病不同证候类型的纲领:在分析多种证候病变机制的基础上,还可用卫气营血和三焦辨证来区分其证候类型,用卫分证、气分证、营分证、血分证,以及上焦病证、中焦病证和下焦病证概括和统一温病错综复杂的证候,以便提纲挈领,把握要点。所以,卫气营血和三焦辨证既是病机理论,又是辨证纲领。③ 识别温病病位层次传变的准则:温病发生发展过程中的证候变化,一般都是卫气营血和三焦病位层次间的病机转变,掌握了卫气营血、三焦总的病机变化和证候特点,就能在临床上较准确地把握其传变情况。④ 确立温病治则治法的主要依据:运用卫气营血和三焦辨证分析多种证候的病机变化、传变情况,区分并归纳其证候类型等的目的在于为正确治疗提供依据。所以说,卫气营血和三焦辨证又是确立温病治则治法的主要依据。

第一节　卫气营血辨证理论

　　卫气营血辨证理论是由清代温病学家叶桂所创立。叶氏根据《内经》及前人有关营卫气血方面的论述,结合自己的实践体会,对温病的病理变化及其证候类型作出了理论性的概括,用以指导温病的辨证施治。

一、卫气营血辨证理论形成的基础

卫气营血之名称,首见于《内经》。在《内经》中,营卫气血主要指维持人体生命活动的精微物质和某些功能。如卫气,《灵枢·本藏》说:"卫气者,所以温分肉,充皮肤,肥腠理,司开合者也。"即卫气具有捍卫肌表,抗御外邪入侵,控制腠理开合,调节体温等功能。卫气的功能活动正常,卫表固密,外邪就难以入侵,故《素问·生气通天论》说:"阳者,卫外而为固也。"气在人体分布较广,《灵枢·决气》说:"上焦开发,宣五谷味,熏肤、充身、泽毛,若雾露之溉,是谓气。"气作为人体脏腑生命活动的动力,也是整体防御功能的体现。营为精微物质,有营养全身的作用,《素问·痹论》说:"荣者,水谷之精气也,和调于五脏,洒陈于六腑,乃能入于脉也,故循脉上下,贯五脏,络六腑也。"血与营的功能相似,对全身及脏腑起着营养和滋润的作用,如《灵枢·邪客》中所说:"营气者,泌其津液,注之于脉,化以为血,以荣四末,内注五脏六腑。"由上述可见,《内经》在论述营卫气血功能的同时,也显示了它们之间在分布上有着表里、深浅层次的区别。卫、气分布的层次较浅,而营、血分布的层次较深。此外,《内经》中也有关于营卫气血病理变化的一些论述,如《素问·气穴论》说:"荣卫稽留,卫散荣溢,气竭血着,外为发热,内为少气。"而《素问·汤液醪醴论》所说的"嗜欲无穷,而忧患不止,精气弛坏,荣泣卫除,故神去之而病不愈也",则是将营卫病机与精气神的耗竭联系在一起。这些都为卫气营血辨证理论的产生奠定了理论基础。

后世医家在《内经》奠定的理论基础上,根据自己丰富的实践运用卫气营血概念分析疾病的某些病机变化并指导治疗,是卫气营血辨证理论产生的实践基础。张仲景在《金匮要略》和《伤寒论》中,就有不少关于卫、气、营、血的病机证治的论述,从《金匮要略》"无气则营虚,营虚则血不足",《伤寒论》中"卫气不和""卫气不共荣气谐和""血弱气尽"及蓄血等病机和证治的论述,可知在当时已将卫、气、营、血的病机论述运用于外感热病方面。

宋、金、元时期的医家更是在此基础上依据临床实践使之进一步发展。宋代朱肱对血分邪热亢盛的证治有了具体的论述:"若病人无表证,不发寒热,胸腹满,唇燥,但欲漱水不欲咽,此为有瘀血,必发狂也,轻者犀角地黄汤,甚者抵当汤。"金代成无己也有"风伤阳,寒伤阴;卫为阳,营为阴;风为阳,寒为阴,各从其类而伤也……卫得风则热,营得寒则痛,营卫俱病,故致骨节烦疼""肺主气,心主血;气为阳,血为阴。阳反独留者,则为身体大热,是血先绝而气独在也;形体如烟熏者,为身无精华,是血绝不荣于身也"的议论。李杲指出:"伤寒传至五六日间,渐变神昏不语,或睡中独语一二句,目赤唇焦,舌干不饮水,稀粥与之则不思,六脉细数而不洪大,心下不痞,腹中不满,大小便如常,或传至十日以来,形貌如醉人状,虚见神昏,不得已用承气汤下之,误矣。不知此热邪传入少阴心经也。"明确提出了神昏与热邪传入心经的关系,摆脱了神昏谵语皆属于阳明的框框,为清心开窍法提供了理论基础。同时,在《太平惠民和剂局方》等文献中还收录了紫雪丹、至宝丹、苏合香丸等这些后世用以治疗邪入心包的重要方剂。元代罗天益在《卫生宝鉴》中更是提出了按气分和血分的浅深层次论治的观点,为后世卫气营血辨证理论开了先河。

明清时期随着温病学的发展,卫气营血的病机理论得到了进一步阐发,并进而形成了指导临床辨证论治的独特体系。吴有性《温疫论》云:"凡疫邪留于气分,解以战汗;留于血分,解以发斑。"明确提出了温疫病有邪在"气分"和"血分"的不同。这是运用气血概念区分温疫病邪病位浅深、分析病机转归的最早记载,内容虽较简约,但为清代温病学家建立"卫气营血"辨证理论奠定了基础。清代著名温病学家叶桂首先明确提出了温病须"辨卫气营血"而论治的见解,他不仅阐述了温病发展过程中卫气营血变化的浅深轻重、病程不同阶段及证候的传变,而且还指出了卫气营血四大证候类型的辨证要点和治疗原则,从而创立了卫气营血辨证论治理论体系。叶桂所创卫气营血辨证理论,以卫气营血的生理功能为基础,用卫气营血的表里层次来概括温病病变的浅深层次及病情的轻重程度,即外邪先犯于卫,继则发展至气,再影响到营,最后深入到血,这四个阶段分别称为卫分证、气分证、营分证和血分证。叶氏确立的卫气营血各阶段的治则有效指导了温病的辨证论治。其后一些著名温病学家如吴瑭、王士雄等又在叶氏的理论基础上从病机、证候或治疗等不同角度进行了充实,使其内容更为完善。此外,薛雪在其著作中也运用卫气营血理论来说明温病特别是湿热类温病的病机。如提出了"湿遏卫阳""营血已耗""病在中焦气分""邪陷营分"等概念,丰富了卫气营血学说的内容。卫气营血辨证理论形成后,即被广泛运用,直到目前为止仍然是认识温病发展规律与指导温病辨证论治的重要理论。

二、卫气营血的证候与病机变化

(一) 卫分证

卫分证是指温邪初犯卫表,导致人体卫外功能失调而引起的一类证候类型。其临床特点为:发热、微恶风寒、头痛、无汗或少汗、咳嗽、口微渴、苔薄白、舌边尖红、脉浮数等。其中,以发热与恶寒并见,口微渴,为卫分证的辨证要点。需要指出的是,这里讨论的卫分证候是以风热袭表为例的,温邪的种类较多,性质各异,故各种温邪所致的卫分证又略有差异。如燥热病邪所致者,除具上证外,燥象较为明显;而湿热病邪所致者,则又湿象明显,并伴有湿阻中焦气机的证候,临床上应注意区别。

卫气是人体阳气的一部分,由肺通过宣发作用输布于人的体表,具有温养肌肤、调节皮毛汗孔和抵御外袭等作用。温病初起,温邪从上而受,多先犯肺卫。肺与皮毛互为表里,病变部位以表为主,卫分首当其冲。卫气与邪热抗争,阳盛则发热;肌肤失却卫气的温养,故见恶寒;因系感受温邪,故多表现为热重寒轻。热盛阴伤,汗源不足,则无汗或少汗。头为诸阳之会,温邪袭表,阳热上扰清窍,加之卫气郁阻,经气不利,故见头痛。卫气郁阻,若肺气失宣则咳嗽。温邪为阳邪,易伤阴津,可见口渴,但病变初起伤津不重故仅表现为口微渴。苔薄白,舌边尖红,脉象浮而数,则是温邪在表之征象。总之,卫分证的病机特点是温邪袭表,卫外失司。

邪在卫分其病位最浅,病情最轻,持续时间也较短,其转归有三:一是经过及时、正确的治疗,邪由此而解。二是因感邪过重,或失治误治,使病邪传入气分,病势进一步发展。三是可因心气阴素虚,或感邪过重,或失治误治,使病邪由肺卫逆传心包,造成危重病势。

(二) 气分证

气分证是指病邪入里,正气与邪气剧烈相争所产生的一类证候。凡病邪由表入里而未入营动血的一切病证,皆属气分范围。气分病变部位有在胃、脾、肠、胆、胸膈等不同,邪气有温热、湿热之分,故证候表现多样,其中以热盛阳明的表现为基本临床特点:身体壮热、不恶寒、但恶热、汗多、渴欲冷饮、舌苔黄燥、脉洪大等。热在气分一般以发热不恶寒、口渴、苔黄为辨证要点。

气是人体生理功能活动的反应,《内经》形容它如雾露一样地灌溉全身,有"熏肤、充身、泽毛"的作用,具有防御功能。邪在卫分不解,可向里传变而进入气分,亦可因温邪直中气分,或伏于气分的邪热自发,直接影响气的正常功能。如邪入阳明,由于正邪剧争,里热炽盛,必然引起发热加重,且邪在里而不在表,故此时多表现为不恶寒而但恶热。里热蒸腾而津液受伤,每引起汗出量多,大渴引饮,且多渴喜凉饮。气分热盛则苔必由白转黄,脉必洪大有力。就热盛阳明而论,其病机特点主要是:正邪剧争,热炽津伤。

气分病变较卫分更深入了一层,病情较重,其转归有三:一是在正气未衰、抗邪有力的情况下,或经过及时而妥当的治疗,正胜邪退而病愈。二是在邪正剧争过程中,邪盛正却,或失治误治,使温邪进一步深陷营血。三是气分邪热过盛,使津气耗伤过甚,或患者素体元气不足,易致津气欲脱等危重证候的出现。

(三)营分证

营分证是指热邪灼营,扰神窜络而产生的一类证候。其临床特点为:身热夜甚、口干但不甚渴饮、心烦不寐、时有谵语、斑点隐隐、舌质红绛、脉象细数等。其中,以身热夜甚,心烦谵语,或斑点隐隐,舌绛,为邪入营分的辨证要点。

水谷之精气,其清者为营,流注脉中,化以为血,有营养周身、和调五脏六腑等功能。热邪在气分不得清泄,则津灼正亏,致深入营分;或因营阴素虚,邪由肺卫而内陷入营;或体内热邪郁伏,暗耗营阴而病发于营;或邪热直中于营分。热陷营分致直接灼伤阴液,则身热夜甚、口干而脉细数。营热蒸腾则口干但不甚渴饮而舌质红绛。营为血之清者,两者同处脉内,热窜血络则斑点隐隐。营气通于心,心主神明,热扰心神则神识异常,轻者心烦不寐,重者谵语、神昏。因此,营分证的病机特点是:热灼营阴,扰神窜络。

营分病变较气分证为深,较血分证为浅。由于它有外出气分或内入血分之机,故治之得法,则可外出气分而邪退病减;反之,则深入血分而病转危重。大致有这样几种情况:一是在营分的邪热得以转出气分,即原有的营分证症状减轻而呈现气分证症状,这是病情好转的现象。二是在营分的邪热进一步深逼血分,出现了动血症状,如斑疹大量出现、窍道出血等,这是病情加重的表现。三是营热亢盛而严重影响到脏腑功能,特别是可内陷手足厥阴,出现神昏、痉厥等症状。这些病变有可能引起正气外脱的危重后果。

(四)血分证

血分证是指热邪深入,引起耗血动血之变而产生的一类证候。其临床特点为:身灼热、躁扰不安或神昏谵狂、舌质深绛、吐血、衄血、便血、溺血、斑疹密布等。其中,以舌质深绛、斑疹及出血见症为血分证的辨证要点。

血为营气和津液化成,是人体生命活动的重要物质基础之一,它运行脉中,周流全身,有输气布津、营养五脏六腑、肢体百骸的功能。营分热邪未能及时透转出气分而久留不解,必进而深陷入血分;或卫、气分之邪未解,亦可能径入血分。热邪入血,对所病脏腑、经络造成严重的损害。它除了使原有营分病变加重外,邪热入血,血热炽盛,灼伤血络,迫血妄行,溢于脉外,故可见多部位、多窍道的急性出血和斑疹密布。同时,由于血分热盛,血液受劫,煎熬成瘀,阻滞脉络,可症见斑疹色紫、舌深绛等。又因心主血藏神,热邪入血,扰乱心神,则身热、躁扰不安,甚则神昏谵语。因此,血分证总的病机特点是:热甚迫血,热瘀交结。

血分证是温病过程中最为深重的阶段,病入血分为病变的最深层,多见于温病的极期、后期,病多危重。其转归有二:一是邪势不减而正气先溃,病情急剧恶化,导致生命危险。二是经过积极恰当的救治,正气恢复,邪势被遏而衰减,则病情趋缓,可逐步趋向康复。

三、卫气营血证候的病位浅深和相互传变

人体卫气营血四者之间有着密不可分的关系。卫与气以躯体脏腑生理功能活动为主,营与血是营养全身的物质,故卫、气属阳,营、血属阴。卫与气虽同是指功能活动,但其作用范围有表里之

分,卫主表而气主里,故卫是气的浅层。营与血同源于水谷之精微,但两者又有区别,营为血中之气,故营为血之浅层。叶桂说:"卫之后方言气,营之后方言血。"就是从卫气营血的生理、病理方面,概括了温病病邪入侵的浅深层次、病变证情轻重及其相互传变。总的来说,病在卫分浅于气分,而病在血分则深于营分。具体而言,邪在卫分,病位最浅,属表证,持续时间较短,病情最轻;邪在气分为病已入里,邪势转盛,病位深入一层,其病变多影响脏腑的功能活动,病情较邪在卫分为重,但此时正气尚盛,御邪力量较强,如治疗及时,每易驱邪外出,使疾病趋向好转或痊愈;邪热深入营分、血分,不仅营血耗伤,而且心神亦受影响,病情最为深重。

表 4-1 卫气营血辨证表

证型	病理	临床表现	辨证要点	备注
卫分证	邪袭肺卫 卫外失司	发热,微恶风寒,头痛,无汗或少汗,咳嗽,口微渴,舌苔薄白,舌边尖红,脉浮数	发热,微恶寒,口微渴	以风热在表为代表
气分证	邪正剧争 热炽津伤	壮热,不恶寒,反恶热,汗多,渴喜饮凉,尿赤,舌质红,苔黄,脉数有力	壮热,不恶寒,口渴,苔黄	以热盛阳明为代表
营分证	热灼营阴 扰神窜络	身热夜甚,口干,反不甚渴饮,心烦不寐,或时有谵语,或斑点隐隐,舌质红绛,脉细数	身热夜甚,心烦谵语,或斑点隐隐,舌红绛	
血分证	动血耗血 瘀热内阻	身热,躁扰不安,神昏谵狂,吐血、衄血、便血、尿血,斑疹密布,舌质深绛	斑疹,急性多部位、多窍道(腔道)出血,舌质深绛	

卫气营血这种浅深轻重的四个层次的变化,一般可作为疾病发展过程的传变顺序。因为温邪多从卫分开始,而后向里传变,即由卫到气,进而内陷营血,这种发展变化,为温病传变的一般规律。但由于感邪性质有差异,患者体质有强弱,治疗能否及时恰当,故上述传变规律也不是固定不变的。在临床上有不传和特殊传变两种情况,所谓不传是指邪犯卫分,经治疗后邪从外解而病愈;所谓特殊传变是指病发于里,即开始就见气分或营血分病变,然后转出气分,逐渐趋向好转、痊愈。这种初起即见里证的温病,往往反复性大,病情较重。此外,也有气分未罢而内陷营血者,有卫气同病者,更有外透而复内陷者。这是温病病程发展特殊传变中的又一些不同形式。

抓住卫气营血各个阶段的证候特点(表 4-1),不仅有助于掌握其病变部位的浅深,病情发展及病机传变的特点,而且能够据此确定治疗方法。即叶桂所说的:在卫汗之可也,到气才可清气,入营犹可透热转气,入血直须凉血散血,就是针对卫气营血病变所确立的治则。

第二节 | 三焦辨证理论

三焦辨证为吴瑭所倡论。他依据《内经》对三焦部位的论述,并总结前人和他自己对温病实践的体会,用三焦以阐述温邪在病变过程中由上及下、由浅及深所引起各种病证的发展变化规律,并以此说明病邪所犯脏腑的病理变化及其证候特点,作为指导温病临床辨证论治的依据。

一、三焦辨证理论形成的理论和实践基础

《内经》《难经》有关三焦部位的区分是三焦辨证形成的理论基础。在《内经》中,三焦概念有两

种不同的含义：其一，三焦被作为六腑之一，又称气化三焦。如《素问·灵兰秘典论》说："三焦者，决渎之官，水道出焉。"《难经·六十六难》也提出："三焦者，原气之别使也，主通行三气，经历于五脏六腑。"说明三焦是人体水液和阳气运行的通道。其二，是人体上焦、中焦、下焦三个部位的总称，又称为部位三焦。如《灵枢·营卫生会》曰"上焦出于胃上口，并咽以上，贯膈而布胸中。""中焦亦并胃中，出上焦之后。""下焦者，别回肠，注于膀胱而渗入焉。"这些论述将胸腹腔分为上、中、下三部，即胃上口至胸膈为上焦，胃中脘位处中焦，回肠、膀胱居于下焦。同时，《内经》还论及了三焦各部位的功能，如《灵枢·营卫生会》说："上焦如雾，中焦如沤，下焦如渎。"《难经·三十一难》进一步指出上、中、下焦在气化过程中的不同作用，即上焦"主内而不出"，中焦"主腐熟水谷"，下焦"主分别清浊，主出而不内，以传导也"。这些都为后世三焦辨证的产生奠定了理论基础。

后世医家对三焦病理变化的揭示及三焦分治的经验是三焦辨证形成的实践基础。张仲景在《金匮要略》中把三焦作为一个病理概念，论述了上、中、下焦的某些病证及治疗，如《金匮要略·五脏风寒积聚病脉证并治第十一》提出："热在上焦者，因咳为肺痿；热在中焦者，则为坚；热在下焦者，则尿血，亦令淋秘不通。"这些论述对后世以三焦区分不同证候的病位所在，并进而创立三焦辨证理论有很大启发。在《伤寒论·平脉篇》中已用三焦病机分析温热病的病理变化："上焦怫郁，脏气相熏……中焦不治，胃气上冲，脾气不转……下焦不阖，清便下重，令便数难，脐筑湫痛，命将难全。"金元时期，刘完素进一步把三焦作为温热病的分期，即把热性病之初期称为上焦病证，而把温热病后期称为下焦病证，如《素问病机气宜保命集·小儿斑疹》提出斑疹"首尾不可下者，首曰上焦，尾曰下焦"。罗天益在《卫生宝鉴》中对温热病已提出了按邪热在上、中、下焦和气分、血分不同的病位制方用药的见解，开温热病运用三焦分部进行辨证论治的先河。到清初，喻昌用三焦认识温疫病位，在《尚论篇·详论温疫以破大惑》中说："然从鼻从口所入之邪，必先注中焦，以次分布上下。"且指出"此三焦定位之邪也。"其后，叶桂在创立卫气营血理论阐明温病病机的同时，也强调三焦辨治，其《临证指南医案·暑》说："仲景伤寒先分六经，河间温热须究三焦。"同时《幼科要略》中指出："刘河间创议，迥出诸家，谓温热时邪当分三焦投药，以苦辛寒为主，若拘六经分症，仍是伤寒治法，致误多矣。"与叶桂同时代的另一位温病学家薛雪在《湿热病篇》中论述了湿热证"热邪充斥表里三焦""湿邪蒙绕三焦""湿伏中焦""湿流下焦""湿热阻闭中上二焦"等病机与证治，并指出："无表里可分，而未尝无三焦可辨……湿多热少，则蒙上流下，当三焦分治；湿热俱多，则上闭下壅，而三焦俱困矣……盖太阴湿化，三焦火化，有湿无热，止能蒙蔽清阳，或阻于上，或阻于中，或阻于下；或湿热一合，则身中少火悉化为壮火，而三焦相火有不皆起而为虐者哉？"说明薛氏用三焦认识湿热病的病机。吴瑭总结前人有关三焦的理论，结合自己对温病的实践体会，创立了三焦辨证理论，以三焦作为温病的辨证纲领。《温病条辨》分列上焦、中焦、下焦篇，系统论述了三焦所属脏腑的病机及其相互传变的规律，总结出了相应的治疗方药。至此，三焦辨证理论臻于完善。吴瑭的三焦辨证中也反映出三焦所属脏腑的病机变化、病变部位、证候类型及性质等，可以说实质上也是一种脏腑辨证。

二、三焦的证候与病机变化

(一) 上焦证

上焦证主要包括手太阴肺与手厥阴心包的病变，邪在肺经，多为疾病的初起阶段。常见的证候类型有：

1. **邪犯肺卫证**　叶桂提出："温邪上受，首先犯肺。"即指出许多温病在初起时，病邪先犯于肺。肺合皮毛而统卫，故温邪犯肺之初主要表现为卫外失司及肺气失宣。主要症状有发热、微恶风寒、咳嗽、头痛、口微渴、舌边尖红赤、舌苔薄白欠润、脉浮数等。该证候又称为邪袭肺卫证。由于温邪初侵于肺卫，卫气奋起抗邪，阳盛则发热；温邪犯肺，导致肺气失宣，故咳嗽；肺气不宣，卫气不能正常敷布，肌肤失于温煦，故微恶风寒；温邪属阳邪，性热，初伤津液，故口微渴。该证候类型实际上属于卫气营血辨证中的卫分证，在这些症状中以发热、微恶风寒、咳嗽、口微渴为辨证要点。

2. 肺热壅盛证　如犯于肺卫的温邪进一步由表入里，肺热亢盛，可导致邪热壅肺，肺气闭阻。主要症状有身热、汗出、咳喘气促、口渴、苔黄、脉数等。该证候类型又称为邪热壅肺证。由于邪热入里，耗伤津液，则可导致身热、汗出、口渴；邪热壅肺，肺气郁闭，可引起咳喘气促；苔黄脉数是里热偏盛征象。以上这些症状中以身热、咳喘、苔黄为辨证要点。

3. 湿热阻肺证　湿热性质的病邪(如湿热病邪、暑湿病邪等)亦可犯于肺，使卫受邪郁，肺气失宣，即吴瑭所说的"肺病湿则气不得化"。主要症状有恶寒发热、身热不扬、胸闷、咳嗽、咽痛、苔白腻、脉濡缓等。由于湿热郁于卫表，困遏卫阳，则表现为恶寒；湿热互结，热为湿遏，则身热不扬；湿热郁肺，导致宣肃功能失司，则见胸闷、咳嗽、咽痛等。该病证的初期，多为湿邪偏盛，故见舌苔白腻、脉濡缓等。湿热阻肺证以恶寒、身热不扬、胸闷、咳嗽、苔白腻为辨证要点。

以上属病邪犯于上焦肺者。另外，如邪热犯肺而病变严重者，可导致化源欲绝。化源欲绝是指肺不主气，生气之源衰竭的病机变化。肺吸纳天气，复与水谷精气结合，积于胸中，名曰宗气。宗气上出喉咙以司呼吸，通过心脉而布散全身。百脉皆朝宗于肺，脏腑、经络、形体均受其荣养，若肺受邪乘，生气之源告困，清气难入，浊气难出，脏腑失养，则可危及生命，症见喘促鼻煽、汗出如涌、脉搏散乱，甚则咳唾粉红血水、面色反黑、烦躁欲绝等。

4. 热闭心包证　心主神明，而心包代心行令，故在温病过程中出现神明失常多责之于心包。心包位于上焦，所以心包的病变也属上焦病变。热闭心包是指邪热内陷或内传，引起心包络机窍阻闭，心不能主神明的病机变化。症见身灼热、神昏谵语，甚或昏愦不语、肢厥、舌謇、舌绛等。邪热内闭心包的途径有多种：有肺卫之邪热逆传至心包者，称为逆传心包；有气分邪热渐传心营者；有营血分邪热犯于心包者；有外邪直中，径入心包者等。热陷包络，逼乱神明，则见神志异常，如神昏谵语，甚或昏愦不语；心窍为邪热所闭，气血周行郁阻，不能布达四肢，故四末失于温煦而厥冷不温，一般冷不过肘膝；心开窍于舌，包络被痰瘀闭阻，故舌謇；心主血属营，邪热犯于心包，易致营血受病，故舌质红绛。热闭心包以神昏、肢厥、舌绛为辨证要点。

热闭心包还常常夹痰兼瘀，正如何秀山所说："非痰迷心窍，即瘀塞心孔。"《温热论》中所说的"平素心虚有痰者，外热一陷，里络就闭"，即指痰热内闭心包之证，症见神昏、喉间痰鸣、舌绛苔垢等。其夹瘀者，多系邪热与瘀血互结，瘀热闭塞心窍所致，症见神昏谵语或神志如狂、唇黑甲青、舌质紫晦等。

另外，热闭心包还可致阴阳离决而正气外脱，因心包邪热亢盛，津液耗竭，不能与阳气维系，或邪热闭阻，消耗心气，又称为内闭外脱，是热闭心包所引起的危重病变。

5. 湿蒙心包证　湿蒙心包是指气分湿热酿蒸痰浊，蒙蔽心包络的病机变化。症见身热、神识昏蒙、似清似昧或时清时昧、间有谵语、舌苔垢腻、舌色不绛、脉濡滑数等，又称为湿热酿痰蒙蔽心包证。因有痰湿蒙蔽心窍，心神困扰，故神志昏蒙，间有谵语；湿热上泛，故舌苔垢腻。湿蒙心包证以神志时清时昧、舌苔垢腻为辨证要点。

上焦证手太阴肺的病变尤其肺卫证多见于温病初起，病情轻浅，若正气充足，治疗及时恰当，多可从表而解，不再传变。若感邪较重，由表及里，肺气大伤，也可致化源欲绝的危候，其征兆为汗涌、鼻煽、脉散大或数急等。至于手厥阴心包的病变属危重证候，易出现大汗淋漓、肢厥加重、脉微细无力或欲绝等的内闭外脱危候。

（二）中焦证

中焦所包括的脏腑主要是胃、脾、肠等，温邪传入中焦一般属温病的中期或极期。中焦证常见的病证主要有：

1. **阳明热炽证**　指热入阳明，里热蒸迫而盛于内外的证候，又称胃热亢盛证。症见壮热、大汗出、心烦、面赤、口渴引饮、脉洪大而数等。足阳明胃为多气多血之经，被称为十二经之海，故其抗邪时阳热极盛，又称为阳明经证。邪热入胃，正气奋起抗邪，邪正剧争，里热蒸迫，外而肌肉，里而脏腑，无不受其熏灼。里热亢盛，蒸津外出，故见壮热、大汗出；邪热扰心则心烦，邪热上蒸，则见面红赤；邪热耗伤阴液则口渴而多饮，特别是喜饮凉水；脉洪大而数亦是邪热盛于内外的表现。因蒸腾之热弥漫内外而未里结成实，故称其病理变化为"散漫浮热"或"无形热盛"。阳明热炽证以壮热、汗多、渴饮、苔黄燥、脉洪大为辨证要点。

2. **阳明热结证**　指肠道中邪热与糟粕相结，耗伤阴津，肠道传导失司的证候，又称热结肠腑证或阳明腑实证。症见日晡潮热或有谵语、大便秘结或热结旁流、腹部硬满疼痛、舌苔黄黑而燥、脉沉实有力等。由于里热结聚于肠道，而下午阳热较盛，故发热日晡益甚；胃肠邪热可扰乱心神，故会出现谵语；肠道热结津伤，传导失职，故大便秘结不通，或热迫津液从燥结旁流而表现为下利稀水，其气臭秽；肠道中燥屎热结阻塞，气机不通，故腹部硬满疼痛；腑实津伤则舌苔老黄而干燥，甚则可见黑燥之苔；脉沉实有力是肠腑热结之征。热结肠腑日久不愈，消烁津液，耗伤正气，可导致阴液大伤，形成正虚邪实之证，则预后极差。阳明热结证以潮热、便秘、苔黄黑而燥、脉沉实有力为辨证要点。

另外，还有因邪热损伤肠络，血溢肠间，而致肠腑蓄血者，症见身热夜甚、神志如狂、大便色黑等，如吴有性说："尽因失下，邪热久羁，无由以泄，血为热搏，留于经络，败为紫血，溢于肠胃。"该证病位虽也在肠腑，但属邪热与瘀血相结，可归属血分证范畴。

3. **湿热中阻证**　指湿热性质的病邪，如湿热病邪、暑湿病邪等困阻于中焦脾胃的证候。湿热中阻证因湿热之偏盛不同而有不同的表现：湿重热轻者，脾气受困，气机郁阻，症见身热不扬、胸脘痞满、泛恶欲呕、舌苔白腻或白厚或白苔满布或白多黄少等。由于热处湿中，热势为湿邪所遏，故身热不扬；湿困太阴，气机不畅，故胸脘痞满；脾失健运，胃失和降，浊气上逆，故泛恶欲呕；舌苔白腻或白苔满布或白多黄少等，均系湿邪偏盛的征象。如湿渐化热，形成湿热并重或热重湿轻者，症见高热持续，汗出而热势不为汗衰，烦躁不安，脘腹痛满，恶心欲呕，舌苔黄腻或黄浊。里热偏盛，故见高热持续；湿热相蒸，故虽汗出而热势不衰；中焦湿热互结，升清降浊受阻，气机失于宣展，则脘腹痛满；湿热中阻，胃气上逆，则恶心呕吐；舌苔黄腻或黄浊，亦为湿热互结的征象。湿热中阻证以身热、脘痞、呕恶、苔腻为辨证要点。

4. **湿热积滞搏结肠腑证**　指肠腑湿热与糟粕积滞相搏，肠道传导失职的证候，症见身热、烦躁、胸脘痞满、腹痛、大便溏垢如败酱、便下不爽、舌赤、苔黄腻或黄浊、脉滑数等。肠腑有湿热熏蒸则身热、烦躁；湿邪郁阻气机则胸脘痞满；湿热积滞内阻肠道，气机不通，故见腹痛、便溏不爽；舌赤，苔黄腻或黄浊，脉滑数，为湿热内盛之象。湿热积滞搏结肠腑证以身热、腹痛、大便溏垢、苔黄腻或黄浊为辨证要点。

5. **湿阻大肠证**　指在湿热性温病过程中，湿浊闭阻于肠道，湿浊之气不得下降而蒙上的证候。症见大便不通、神识如蒙、少腹硬满、苔垢腻、脉濡等。本证多因湿热之邪流连气分，阻滞肠道，传导失司所致。肠道湿滞气结,气机痹阻,则大便不通;由于大便不通,邪无出路,浊湿弥漫,上蒙清窍则神识如蒙,下闭浊道则少腹硬满;湿浊偏盛则苔垢腻、脉濡。其病机为湿阻肠道,传导失职。湿阻大肠证以大便不通、少腹满、苔垢腻为辨证要点。

温病中焦病证一般发生于疾病的中期和极期,病机特点是:病邪虽盛,正气亦未大伤,故邪正斗争剧烈,只要治疗得当,尚可祛邪外出而解。但若邪热过盛或腑实严重,每可导致津液或正气大伤,甚则引起真阴耗竭殆尽,或湿热秽浊阻塞机窍,均属危重病证,可以危及生命。另外,湿热久在中焦,若素体阳气不足则往往可以从湿而化,进一步损伤阳气而形成湿胜阳微或寒湿之证。中焦病证如邪气太盛而正气大虚,亦属重危,如《温病条辨》中说,中焦温病死证有二:"一曰阳明太实,土克水者死;二曰脾郁发黄,黄极则诸窍为闭,秽浊塞窍者死。"

(三)下焦证

下焦主要指肝、肾,温邪深入下焦,是指肝肾的病变,属温病的后期阶段。下焦证常见的病证有:

1. **肾精耗损证** 指邪热深入下焦,耗伤肾精,机体失于滋养的证候,又称真阴耗伤证。症见低热,神惫萎顿,消瘦无力,口燥咽干,耳聋,手足心热甚于手足背,舌绛不鲜干枯而痿,脉虚。由于肾精耗损,形体失养,故神惫萎顿,消瘦无力,脉虚;肾精不足,不能上养清窍,则症见耳聋,即所谓"脱精耳聋";阴液不能上滋,故口燥咽干;肾阴不足,阴虚内热,症见低热持续、手足心热甚于手足背等;舌绛不鲜干枯而痿为肾阴不足之象。肾精耗损,多由中焦病变发展而来,特别是阳明邪热不去,阴液耗伤过甚,更易引起本证,属于温病后期。正如吴瑭说:"温邪久羁中焦,阳明阳土未有不克少阴癸水者,或已下而阴伤,或未下而阴竭。"如肾阴耗伤过甚,导致阴竭阳脱,可危及生命。肾精耗损证以手足心热甚于手足背、口干咽燥、舌绛不鲜干枯而痿、脉虚为辨证要点。

2. **虚风内动证** 虚风内动是肾精虚损、肝木失养、风从内生的病机变化,即所谓"水不涵木",又称为阴虚风动证。症见神倦肢厥、耳聋、五心烦热、心中憺憺大动、手指蠕动,甚或瘛疭、脉虚弱等。虚风内动是在肾精虚损的病理基础上发展而形成,故有肾精虚损的基本表现;同时,肝为风木之脏,依肾水而滋养,如肾水受劫,肝失涵养,筋失濡润,则风从内生,症见手指蠕动,甚或瘛疭。此外,肾水亏耗,不能上济心火,心神不能内舍,则见心阴极度空虚而悸动不安,即所谓憺憺大动。虚风内动证以手指蠕动或瘛疭、舌干绛而痿、脉虚为辨证要点。

温病下焦证一般发生于疾病的后期,多属邪少虚多。惹势虽已缓解,但阴精已大衰,可见阴虚重证。若正气渐复,驱除余邪外出则可逐渐向愈。但若阴精耗尽,阳气失于依附,则可因阴竭阳脱而死亡。

三、三焦的病程阶段和相互传变

三焦所属脏腑的病机变化和证候表现,也标志着温病发展过程的不同阶段(表4-2)。上焦手太阴肺的病变多为温热病的初期阶段;中焦足阳明胃的病变,多为极期阶段;下焦是足少阴肾、足厥阴肝的病变,多为末期阶段。所以说"始上焦,终下焦"。但这是仅就一般病发于表的温病而言,而各种温病发生发展规律不尽相同,如暑温发病即可见中焦阳明证;春温初起以里热证为主,正如王士雄所说:"夫温热究三焦者,非谓病必上焦始,而渐及于中下也。伏气自内而发,则病起于下者有之,胃为藏垢纳污之所,湿温疫毒,病起于中者有之,暑邪夹湿者,亦犯中焦。又暑属火,而心为火脏,同气相求,邪极易犯,虽始上焦,亦不能必其在手太阴一经也。"

表 4-2　三 焦 辨 证 表

证　型		病　理	证　候	辨 证 要 点	备　注
上焦	温邪犯肺	卫气受郁肺气失宣	发热,微恶风寒,咳嗽,头痛,口微渴,舌边尖红赤,舌苔薄白欠润,脉浮数	发热,微恶风寒,咳嗽	
		邪热壅肺肺气闭郁	身热,汗出,咳喘气促,口渴,苔黄,脉数	身热,咳喘,苔黄	
		湿热阻肺肺失清肃	恶寒发热,身热不扬,胸闷,咳嗽,咽痛,苔白腻,脉濡缓	身热不扬,胸闷,咳嗽,苔白腻	
	邪犯心包	邪热内陷机窍阻闭	身热,神昏,肢厥,舌謇,舌绛	神昏,肢厥,舌绛	
		湿热酿痰蒙蔽心包	身热,神识似清似昧或时清时昧,或有谵语,苔腻	神识昏蒙,苔腻	
中焦	阳明热炽	胃经热炽津伤	壮热,大汗,心烦,面赤,口渴引饮,苔黄燥,脉洪大而数	壮热,汗多,渴饮,苔黄燥,脉洪大	
	阳明邪结	肠道热结传导失司	日晡潮热,神昏谵语,大便秘结,或热结旁流,腹部硬满疼痛,舌黄黑燥,脉沉实有力	潮热,便秘,苔黄黑燥,脉沉实有力	
		湿热积滞搏结肠腑	身热,烦躁,胸闷脘满,腹痛,大便溏垢如败酱,便下不爽,舌赤,苔黄腻或黄浊,脉滑数	身热,腹痛,大便溏垢,苔黄腻或黄浊	
	湿热中阻	湿热困阻脾胃升降失司	身热不扬,胸脘痞满,泛恶欲呕,舌苔白腻等;或高热持续,不为汗衰,烦躁,脘腹痛满,恶心欲吐,舌绛,苔黄腻或黄浊,脉濡	身热,脘痞,呕恶,苔腻	有湿与热偏轻偏重的区别
下焦	肾精耗损	邪热久羁耗损肾阴	神惫萎顿,消瘦无力,口燥咽干,耳聋,手足心热甚于手足背,舌绛不鲜,干枯而痿,脉虚	手足心热甚于手足背,舌绛不鲜,干枯而痿,脉虚	
	虚风内动	肾精虚损肝失涵养虚风内动	神倦肢厥,耳聋,五心烦热,心中憺憺大动,手指蠕动或瘛疭,脉虚弱	手指蠕动或瘛疭,舌干绛而痿,脉虚	

　　三焦所属脏腑的证候传变,一般多由上焦手太阴肺开始,继而传至中焦,致胃热亢盛或热结肠腑,少数患者可见逆传心包;中焦病不愈,则多传入下焦肝肾。正如吴有性所说:"温病由口鼻而入,鼻气通于肺,口气通于胃。肺病逆传,则为心包;上焦病不治,则传中焦,胃与脾也;中焦病不治,即传下焦,肝与肾也,始上焦,终下焦。"这是一般的传变情况,亦有上焦证未罢而又见中焦证的,甚至三焦同病的。

第三节　温病辨证理论的运用

一、卫气营血辨证与三焦辨证理论的区别和联系

　　卫气营血辨证、三焦辨证的病机变化和证候表现,即如上述,据此可以看出两者在具体内容

上,既有所区别,又有所联系。如上焦手太阴肺卫的病变,相当于邪在卫分,热壅于肺而无表证的,则属气分范围;上焦热入心包的病变,虽可归属在营血范围,但其病机变化及证候与热入营分不尽一致,前者主要是邪热炼痰内闭心窍,后者主要是热损营阴而心神被扰;中焦足阳明胃和足太阴脾的病变虽都属气分范围,但邪在气分者不都限于中焦病变,凡邪不在表而未入营血的病证都属气分病变范围;下焦肝肾的病变和邪在血分,其证候表现则有显著区别,前者是热伤肝肾真阴,其证属虚,后者病变不限于下焦,以热迫血溢为主,其证属实中有虚之候。

卫气营血辨证与三焦辨证都是用以分析温病病机变化、明确病变部位、把握病势轻重、认识病情传变、归纳证候类型,从而确立治疗方法的理论概括。因此,两者在很大程度上有其共同之处,是经纬相依、相辅而行的。在临床运用时,必须把两者有机结合起来,才能更全面地指导温病的辨证论治。

二、温病辨证理论与其他辨证理论的关系及综合运用

1. 温病辨证理论与六经辨证　温病卫气营血和三焦辨证的理论体系,与《伤寒论》的六经辨证体系,都是外感热病的辨证纲领,它们认识外感热病的发展都是由表入里、由浅至深、由轻到重的,在内容上也有共同之处并相互联系。在温病学中运用了一些六经辨证的内容,如热邪在足阳明胃的病变、邪在足少阳胆经的病变等。而对湿热之邪伤阳后的病变,亦多以太阴病、少阴病论之。但《温病学》与《伤寒论》研究的内容各有侧重,研究方法也各有特点,卫气营血、三焦辨证论治体系的创立,补充了《伤寒论》六经辨证论治体系在外感病辨治上的不足,是中医学术体系在继承中的重要发展。

2. 温病辨证理论与脏腑辨证、气血津液辨证　温病辨证理论与脏腑辨证、气血津液辨证的关系也十分密切。脏腑辨证理论主要用于指导内伤杂病的辨证,用它来探讨和归纳内伤杂病发生演变过程中,脏腑功能活动失常所引起的病理变化,从而为此类疾病的治疗方法提供依据。气血津液是脏腑功能活动的物质基础,气血津液辨证是用以概括和说明人体气、血、津、液病机变化的一种辨证方法。卫气营血与三焦辨证虽然代表了温病由表入里、由浅入深的病变层次,但无论在哪个阶段,都必须落实到具体的病变脏腑。否则,就缺乏病变的准确定位,给临床治疗带来一定的盲目性。如在临床上见高热、烦渴、气喘、咳嗽痰黄、舌红苔黄、脉数,用卫气营血辨证,显然属气分证,但由于气分证的病变涉及的脏腑较多,仅仅定位于气分,而没有落实到脏腑,是不能有效地指导临床治疗的。又由于气血津液是人体脏腑功能活动的物质基础和表现形式,故只有落实到某一脏腑的气血津液之上,才能更好地确定治法和方药。同时,在温病过程中,常有伤津耗气、动血瘀血等病变,也须运用气血津液辨证的方法。因此,温病卫气营血和三焦辨证在具体应用时还须与脏腑辨证、气血津液辨证相结合,每以卫气营血、三焦辨证为纲,脏腑辨证、气血津液辨证为目,对温病不同阶段、不同病位、不同性质的病证进行全面的病机分析。

综上可见,正是由于温病辨证理论与八纲辨证、六经辨证、脏腑辨证、气血津液辨证等关系十分密切,共同构成完整的中医辨证理论体系。因此,温病辨证理论对中医内科、外科、妇科、儿科等临床各科的医疗实践,均具有重要的指导价值。

【附】　湿热病三焦辨证理论

《湿热病篇》是清代温病学家薛雪论治湿热病的专著。篇中对湿热之邪在三焦的病机及其诊治进行了系统论述,其理论有称为三焦辨证者,但其与吴瑭所创立的三焦辨证理论有所区别,故称薛雪所论的为湿热病三焦辨证,或称水湿三焦辨证。湿热病三焦辨证理论主要用以指导湿热病的辨治,更能突出湿热为患的致病特点和辨治规律。

一、上焦湿热证

湿热之邪初犯人体，虽可直接侵入脾胃，但病位仍偏上，可出现肺和上焦的症状。同时，由于中焦正气尚充足，虽有中焦气机郁阻之象，但病邪主要影响脾胃之表，即四肢、肌肉，而出现上焦肌表的病变。

主要证候：恶寒发热，头重肢困，胸脘闷满，口黏不渴，纳呆便溏，或有咳嗽，咳声闷而有白痰，苔薄白腻，脉濡缓。其病机是湿郁肌表，热为湿遏，清阳被困，内阻气机，实际上多表现为卫气同病。

二、中焦湿热证

湿热病邪在上焦不解，中焦之邪势渐重，此时总的病机是：湿热蕴蒸，气机阻滞。同时，由于湿热之邪具有湿与热的双重性质，故邪气每随脾胃功能的特性和状态而出现不同的病理变化，由此决定了湿热在中焦的不同发展趋势：从阳而化热化燥；从阴而湿邪偏盛，甚则寒化；也可表现为湿热久蕴不解。所以，中焦湿热证有湿重于热、湿热并重、热重于湿等几种类型。

1. **湿重于热**　主要证候：病势缠绵，身热不扬，或午后热甚，面色淡黄，口渴不欲饮，纳呆恶心，便溏尿浊，苔白腻，脉濡。脾属阴土主湿，素体脾虚则邪易从湿化，而呈湿重于热。如素体阳气虚衰，或湿浊之性较甚，还可出现四肢清冷、口淡不渴、胸脘痞闷、时作呕恶、大便溏泄、小便清长或喜热饮、苔白腻、脉细濡等湿从寒化的证候。

2. **湿热并重**　主要证候：身热不扬，汗出热解，继而复热，胸脘痞闷，或身发白㾦，苔黄腻，脉濡数。为湿热久蕴中焦，既有湿邪阻滞气机，又有热邪耗伤津液，病证呈湿热并重。

3. **热重于湿**　主要证候：热势壮盛，不为汗衰，胸脘痞满，汗多热臭，口渴或苦，尿短赤，苔黄腻，舌红，脉濡数或洪数。胃属阳土主燥，素体阳旺则湿热之邪易化热而从燥化，病证呈热重于湿。

但无论湿或热的偏重，如湿热之邪在气分滞留的时间较长，郁久后都有可能化热化火，故叶桂提出："在阳旺之躯，胃湿恒多，在阴盛之体，脾湿亦不少，然其化热则一。"如湿热之邪完全化热、化燥，则其病变性质和病机演变与温热性质的温病大致相同，如也可发生热结肠腑、入营、动血、闭窍、动风等病变。

三、下焦湿热证

湿热之邪犯及下焦，主要影响大肠与膀胱，而邪阻大肠、膀胱的主要表现是二便的异常。

主要证候：小便不利，或小便涩痛，甚至癃闭，小腹胀满，渴不多饮，大便不通，或大便溏而不爽，腹胀痛，舌苔腻，脉濡。

总之，湿热病邪多由口传入，直走中焦，病证以脾胃为中心。它的传变往往是由中焦初发，蒙上流下。由于湿性黏滞难解，阻遏气机，其在气分阶段较长，往往表现为"上中同病""中下并见"或"三焦弥漫"，与温热病的病变有所不同。

学 习 小 结

本章主要讲述了卫气营血辨证理论、三焦辨证理论及其区别、联系与临床应用。温病辨证以卫气营血和三焦辨证理论为指导。卫气营血辨证理论是由清代温病学家叶桂所创立，阐述了温病发展过程中卫气营血变化的浅深轻重、病程不同阶段及证候的传变，指出了卫分证、气分证、营分证和血分证四大证候类型的辨证要点和治疗原则。薛雪、吴瑭、王士雄等进行了充实完善。吴瑭总结前人有关三焦的理论，结合自己对温病的实践体会，创立了三焦辨证理论，以三焦作为温病的辨证纲领,《温病条辨》分列上焦、中焦、下焦篇,系统论述了三焦所属脏腑的病机及其相互传变的规律,总结出了相应的治疗方药。

卫气营血和三焦辨证是确立温病治则治法的主要依据,两者分析温病病机变化、明确病变部位、把握病势轻重、认识病情传变、归纳证候类型,从而确立治疗方法的理论概括。

卫气营血辨证和三焦辨证作为温病学的理论核心,与八纲辨证、六经辨证、脏腑辨证、气血津液辨证等关系十分密切,共同构成完整的中医辨证理论体系。

第五章　温病常用诊法

诊法是治疗的关键环节，只有正确地运用各种温病的诊法，多方位收集四诊资料，才能进行准确的诊断与有效的治疗。根据温病的临床特点，温病的常用诊法主要包括辨舌、验齿、辨斑疹、辨白㾦等特色诊法，以及发热、汗出异常、二便异常、神志异常、痉、口渴、出血、厥脱等常见症状的诊法。正确运用诊法，全面收集临床资料并给予分析，有助于明确温病病因、病位、病性和邪正关系，判断病证性质，为卫气营血辨证、三焦辨证和四时温病诊断的确立，提供可靠、客观的依据，具有极为重要的理论与临床指导意义。

第一节　温病的特色诊法

温病的常用诊法是运用望、闻、问、切等中医传统的四诊方法，但由于温病的临床表现有其特殊性，故形成了一套特色的诊断方法，包括辨舌、验齿、辨斑疹、辨白㾦等。叶桂认为温病的诊断"必验之于舌""看舌之后亦须验齿"，而斑疹、白㾦亦是温病中常见的特殊体征。这些诊法极具温病诊断特色，丰富、发展了温病诊断学的内容，也成为临床上诊察温病的重要方法。

一、辨舌

辨舌亦称舌诊，是一种通过对舌苔、舌质和舌体形态的观察来判断病证性质的诊断方法，是温病学中十分重要的诊法之一。舌为心之苗窍，与肝、肾、脾、膀胱、三焦等脏腑有经络相通，亦与肺、小肠、大肠等脏腑功能关联。因此，在温病发生发展过程中，脏腑虚实、气血盛衰、津液盈亏、病邪性质、病位深浅、预后好坏等情况，均可通过舌象客观反映出来。正如吴坤安所云："病之经络、脏腑、营卫气血、表里阴阳、寒热虚实，毕形于舌。"临床上通过对舌象的诊察，可以掌握温病的病因病机和发展趋势,因此舌诊在温病的诊断中的作用尤为重要,故有"杂病重脉,温病重舌"之说。

辨舌的内容有辨舌苔、辨舌质和辨舌的形态等三个方面,主要通过观察其色泽、润燥及动态等变化,为温病的辨证施治提供依据。

(一) 辨舌苔

舌苔乃胃气熏蒸而形成。在温病发生发展的过程中,舌苔的变化主要反映卫分和气分的病变,同时可反映病邪的性质与津液的盈亏情况。临床上辨舌苔,首先要观察其色泽变化,同时还要注意其厚薄、润燥等情况。现以舌苔的色泽为主,结合其厚薄和润燥情况,将温病临床常见的舌苔总结如下。

1. 白苔　白苔有厚薄、润燥之分。总体而言,薄者多主表证,候卫分之邪,一般见于新感温病初起,病情轻浅;厚者多主里证,主湿阻,候气分之邪。润者说明津液未伤或津伤不甚,多见于湿热病证之湿重热轻者;燥者提示津液已伤,多见于温热病证。另外,为了正确地进行温病辨证和病机分析,在观察舌苔时,往往还需要兼顾舌质的变化。

(1) 苔薄白欠润,舌边尖略红:指舌苔薄而色白,近似常人之苔,惟欠滋润,舌的两边及尖部,比正常舌质略红,为温邪初袭肺卫之象,多见于风温病初起。伤寒初起之风寒表证,虽亦可见苔薄白,但比较润泽,且舌色正常,可资鉴别。

(2) 苔薄白而干,舌边尖红:指比苔薄白欠润者更为干燥,舌边尖之色更红。提示温邪在卫,津伤较甚,或从上述苔薄白欠润、舌边尖略红的舌象发展而来,反映风热之邪较盛而津液已伤,病位仍在卫分;或见于素体阴亏而外感风热者,亦可见于燥热病邪初犯肺卫者。

(3) 苔白厚而黏腻:指苔白厚,布满全舌,垢腻润泽。为湿热相搏、浊邪上泛之象,常伴见口吐浊厚涎沫,多见于湿温病过程中湿阻气分而湿邪偏重的病证。

(4) 苔白厚而干燥:指舌苔较厚,色白而干燥。为脾湿未化而胃津已伤之象。亦主胃燥气伤,即胃津不足无以上承,肺气受伤,气不化液所致。

(5) 苔白腻而舌质红绛:指苔白而垢腻,舌质红绛。为湿遏热伏之象,一般属气分病变,多见于湿热类温病中湿浊之邪较重,致热邪内伏,不能外达。但热毒入营而湿邪未化者也可见此苔,同时会伴有身热夜甚、心烦谵语、斑疹隐隐等营分证的临床表现,临床上必须结合全面征象予以鉴别。

(6) 白苔滑腻厚如积粉而舌质紫绛:指舌上苔如白粉堆积,满布无隙,滑润黏腻,刮之不尽,舌质则呈紫绛色。为湿热疫邪郁闭膜原之象,多见于湿热性质的温疫病,传变快且病多凶险。

(7) 白苔如碱状:指舌上苔垢白厚粗浊而板滞,状如石碱。为温病兼有胃中宿滞、秽浊郁伏之象,多见于湿热类温病。

(8) 白砂苔(水晶苔):指苔白较厚,干硬如砂皮,粗糙如白砂,扪之糙涩。为邪热迅速化燥入胃,苔色未及转黄而津已大伤之象。吴有性曾云:"舌上白苔,干硬如砂皮,一名水晶苔,乃白苔之时,津液干燥,邪虽入胃,不能变黄,宜急下之。"

(9) 白霉苔:指满舌生霉如白衣,甚至弥漫至唇腭,或生糜点,或如细碎饭粒附着,刮之易去。为秽浊之气内郁而胃气衰败之象,预后多属不良。

总而言之,白苔薄者主表,厚者主里、主湿。润泽者是津液未伤,干燥者为津液已伤,厚浊黏腻者多夹秽浊内郁。一般来说,白苔提示病情较轻,预后较好。但白砂苔、白霉苔等又属危重之证,属于白苔中的特殊类型。而苔白如积粉兼见紫绛舌质者,主温疫凶险之证。对这些特殊的白苔表现,在诊断病情和判断预后时应予注意。

2. **黄苔**　黄苔多由白苔转变而来,为邪热入于气分的重要标志。临床上须根据其厚薄、润燥等情况,辨别病邪的性质和病情的轻重。

(1)黄白相兼苔:指黄苔微带白色或有部分白苔未转黄色。为邪热已入气分,但表邪尚未尽解。

(2)薄黄苔:指苔薄黄而不甚干燥,为邪热初入气分,津伤不甚;苔薄黄而干燥,为气分热甚,津液已伤。

(3)老黄焦燥苔:指苔色深黄,焦燥起刺,或中有裂纹,为阳明腑实之象。如章虚谷所言:"阳明实热,舌苔必老黄色,黄兼燥。"

(4)黄腻苔或黄浊苔:指黄苔满布而细腻润泽,或黄而垢浊。为湿热内蕴之象。湿热或暑湿病邪流连气分多见此种舌苔。

总而言之,黄苔主气分里热证。薄者病浅,厚者病深。润泽者津液未伤,干燥者津液已伤。老黄焦燥者为阳明腑实,黄腻厚浊者系湿热蕴阻。若黄白相兼,则为邪虽入里而表邪未尽,卫气同病的征象。

3. **灰苔**　灰苔有润燥之别,其来源和所主病证各异。灰而燥者,多由黄燥苔发展而来,主实热阴伤之证;灰而滑润者,多由白腻苔或黄腻苔转化而来,主痰湿或阳虚之证。

(1)灰燥苔:指灰苔厚而干燥,甚或焦燥起刺,或有裂纹,多为阳明腑实而阴液大伤之象。

(2)灰腻苔:指苔灰而腻,润泽而舌面多黏液。系温病兼夹痰湿内阻之象。患者多有胸痞脘闷,渴喜热饮,或口吐涎沫等症。

(3)灰滑苔:指灰苔满布,光滑多津。属阳虚有寒之象。患者多伴见肢冷或吐泻、舌质淡、脉沉迟等症。湿温病过程中,因湿胜伤阳而转变为寒湿者,可见此种舌苔。

总而言之,灰苔所反映的病理变化,有寒热虚实之别、阴伤痰湿之异,临床上须根据苔的润燥,并结合其他全身症状,进行全面分析,才能作出正确的判断。

4. **黑苔**　温病发展过程中出现的黑苔,多由黄苔或灰苔进一步发展而来。与灰苔一样,因其厚薄和润燥的不同,所主之证亦有寒热虚实之异。但无论寒热虚实,均是病情危重之象。

(1)黑苔厚而焦燥:指苔色黑而厚,焦燥起刺,甚或干裂。多因阳明腑实,应下失下,热毒炽盛,阴液耗竭所致,故主腑实阴竭之危证,叶桂称之为"土燥水竭"。

(2)黑苔薄而干燥或焦枯:指苔虽干黑,但薄而不厚,中无芒刺,与上述腑实阴竭证的黑苔明显不同。此苔多出现于温病后期,且多伴见舌体枯萎,色绛而不鲜,为热邪深入下焦、耗竭肾阴之象。

(3)遍舌黑润:指舌苔极少,若有若无,黑而滑润。此为温病兼夹痰饮之象。胸膈素有痰饮内伏而又患温病者,可见此种舌象,多并见发热、胸闷、渴喜热饮等症。

(4)舌苔干黑,舌质淡白无华:指苔黑而干燥,舌淡无荣泽。湿温病湿邪化热化燥,深入血分,灼伤肠络,大量下血导致气随血脱时,每见此种舌象。气血外脱,舌质淡白无华,显属虚证。但由于病变发展过于迅速,舌苔未及转化,故仍为黑而干燥,极似热证实证。此时辨证,当取舌质而舍舌苔。

(5)黑苔滑润,舌质淡胖:指舌苔黑而水滑多津,舌体胖大而色淡。此苔多由灰滑苔发展加重而成。湿温病后期,因湿胜伤阳而转变为寒湿重证,可见此苔。患者还常伴有畏寒、肢厥、下利清谷、脉微细等症。

总而言之,黑苔所反映的病变,以热盛伤阴者居多。一般而言,凡黑苔焦燥者多为热邪极盛或热灼真阴的征象,润滑者多系痰浊内伏,需结合临床症状加以识别。

（二）辨舌质

舌为心之苗窍,舌质由血液荣养,而心又主血属营,故舌质的变化可以反映心及营血的变化情况。通过观察舌质,可以辨别邪热是否入于营血,以及营血阴液的损伤程度等。辨舌质主要是辨舌体的色泽、润燥等情况,下面就以舌色为主,分别介绍温病常见的红舌、绛舌、紫舌的所主病证。

1. **红舌**　可见于邪热渐入营分。这里所说的红舌,是指舌色较正常人的舌色稍深,应注意与正常的舌色区别。温病邪在卫分、气分,舌质亦可变红,但舌上多罩有明显的苔垢,与热在营分全舌纯红而无苔少苔者有所不同。

(1) 舌尖红赤起刺:指舌红而尖部尤甚,且有如刺之细小颗粒突起。此为心火上炎之象,多见于营分证的早期。

(2) 舌红中有裂纹如人字形,或舌中生有红点:指舌红出现裂纹,或现红星点点。均系心营热毒极盛,营阴受损之象。

(3) 舌质光红柔嫩,望之似觉潮润,扪之却干燥无津:多为邪热初退而肺胃津液未复之象,常见于温病气分证的后期。

(4) 舌质淡红而干,其色不荣:可见于温病后期邪热已退而气阴未复之证。

总而言之,温病过程中的红舌,所反映的病变性质不外虚实两端。实者多为热在心营,舌色红赤鲜明,且多起刺;虚者多为肺胃阴伤,舌质多光红柔嫩。

2. **绛舌**　绛即深红色。绛舌多由红舌发展加深而来,其与红舌的病机基本相同,只是反映的病变更为深重。

(1) 纯绛鲜泽:指舌色绛而鲜明润泽,不罩苔垢。为热入心包的舌质表现。

(2) 绛而干燥:指舌色绛而舌面干燥无津。为营分热盛、营阴受伤之象,是营分证典型的舌象。

(3) 绛而兼有黄白苔:指舌绛上罩黄白苔垢。是邪热初入营分,而气分之邪未尽之象。

(4) 绛舌上罩黏腻苔垢:指绛舌之上布有黏涎液,滑腻多津。为热在营血而兼夹痰湿或秽浊之气,每易蒙蔽心包而出现神志异常。

(5) 绛舌光亮如镜(镜面舌):指舌上无苔,色绛而光亮如镜面,舌面干燥无津,为胃阴衰亡之象。病情重于上述舌质光红柔嫩之舌。

(6) 舌绛不鲜,干枯而痿:指舌色绛而色泽不鲜,舌体干枯而痿软。为肾阴耗损的征象,病情多危重。

总而言之,绛舌所反映的病证有虚实之分。纯绛鲜泽及绛而干燥,均为心营热盛;光亮如镜或干枯不荣则为胃阴衰亡或肾阴耗损的大虚之象。同时,还需察其有苔或无苔,兼有黄白苔者,往往邪初入营而气分之邪未尽;上罩黏腻苔垢者,则热在营血而兼痰湿秽浊之气。

3. **紫舌**　紫舌即深绛之舌,多由绛舌发展而来,故较绛舌反映的病证更为深重,如实证多见血分热极,虚证多见肝肾阴竭。但亦有因瘀血或阴寒引起的紫舌,须与血热和阴竭所见之紫舌加以鉴别。

(1) 焦紫起刺(杨梅舌):指舌色紫而焦燥,舌面上有点状颗粒突起,尖部尤甚,状如杨梅。为血分热毒极盛所致,常为动血、动风的先兆。

(2) 紫晦而干(猪肝舌):指舌色紫而干枯,毫无光泽,如猪肝之色。为肝肾阴竭之危重证候的反映,预后极为不良。

(3)紫而瘀暗,望之若干,扪之潮湿:指舌色紫暗而有瘀痕,潮润有津。为内有瘀血之象,多伴见胸胁或腹部刺痛等症,可见于患温病而兼夹宿伤瘀血的患者。

(4)淡紫青滑:指舌色青紫而水滑,为阴寒之征,多见于内伤杂病中,患者往往伴有畏寒、肢冷、脉微等虚寒之症。但湿温病后期,湿胜伤阳,或温热病误治伤阳而导致阴寒之证时,亦可出现此舌。

总而言之,紫舌所反映的病变不仅深重,而且复杂,既有血分热毒极盛的大实之证,亦有肝肾阴竭的至虚之候,还有宿伤瘀血及阴寒之证所致的特殊紫舌。

(三)辨形态

温病发展过程中除了有舌苔和舌质的特殊变化之外,舌体的形状及其动态变化亦反映邪正的虚实进退与病情的发展变化,是故观察舌体的形、态对温病的诊断具有重要的参考价值。在温病过程中主要的舌态异常有以下几种情况。

1. 舌体强硬　指舌体转动不灵,伸缩不能自如,言语不清。为气液不足、络脉失养所致,每为动风痉厥的先兆。

2. 舌体短缩　指舌体内缩,不能伸出口外。系内风扰动、痰浊内阻之象,多见于痉厥之时。

3. 舌卷囊缩　指舌体卷曲,同时见阴囊陷缩,是病入厥阴肝经的危重征象。临床上亦要结合其他症状,鉴别寒热虚实。

4. 舌体痿软　指舌体痿弱乏力,不能伸缩或伸不过齿。为肝肾阴精将竭之象。

5. 舌斜舌颤　指伸舌时舌体颤抖或歪向一边。为肝风内动之候,也须辨别虚实。

6. 舌体胀大　指舌体明显胀大,上有黄腻苔垢满布者,多为湿热蕴毒上泛所致;若舌上无明显苔垢而舌色紫晦者,多为酒毒冲心之象。

二、验齿

验齿是温病诊断学中的独特方法之一。即通过诊察牙齿的润燥、齿缝流血兼齿龈变化等情况,判断热邪轻重、病变部位和津液存亡状况。叶桂曾云:"温热之病,看舌之后亦须验齿。齿为肾之余,龈为胃之络。热邪不燥胃津,必耗肾液。"由于温邪最易耗伤胃津,劫烁肾液,故验齿对于判断邪热之轻重、阴液之存亡,具有一定的参考意义。

(一)牙齿干燥

由津液耗损或津不上布而牙齿失于濡润所致。临床上主要通过观察门齿,了解其干燥的程度及其光泽,判断温病的病理变化和病情的轻重。

1. 光燥如石　指齿面干燥,但形体不枯,仍有光泽。多为胃热津伤,肾阴未竭,病情尚轻。若见于温病初起,并见恶寒无汗等表证者,则为卫阳受郁,表气不通,津液不布所致,一经宣卫,表疏气通,布津于上,齿燥即可转润。

2. 燥如枯骨　指齿面干枯而毫无光泽,严重的可见齿黑而枯。为肾阴枯涸,预后极为不良。

(二)齿缝流血

温病中见齿缝流血,多因热伤血络所致,但其证有虚实之分。因于胃火者属实,而因于肾火者属虚。

1. **齿缝流血兼齿龈肿痛** 血从齿龈外溢,色鲜红而量较多,为胃火冲激,其证属实。
2. **齿缝流血而齿龈无肿痛** 血从齿缝渗出,多为肾火上炎,其证属虚。

三、辨斑疹

斑与疹是许多温病在发生发展过程中肌肤的红色皮疹。两者不仅形态各异,而且成因有别,诊断意义与治则均不同,故须严加辨别。若两者同时出现,医籍举斑以赅疹,或统称为斑疹。

1. **斑与疹的形态区别** 其点大或成片状,不高出皮肤,抚之不碍手,即有触目之形,而无碍手之质,压之不退色者为斑,斑消后不脱屑;其点小而呈琐碎小粒,形如粟米,突出于皮肤表面,抚之碍手,压之可退色者为疹,疹消后脱屑。

2. **斑与疹的形成机制** 阳明热炽,内迫血分,损伤血络,血溢脉外,瘀于皮下肌肉间者,则形成斑;邪热郁肺,内窜营分,欲透不能,郁于皮肤血络之中,则形成疹。故有"斑出阳明,疹出太阴"之说。如陆子贤说:"斑为阳明热毒,疹为太阴风热。"可见,斑与疹的形成,皆为热甚动血的征象,在脏腑病位上有肺胃之别,在浅深层次上有营血之异。

3. **斑与疹的透发先兆** 斑疹欲透未透之际,往往会出现一些先兆症状,如身体灼热、烦躁不安、口渴、舌绛苔黄、脉数等症。若兼见闷瞀、耳聋、手足发凉、脉伏等症,多为发斑先兆;若兼见胸闷、咳嗽等症,则多为出疹先兆。应仔细察看患者面部、耳后、颈项、胸腹、胁肋、四肢有无斑疹隐现,若斑疹已经显露,则宜观察其色泽、分布及伴随的脉症,分析病变机制。

4. **斑疹的诊察要点及临床意义** 在温病过程中,如果见到斑疹,即可知邪热已波及营分或深入血分。另外,斑疹透发,也标志着邪气外露,说明邪热有外达之机。正如叶桂所云:"斑疹皆是邪气外露之象。"斑疹若顺利透发,邪热就可以随之外泄,临床上往往在斑疹透发后,热势下降,病情渐趋好转。但亦有因邪热过盛或正气虚弱而致斑疹透发失常,病情就可能进一步恶化。当然并非斑疹出现皆为佳象,更不可认为斑疹越多越好。临证时必须注意观察其色泽、形态、分布疏密和发出时的脉症等,判断病情的轻重顺逆,以便及时正确救治。

(1)观察色泽:斑疹的色泽往往可以反映邪正的虚实和病情的轻重顺逆。一般而言,斑疹总以红活荣润为顺,以晦暗枯槁为逆。红活荣润系气血充足、血行流畅及邪热外透的佳象。色艳红如胭脂为血热炽盛。紫赤类鸡冠花色为热毒深重的表现。色黑为火毒极盛,最为凶险之象。但若其黑而光亮,虽属火毒极盛,但气血尚充,依法治之,尚可救治;若黑而隐隐,四旁赤色,为火郁内伏,气血尚活,用清凉透发重剂,间有转红成可救的;若黑而晦暗,则为元气衰败而热毒锢结之象,预后极为不良。总之,斑疹颜色越深,则病情越重,正如前人所说:"斑色红者属胃热,紫者热极,黑者胃烂。"雷少逸也强调:"红轻,紫重,黑危。"但更要注重其光泽,有光泽则轻,无光泽则危。

(2)辨别形态:斑疹的形态与病情轻重和预后好坏亦有一定关系,正如余师愚所说:"苟能细心审量,神明于松浮、紧束之间,决生死于临症之顷。"一般而言,斑疹松浮洋溢,如洒于皮面者,为邪毒外泄,预后大多良好,属顺证;若斑疹紧束有根,从皮里钻出,如履透针,如矢贯的,则系热毒深伏有根,锢结难出之象,预后不良,属逆证。

(3)注意疏密:斑疹分布的疏密可反映邪毒之轻重。若斑疹分布稀疏均匀,为热毒轻浅,一般预后良好;分布稠密,或融合成片,为热毒深重,预后不良。故叶桂称斑疹"宜见而不宜见多"。宜见指斑疹稀疏均匀,表明邪热外透;见多指斑疹稠密,说明热毒深重。

(4)结合脉症:辨别斑疹时,除注意色泽、形态和分布疏密外,尚需结合脉象和全身状况,才能作出正确辨证。一般来说,斑疹透出后,热势渐降,脉静身凉,神清气爽,为邪热外达、外解里和之佳象;若斑疹虽出,但热势不减反升,或甫出即隐,神志昏愦,肢厥脉伏等,则为正不胜邪、毒火内闭之险证逆候。

（5）观察斑疹的动态变化:色泽方面,若斑疹由红变紫,由紫变黑,为营血热毒由轻到重,预后不良;若斑疹由黑转红,由红转淡,为热毒逐渐衰退,病情减轻的征象。形态方面,若斑疹由松浮洋溢变为紧束有根,为热毒渐深,趋于锢结之象,预后不良。在分布方面,由稀疏朗润,逐渐融合成片,色泽随之加深,甚者遍身青紫,为热毒迅速加重,充斥营血的危重征象。斑疹急现急隐,或甫出即隐,为热毒内闭的表现。

5. **斑疹的治疗原则**　因为斑属阳明邪热迫于血分,疹属太阴风热内窜营分,故治斑宜清胃泄热,凉血化斑;治疹宜宣肺达邪,凉营透疹。如见夹斑带疹者,则以化斑为主,兼以透疹。如见里实壅盛,肠腑不通,斑疹蔽伏不透,又宜微予通下腑实,至内壅一通,表气从而疏畅,则热随斑疹外透。临证时还应注意斑疹治疗的禁忌:初发之际,不可过用寒凉,以免邪热冰伏,不得外透;不宜使用辛温发散、升提和滋补之药,以免助热、耗阴、恋邪,导致吐血、衄血、痉厥、神昏等症。

【附】　阴斑

临床上还有一种"阴斑",多见于杂病虚寒证中,其斑色淡红,隐而不显,分布稀少,胸背微见数点。兼见四肢厥冷,口不甚渴,面赤足冷,下利清谷,脉不洪数等症。但温病过程中,若过用寒凉,误用吐下,使中气亏虚,阴寒下伏,致无根失守之火载血上行,溢于肌肤,亦可形成阴斑。治宜桂附之类引火归原。若误诊为阳斑,投以寒凉之剂,则立见危殆,不可不慎。

四、辨白㾷

白㾷多见于湿热性质的温病,如湿温、暑湿、伏暑等,是湿热病邪留恋气分,蕴酿淹缠,郁蒸于肌肤而形成的细小白色疱疹。

1. **形态与分布**　白㾷为皮肤上出现的一种小粒疱疹,高出皮肤,形如粟米,内含少量白色透明浆液,色如水晶,凸于皮肤,扪之碍手。多分布于颈项、胸腹等部,四肢头面部少见,消退时有皮屑脱落。

2. **成因**　白㾷是湿热郁阻气分,蕴蒸于肌表,肌表失于开泄所致。正如叶桂所说,白㾷是"湿热伤肺""湿郁卫分,汗出不彻之故"。白㾷每随发热与出汗而透发。因湿热病邪黏腻滞着,非一汗即能透解,每随身热增高,热达汗出,即透出一批,故白㾷常反复多次透发。一般在透发之前,每因湿热郁蒸较重而有胸闷不舒等症。既透之后,由于病邪有外达之机,则胸闷等症也暂时得以缓解。

3. **临床意义**　白㾷多见于湿热性温病,尤其在治疗湿热病过程中,失于轻清开泄,误用滋腻之品,更易出现。故在温病临床上,凡见白㾷发出,即可判断为湿热为患。进而根据白㾷的色泽、形态等情况,可辨别津气之盛衰和病情之轻重顺逆。出晶莹饱绽,颗粒清楚,称为"水晶㾷",又称"晶㾷",往往㾷出之后,热势递减,神情清爽,为津气充足、正能胜邪、邪气外透的佳象。若㾷出空壳无浆,色如枯骨,称为"枯㾷",且每伴见身热不退、神志昏迷等症,则为津气俱竭、正不胜邪、邪气内陷的危象,正如叶桂所说:"或白如枯骨者多凶,为气液竭也。"晶㾷的治疗宜透热化湿,宣畅气机,既不可纯辛走表,又不可纯苦清里,正如吴瑭说:"纯辛走表,纯苦清热,皆在所忌。"若为枯㾷,又当养阴益气,不可以晶㾷之法治之。

第二节 温病的常见症状

温病发生发展过程中会出现复杂多样的临床症状,主要包括发热、汗出异常、二便异常、神志异常、痉、口渴、出血、厥脱等。这些症状是各种温邪侵入人体后,导致卫气营血及三焦所属脏腑生理功能失常或脏腑实质损害的外在表现。

一、发热

发热是体温升高的表现,是各种温病必见的主症之一。一般而言,口腔温度超过 37.3℃,或腋下温度超过 37.0℃,或肛门温度超过 37.6℃者,即可确定为发热。温病中的发热有虚实之分:实证发热主要是正气抗邪、邪正相争所致;虚证发热则由阴阳失调而起。一定程度的发热,是正气抗邪、邪正相争的全身性反应,具有积极意义。正能胜邪,则邪却而热退,病渐痊愈。但若发热过高,或持续发热不退,则易耗伤津气,损害脏腑,甚至导致阴竭阳脱而死亡。

临床上,除温病必见发热外,某些内伤性疾病也可出现发热,故须加以鉴别。内伤发热,起病较缓,病程较长,且多呈持续低热,常常伴有手足心热、盗汗、自汗、头晕、神倦等症,在发热过程中无明显的卫气营血证候传变。温病发热,起病急骤,初起多见发热恶寒等表证,或起病即见高热烦渴等里热之证,在发热过程中具有明显的卫气营血传变的证候变化,且病程较内伤发热为短。

温病的各个阶段皆可见发热症状。温病初期、中期,正气较盛,抗邪有力,一般表现为实证发热;温病后期,阴液耗损,邪少虚多,阴阳失调,可见虚证发热。当然,若阴液亏耗而邪火内炽者,也可见虚实相兼的发热。温病常见的发热类型主要有以下几种。

1. **发热恶寒** 指发热的同时伴有全身恶寒。为温病初起,邪在肺卫,卫气被郁之象。如见发热重而恶寒轻,伴见口微渴、咽痛、舌边尖红、脉浮数者,为风热之邪在肺卫、卫气失和之象;如见发热恶寒而少汗、头身沉重、肢倦胸闷、苔白腻、脉濡缓者,为湿热之邪初犯卫气、湿遏卫阳之象。

2. **寒热往来** 指发热与恶寒交替,往来或起伏如疟状,反复发作。为邪郁半表半里,邪正分争,枢机不利的表现。温病过程中,湿热阻于膜原或少阳三焦、暑湿郁于少阳等证,均可见此热型。正如何廉臣所说:"寒已而热,热已而汗,寒热往来者,少阳也。"如伴有口苦、烦渴、溲赤、脘痞呕恶、苔黄腻等症状,多属痰热在少阳;如发热与恶寒此起彼伏,热势持续日久不退,伴时有恶寒,胸脘痞满多为湿热郁阻三焦;若寒热起伏,恶寒重而热象相对不甚显著,且见苔白腻如积粉等湿浊之象,则为湿热秽浊郁闭膜原。

3. **壮热** 指热势壮盛,多表现为但恶热而不恶寒,伴有汗多、脉洪等症。系邪盛而津气亦足,邪正剧争,里热蒸迫之象。阳明热盛证多见典型之壮热。阳明为十二经脉之海,多气多血,抗邪力强,热入阳明,邪正抗争,里热蒸腾,外而肌肉,内而脏腑,无不受其熏灼,故壮热而不恶寒且反恶热。

4. **日晡潮热** 指发热于午后益甚。日晡,即申时,相当于下午 3～5 时。日晡潮热多为热结肠腑所致,多伴有便秘或热结旁流、腹满痛、苔焦黄、脉沉实等腑实见证。

5. **身热不扬** 指身虽热而热象不显,如初扪体表,不觉明显之热,扪久始觉灼手。此系热被湿郁、湿蕴热蒸所致,多见于湿温病湿重于热之证。身热不扬多为下午热势较盛,并伴有汗出热不解、胸闷脘痞、身重纳呆、苔白腻、脉濡缓等症状。

6. **发热夜甚**　指发热入夜更甚，且多灼热无汗。为热入营血，灼伤营血阴液的表现。本症还可伴时有谵语、口渴不欲饮、斑疹隐隐或透发、出血、舌绛、脉细数等营血分见症。

7. **夜热早凉**　指至夜发热，天明则热退，多伴见热退无汗、能食形瘦等症。系温病后期余邪留伏阴分之象。卫气夜行阴分，与邪相争则发热，日行阳分，邪正分离不争，故无身热汗出。

8. **低热**　指持续热势低微，持续不退，多见于温病后期。若兼见口渴欲饮、不欲食、舌绛光亮者，为胃阴大伤，虚热内生；若兼见手足心热甚于手足背、舌质绛而枯萎者，为肝肾阴虚而生虚热之证。

二、汗出异常

汗为水谷精微所化生的津液，通过阳气蒸化从腠理毛窍排泄而成。正常汗出，具有润泽肌肤，调和营卫，发散多余阳热，调节体温，排除有害物质等作用，是人体津气充足、气机通畅的反映。而在疾病过程中，若津气受伤，或气机不畅，均会导致汗出的异常。故在温病的诊断中，通过对汗出情况的观察，可判断津气损伤的程度及气机是否畅通等。正如章楠所说："测汗者，测之以审津液之存亡，气机之通塞也。"温病的汗出异常主要有以下几种类型。

1. **无汗**　指皮肤干燥不润，无明显汗液。既可见于卫分阶段，也可见于营血分阶段。温病初起，邪在卫分，卫气被郁，毛窍闭塞，所见无汗，必伴发热恶寒、头身疼痛等症。而邪入营血，劫灼营血之阴，无作汗之源，所见无汗，必伴灼热夜甚、烦躁不寐、舌绛或紫而干燥、脉细数等症。如《灵枢·营卫生会》所载："故夺血者无汗。"

2. **时有汗出**　指汗随热势起伏而时出。热增则汗出，汗出则热减，热减则汗止，汗止则热复增。此为气分湿热相蒸、气机不畅所致。正如吴瑭所说："若系中风，汗出则身痛解，而热不作矣；今继而复热者，乃湿热相蒸之汗，湿属阴邪，其气留连，不能因汗而退，故继而复热。"

3. **大汗**　指全身大量出汗，温病过程中虚实之证都可见大汗。如并见壮热、渴喜凉饮、心烦、脉洪大有力者，为气分热炽、迫津外泄所致；若骤然大汗、淋漓不止，伴唇干齿槁、舌红无津、神志恍惚、脉散大者，为亡阴脱变之象；若冷汗淋漓、肤冷肢厥、面色灰惨、神气衰微、昏睡无语、脉微欲绝、舌淡无华者，则为气脱亡阳之象。

4. **战汗**　指温病病情持续难解，患者突发全身战栗，继而汗出，汗后大多病情趋缓，多系邪气留连气分，邪正相持，正气奋起鼓邪外出所致。温病后期，津气受伤，余邪留伏，经适当治疗或调养，津气恢复而奋起驱邪，也可见战汗。战汗欲作，常有四肢厥冷、爪甲青紫、脉象沉伏等先兆。战汗以后，邪退正虚，脉静身凉，病情向愈；若正不胜邪，亦可见虽经战汗而热不退者；若阳气随汗外脱，则见肤冷汗出、烦躁不安、脉象急疾等症，须高度重视，及时抢救。此外，有全身战栗而无汗出者，多因中气亏虚，不能升发托邪所致，预后甚差。正如吴有性所说："但战而不汗者危，以中气亏微，但能降陷，不能升发也。"

三、二便异常

在温病过程中，经常会出现大便或小便在性状、颜色、次数、便量等方面的异常，主要包括以下几种类型。

（一）小便异常

凡温病发热，津液受伤，小便颜色便会加深。如温病初起，小便呈淡黄色；气分热炽，则小便转为黄赤。而比较突出的小便异常主要有小便短少、涩痛和小便不通。

1. **小便短少**　温热病中出现小便短少,主要因热伤津液、尿源不足所致,津伤越甚,小便越少,同时伴有小便颜色的加深。湿热病中出现小便短少者,往往因气机不畅,水湿内停,或津液偏走大肠所致,小便颜色不深,并伴苔腻等湿热之症。若见小便黄赤短少,伴有高热、汗多、烦渴等症,多为温病热入气分,津液耗伤。

2. **小便涩痛**　指小便时涓滴而涩,其色黄赤,尿道灼热而痛。多为小肠热盛、下注膀胱所致,常伴有心烦渴甚等症。

3. **小便不通**　多由小便短少发展而来,其原因亦有温热伤津和湿阻气机之别。如热盛伤津,特别是小肠火腑热甚伤津,作尿无源,则小便量极少,甚至尿闭,多并见心烦、舌红而干等症。若为湿阻下焦,膀胱气化失司所致小便不通,往往并见头胀呕逆、神识昏蒙、舌苔白腻等症。

(二) 大便异常

主要表现为大便不通、便稀热臭、纯泻臭秽稀水、便溏不爽等肠道传导失常之症。

1. **大便不通**　热结肠腑所致者,并见日晡潮热、腹满硬痛而拒按、神昏谵语、舌苔老黄焦燥起刺等症;津枯肠燥所致者,多出现于温病后期,发热不甚,虽便结难解,但一般无腹满胀痛之苦,可伴见口干、舌红少苔等症;湿阻肠道,腑气不通所致者,常伴神识昏蒙、舌苔垢腻等症。

2. **便稀热臭**　指泻下黄色稀便,次数频繁,气味恶臭,肛门灼热,并见身热口渴等症。多为风温病肺热下迫肠腑所致。

3. **纯泻臭秽**　指稀水大便纯泻臭秽稀水,并见日晡潮热、腹满硬痛拒按、舌苔老黄焦燥起刺等症,为热结肠腑的特殊表现,称为"热结旁流"。

4. **便溏不爽**　指大便稀溏,次数增多,但排出不爽,便如败酱、藕泥,气味恶臭,肛门灼热,并见呕恶、舌苔黄浊等症,为湿热夹滞交阻肠道所致。

四、神志异常

神志异常是指心神失主,出现不同程度的意识丧失、语言错乱、行为失常等表现。温病中凡邪热扰心,或心窍闭阻,皆可出现神志异常。由于病邪性质有别,邪气所在部位有异,扰神和闭窍程度不同,神志异常有多种表现,故应注意鉴别。

1. **神昏谵语**　简称昏谵,即神志不清,意识丧失,语无伦次的表现。其有心烦而夜寐不安,时有谵语,并见舌绛无苔者,为营热扰心所致;昏谵似狂,并见发斑色紫,吐血、便血,舌紫者,则为血热扰心引起;神昏而时时谵语,伴身热肢厥、舌体强硬、言语不利、舌绛者,为热陷心包、心窍闭阻所致;日晡潮热,大便秘结,腹满硬痛,舌苔老黄焦燥而见神昏谵妄、语声重浊者,则为阳明热结、胃热扰心所致。

2. **昏愦不语**　指意识完全丧失,昏迷不语,呼之不应,甚至对外界各种刺激全无反应,属神志异常中最危重者,多伴有身热肢厥等症,为热闭心包之重证。如内闭而兼外脱者,则除昏愦不语外,多伴见汗出不止,面色灰惨,舌淡无华,脉微欲绝等症。

3. **神志昏蒙**　指意识模糊,时清时昧,似醒似寐,时有谵语。为气分湿热,酿成痰浊,蒙蔽心包所致。常并见舌苔垢腻、脉濡滑等症,多出现于湿温病中。

4. **神志如狂**　指昏谵躁扰,妄为如狂,并见少腹硬满疼痛、大便色黑、舌质紫暗等症,多为下焦蓄血,瘀热扰心所致。下焦蓄血有胃肠蓄血和膀胱蓄血之分。胃肠蓄血,除了神志如狂之外,兼见喜忘,大便色黑;膀胱蓄血则兼见小腹硬痛,小便自利。吴有性指出,温病胃肠蓄血多,膀胱蓄血少。

五、痉

痉指筋脉拘急而引起的手足抽搐、颈项强直、角弓反张等症,或称动风。温病中出现痉证,与足厥阴肝密切相关。邪热炽盛,灼伤肝筋,或阴精耗损,水不涵木,皆可导致痉证。前者因热极生风,抽搐急剧有力,称为实风内动;后者因阴虚风动,抽搐徐缓无力,或仅手指蠕动,称为虚风内动。

1. **实风内动** 来势急剧,抽搐有力,阵阵发作。表现为手足抽搐频繁有力、颈项强直、牙关紧闭、角弓反张、两目上视等,同时伴见高热肢厥、神昏、脉弦数有力等症。实风内动,尚须分辨邪热所在卫气营血病理阶段和具体的脏腑。如并见壮热、渴饮、汗多、苔黄燥者,为阳明热盛,引动肝风;如并见高热、咳喘、汗出者,为邪热壅肺,引动肝风,即金囚木旺;如并见时时谵语或昏愦不语、舌绛者,则为心营热盛引动肝风。

2. **虚风内动** 指手指蠕动或手足徐徐抽搐,或口角震颤,或心中憺憺大动等。并常见低热持续、颧红、手足心热甚于手足背、消瘦、神惫、口干舌燥、耳聋失语、舌绛枯痿等症。多出现于温病后期,为热邪深入下焦,耗损真阴,水不涵木,筋脉失于濡养所致。

此外,肝风内动尚有肝失濡养而痰瘀阻络的虚实兼夹证,多见于暑温病后期。

六、口渴

口渴是温病常见症状之一,多由津液耗损或阴津不布引起。临床上通过对口渴程度、是否喜饮、喜热饮或喜冷饮及兼症的观察与辨别,可分析口渴的病因病机,判断热势的盛衰、津伤的程度。

1. **口微渴** 指口渴程度较轻,为邪热伤津的征象。邪在卫分时,发热不甚,少汗或无汗,伤津不甚,故口渴不甚。

2. **大渴欲饮** 邪入气分,津伤较重,往往表现为口大渴而喜凉饮,特别是在阳明热盛、胃津大伤时,口渴更为突出,并见壮热、汗多等症。

3. **口干而不甚渴饮** 口干咽燥,但饮水不多,是邪热传营、营阴被灼而上蒸之象。

4. **渴不欲饮,或渴喜热饮** 为湿热郁滞气机、津液不得敷布所致。正如薛雪所云:"热则液不升而口渴,湿则饮内留而不引饮。"湿温病过程中,湿重于热者,多见此象,并可见身热不扬、胸脘痞满、舌苔白腻等症。当邪热进入营分时,可表现为口干而不甚渴饮,是营热炽盛、营阴受灼而上蒸之象,此时多伴身热夜甚、心烦、时有谵语或斑疹隐隐、舌绛、脉细数等营分证表现。

5. **口苦而渴** 多因胆火内炽或里热化火伤津所致。同时,可伴见心烦、尿赤、脉弦数等症状。

七、出血

温病过程中发生出血,除少数因卫分或气分之邪引起外,绝大多数为邪热深入营血,损伤血络,迫血妄行所致。其临床表现,可为某一部位的局部出血,更可见多部位的广泛出血。辨别温病出血,须根据其出血的部位、出血量的多少、血的颜色和并见症状等综合分析判断。

1. **广泛出血** 即多个部位同时出血,包括咯血、衄血、便血、尿血,发斑(肌衄),阴道出血(非经期出血)等。血色鲜红或深红,为热盛动血引起,多并见昏愦、舌质深绛等症。若出血过速过多,乃致气随血脱,可见血溢不止、肢体厥冷、昏沉不语、舌淡无华等。

2. **咯血** 指血由咳唾而出,为肺出血的表现。若血量不多,其色瘀晦,并见胸痛、气促者,多为邪热壅肺、肺络受损所致。若初起咳唾粉红色血水,继则咯血不止,或血从口鼻喷出,并见躁扰不宁、面色反黑、脉搏急疾等,多为暑热伤肺,经血沸腾,血从清窍上溢所致,预后极差,常因化源速绝而死亡。正如吴瑭所说:"太阴温病……若吐粉红色血水者,死不治;血从上溢,脉七八至以上,面反黑者,死不治。"

3. **便血** 指血从大便而出。便下鲜血者,系肠络损伤的表现。温邪深入血分,可损伤肠络,特别是湿温病过程中,湿热化燥,深入营血,更易损伤肠络,引起便血。此外,大便色黑,亦是便血的一种特殊表现,正如吴有性所说:"尽因失下,邪热久羁,无由以泄,血为热搏,留于经络,败为紫血,溢于肠胃,腐为黑血,便色如漆。"黑便常见于瘀热蓄结胃肠或下焦蓄血证中,后者可并见少腹硬满疼痛、神志如狂、舌质瘀紫等症。

八、厥脱

厥脱是温病发展过程中较为常见的危重证候之一,包括厥和脱两种证候。厥证有两个概念:一是指突然昏倒、不省人事,即为昏厥;二是指四肢清冷不温,即为肢厥,多由阳气虚衰或阳气内郁不能外达所致。脱证则是指阴阳气血严重耗损后,元气不能内守而外脱。因厥和脱在临床上常并见,故每合称为厥脱。关于昏厥的辨别,可参考神志异常部分,这里重点讨论以肢厥和脱证为主要表现的厥脱。厥脱进一步发展,则"阴阳离决,精神乃绝"而死亡。

1. **热厥** 指四肢清冷,但胸腹灼热,并伴有烦躁、气息粗大、尿短赤、便秘等热盛于里的症状,或伴有神昏谵语、喉间痰鸣、牙关紧闭、舌红或绛、苔黄燥、脉沉实或沉伏而数等表现。为热毒炽盛,郁闭于内,气机逆乱,阴阳气不相顺接,阳气不能外达四肢所致,往往具有热深厥深的特点。

2. **寒厥** 指身无热,通体清冷,同时伴有面色苍白、汗出淋漓,或下利清谷、气短息微、精神萎靡、舌质淡、脉沉细微欲绝等症状。为阳气大伤,虚寒内生,全身失于温煦所致,病情严重者可进一步发生阳气外脱而死亡。

3. **阴竭** 又称亡阴、阴脱。其主要表现为身热骤降,汗多气短,肢体尚温,神情疲倦或烦躁不安,口渴,尿少,舌光红少苔,脉散大无力或细数无力。为邪热耗伤阴液,或因汗、吐、泻、亡血太过而致阴液大伤,阴竭而元气无所依附所致,故也称为气阴外脱。本证可与热厥并见,或由热厥发展而来,也可在温病过程中由大汗、剧泻或大出血而造成。

4. **阳脱** 即阳气外脱,又称亡阳。其主要表现为四肢逆冷,全身冷汗淋漓,面色苍白,神情淡漠或神识朦胧,气息微弱急促,舌淡而润,脉微细欲绝。为阳气衰竭不能内守而外脱之象。本证可与寒厥并见,或由寒厥发展而来;也可由阴竭而致阳气外脱,从而形成阴阳俱脱之证。

学 习 小 结

熟练而准确地运用温病的常用诊法,是提供辨病依据与辨证内容的重要环节。辨舌、验齿、辨斑疹白㾒等都是温病独具特色的诊断方法,温病常见临床症状的病机辨析对临床治疗有重要指导意义。临床上需反复实践,细心体会,逐步掌握并运用好这些温病的常用诊法,确保辨证治疗的正确性。

温病辨舌的基本规律是,舌苔主要反映卫气分(肺、胃、肠、脾)的病变,舌质主要反映营血分(心、肝、肾)的病变。观察舌象的变化,可以探知病邪类型、病变所在、病势进退和津液存亡情况。辨舌主要分为辨舌苔、舌质、舌形态三部分内容。一般而言,舌苔颜色由白变黄,由黄变灰,由灰变黑,说明病邪由表入里,病情由轻加重;苔薄者病变较浅,苔厚者病位较深;舌苔润泽者是津液未伤,干燥者为津液已伤,厚浊黏腻者,多夹湿痰秽浊。舌色多随病程的进展而加深,邪在卫气分,舌边尖红赤;初犯营分,全舌红绛而无甚苔垢;营热蒸腾,热灼营阴,全舌变绛;热深动血,血热炽盛,则舌色深绛,甚至紫绛。验齿包括牙齿干燥程度、齿缝是否出血等。一般而言,齿燥如石,为胃热津伤;燥如枯骨,系肾阴枯涸。齿龈肿痛而齿缝溢血为胃火冲激,仅齿缝流血而无齿龈肿痛者,为肾火上炎。斑疹皆系热甚动血的征象,总体而言,斑疹色泽愈浅,松浮洋溢、稀疏朗润、透发后热退神清者,为顺证;色泽愈深,紧束有根、稠密成片、透发后热不解者,为逆证。白痦是湿热为患的标志,痦出晶莹饱绽,颗粒清楚,热随痦出而递减者,为津气俱足,正能胜邪;痦空壳无浆,色如枯骨者,为津气俱竭,邪气内陷的危险征象。

　　温病的常见症状有发热、汗出异常、二便异常、神志异常、痉、口渴、出血、厥脱等。在温病的初期,发热热势不高,多为实证,中期热势多盛,乃虚实相兼,后期热势较低,为虚多邪少或虚证。汗出情况的观察有助于判断津液耗损的程度和腠理开阖是否正常等。二便异常包括性状、颜色、便次、便量的变化。凡温热病邪侵扰心、营(血),皆会出现神志异常,临床上需结合伴随症状,区分其不同病机。痉分虚实,因于热者,抽搐急剧有力,为实风内动,因于虚者,抽搐徐缓,为虚风内动。口渴的成因或为津液耗损,或为阴津不布。温病中的出血一般为邪热深入营血,迫血妄行所致。厥证多因阳气虚衰或内郁不能外达所致,脱证则是指阴阳气血严重耗损后,元气不能内守而外脱。

第六章　温病常用治法

导学

　　(1) 掌握温病泄卫透表、清解气热、和解表里、祛湿清热、通下逐邪、清营凉血、开窍醒神、息风止痉、滋阴生津等主要治法的作用和临床运用。

　　(2) 熟悉温病固正救脱法的作用和临床运用;温病的治则和立法依据。

　　(3) 了解温病外治法和主要兼夹症,以及瘥后的调理方法。

　　在温病辨证理论的指导下,根据温病的证候表现,明确其病因病理,制定相应的治则治法,选用恰当的方药,以祛除病邪,调整功能,扶助正气,修复病损,促使患者恢复健康,这是研究温病的最终目的。正确及时的治疗不仅可以减轻病情,缩短病程,减少病痛,促使患者早日恢复健康,而且对其中具有传染性的温病而言,还有助于阻止其传播蔓延,保护健康人群。因此,温病的治则和治法是温病学理论的重要部分。

第一节　温病治则及确立治法的依据

一、温病治则

　　温病的治则,除了"热者寒之""实者泻之""虚者补之"等一般的原则外,主要应根据温病过程中温邪和正气的情况,卫气营血和三焦的证候,制定相应的治则,如祛除温邪、顾护阴液的原则及卫气营血和三焦治则。

(一)祛邪护阴

　　温病是由温邪引起的,因此祛除温邪是温病治疗的关键,吴有性说"大凡客邪贵乎早逐,乘人气血未乱,肌肉未消,津液未耗,病人不至危殆,投剂不至掣肘,愈后亦易平复,欲为万全之策者,不过知邪之所在,早拔去病根为要耳"。可见,治疗温病"祛邪为第一要务",早祛其邪,可减少温邪对机体的损害,阻止病变的进一步发展。不同的温病,是由不同性质、不同种类的温邪引起,这些病邪有各自的致病特点,侵袭人体后表现出不同的证候,因而要审证求因,审因论治。温病的发生发展过程始终是邪正交争、盛衰消长的过程,正胜则邪却,正虚则邪陷。温邪为阳邪,最易耗伤人体阴液,而阴液的存亡,又直接关系到温病的预后。因此,温病的治疗,除了祛除温邪外,还应注意扶助正气,顾护阴液,在治疗中不但要权衡感邪的轻重多少,还要注意正气的强弱盛衰,合理使用祛邪与扶正的方法。

(二)卫气营血治则

叶桂根据温病卫气营血证候的不同病理变化,提出"在卫汗之可也,到气才可清气,入营犹可透热转气,入血直须凉血散血"的治疗原则。邪在卫分主要用"汗"法,汗法即解表透邪法,温病卫分证主要以辛凉透表为主。邪在气分主要用"清气"法,清气法以清泄无形里热为主,但由于气分证病位不同,病邪性质差异,尚须使用化湿、攻下、和解等法。邪在营分治以清营泄热、"透热转气",即在清营泄热之剂中配伍轻清宣透之品,使营分邪热透出气分而解。血分证治疗既要清热凉血,又要活血散瘀。

(三)三焦治则

吴瑭提出:"治上焦如羽(非轻不举);治中焦如衡(非平不安);治下焦如权(非重不沉)"的治疗原则。治上焦病应"轻",其含义除了用药应主以质轻透邪之品外,同时也包含了治疗上焦病证所用药物一般剂量较小、煎煮时间较短等特点。对中焦病证的治疗应注意"平",体现了对该类病证的治疗应以祛除病邪为主,邪祛而正自安。同时,由于湿热病邪易于侵犯中焦而致病,故对其治疗应权衡湿与热之侧重,治湿与治热不可偏于一方,也含有"平"之意。下焦病证以肝肾真阴耗伤为主,治疗主以"重",是指所用方药性质滋腻或沉降重镇,多用味厚腻浊之血肉有情之品或介石类药物重剂填补真阴,且用药剂量较大、煎煮时间较长。

二、确立温病治法的依据

治法的确立来源于对病证本质的判断,而治法又是选择方药并确定其剂量、用法的前提。华岫云在《临证指南医案》中所说的"药味分量或可权衡轻重,至于治法则不可移易……立法之所在,即理之所在,不遵其法,则治不循理矣",正是指出了确立治法的重要性。温病治法的确立,主要是依据病邪种类及性质、证候类型及病机,也有根据某些特殊症状而制定某些特定的治法。

(一)审因论治

审因论治是根据引起温病发生的各种病因而确定治法。温病的病因有风热、暑热、湿热、燥热等区别,这些不同性质的病邪各具不同的致病特点。在临床上可以根据温病的症状表现,并结合发病季节等因素,推断出温病的病邪种类及病因性质,这就是"审证求因";在此基础上可以针对不同的病因确定各种治法,即"审因论治"。如温病卫分证,其病邪有风热、湿热、燥热等不同,分别有疏风泄热、宣表化湿、疏表润燥等不同治法。同时,在温病中容易形成各种病理产物,如热毒、瘀血、痰饮、积滞等,针对这些病理因素也要采取清热解毒、活血化瘀、化痰逐饮、祛除积滞等相应的治法。

(二)辨证施治

辨证施治是指根据证候而确立治法。温病不同的病变阶段和不同病变部位的证候各不相同,针对这些具体证候就有相应的治法,故辨别温病的证候,是确定治法的重要依据。温病的过程,主要表现为卫气营血和三焦所属脏腑的功能失调、实质损害所形成各种证候。因此,应对温病过程中形成的各种证候,运用卫气营血和三焦辨证理论,明确证候类型,区分病变部位,确定病邪性质,分析邪正虚实,并结合八纲辨证、脏腑辨证、气血津液辨证理论,全面分析病机,确立相应的具体治法。

（三）对症施治

对症施治是指针对特殊临床表现而确立治法。在温病的病变过程中会出现一些特殊临床表现或危重危急症状，如神昏、痉厥、斑疹、虚脱等，针对这些表现而分别确立相应的治法，如开窍、息风、化斑、透疹、固脱等；对于其他诸如发热、呕吐、泄泻、头痛等表现也可确定相应治法。如温病过程中出现斑疹，因"斑为阳明热毒，疹为太阴风热"，故治斑宜清胃泄热，凉血化斑；治疹宜宣肺达邪，凉营透疹。针对特殊临床表现的治疗，并不完全只是对症处理，而是在辨证施治原则指导下，重点针对某些表现采用不同治法，如对神昏的治疗，应在辨别其病机属邪热内闭心包或是湿热酿痰蒙蔽心包的基础上分别采用清心开窍或豁痰开窍之法。

第二节　温病的主要治法

温病的主要治法可以分为三大类：一是以祛邪为主的治法，包括泄卫透表法、清解气热法、和解表里法、祛湿清热法、通下逐邪法、清营凉血法等；二是以扶正为主的治法，如滋阴生津法；三是用于急救的治法，包括开窍醒神法、息风止痉法、固正救脱法等。以上属于内治法，还可配合外治法。

一、泄卫透表法

泄卫透表法是驱除在表温邪、解除温病卫分表证的治疗方法，属于八法中"汗法"的范围，适用于温病初起，邪在卫表之证。其主要作用是疏泄腠理，逐邪外出，透表泄热。温病卫分证有风热、暑湿、湿热、燥热的不同，本法可分为如下几种。

1. **疏风泄热**　即通常所说的"辛凉解表"。以辛散凉泄之品，疏散轻透肺卫肌表风热病邪。主治风温初起，风热病邪袭于肺卫之证。症见发热，微恶风寒，口微渴，无汗或少汗，咳嗽，舌边尖红，苔薄白，脉浮数或伴有咽痛、头痛等。代表方剂如银翘散、桑菊饮等。

2. **透表清暑**　以辛温解表配合清暑化湿之品，外散肌表之寒邪，内清在里之暑湿。主治夏日暑湿蕴阻于内，寒邪郁闭肌表之证。症见恶寒发热，头痛无汗，身形拘急，脘痞心烦等。代表方剂如新加香薷饮。

3. **宣表化湿**　以芳香宣透化湿之品，宣散芳化肌表湿热之邪。主治湿温初起，湿热病邪郁阻卫气分之证。症见恶寒少汗，身热不扬，头重如裹，身重肢倦，胸闷脘痞，苔白腻，脉濡缓等。代表方剂如藿朴夏苓汤。

4. **疏表润燥**　以辛凉透表和清润生津之品，疏解肺卫之燥热。主治燥热病邪侵袭肺卫之证。症见发热恶寒，咳嗽少痰，咽干喉痛，口鼻干燥，头痛唇燥，舌边尖红，苔薄白干燥等。代表方剂如桑杏汤。

泄卫透表法中疏风泄热和疏表润燥均以辛凉解表、宣肺止咳药为主组成，后者尚配伍甘凉濡润之品，适用于风热病邪及燥热病邪引起的肺卫表热证。透表清暑则以辛温解表之品温散肌表风寒，清暑化湿之品解除在里暑湿，适用于夏季暑湿内蕴，风寒外束的卫气同病证。宣表化湿以芳香宣化之品为主,配伍燥湿、淡渗之品,适用于湿热病邪郁阻卫气分,湿重于热之证。根据病情的需要,泄卫透表法常与滋阴、益气、化痰、消导、清气、凉营、透疹、解毒等治法配合使用。

运用泄卫透表法时,应注意以下几点:① 治疗温病邪在卫表者,一般忌用辛温发汗法,而重在疏解透表。本法属汗法范畴,但并非以发汗为目的,不能用治疗寒邪在表的辛温发汗法。吴瑭强调:"温病忌汗,汗之不惟不解,反生他患。"这是因为辛温之法易助热化火,耗伤阴津,从而导致斑、衄、谵妄等变证的发生。但若属腠理郁闭较甚而无汗,或卫表有寒、湿之邪者,亦非绝对不可用辛温之品。② 温病初起,如属里热外发而无表证者,不可用本法。叶桂所说的"温邪忌散"即是指此而言。③ 对温病表证的治疗,虽主以辛凉,但也应注重疏散,用药不可过于寒凉,以防凉遏凝滞而邪不易外解。④ 使用本法应中病即止,表证解除后即停用,同时也不可发散过度,特别要注意避免过汗伤津。

二、清解气热法

清解气热法是以寒凉清热之品解除气分无形邪热的治疗方法,属于八法中"清法"的范围,又称"清气法"。适用于温病气分无形热盛,尚未与燥屎、食滞、痰湿、瘀血等有形实邪相互搏结的证候。其主要作用是清泄里热,保津止渴,除烦泄火。由于气分无形邪热的所在部位、病势轻重、病邪性质各有不同,本法可分为以下几种。

1. 轻清宣气　以轻清之品,透泄热邪,宣畅气机。主治邪热初入气分,热郁胸膈,热势不甚而气失宣畅之证。症见身热,微渴,心中懊㤖不舒,起卧不安,舌红苔薄黄,脉数等。代表方剂如栀子豉汤。

2. 辛寒清气　以辛寒之品大清气分邪热,透热外达。主治阳明气分胃热炽盛之证。症见壮热,大汗出,心烦面赤,口渴喜冷饮,苔黄燥,脉洪数等。代表方剂如白虎汤。

3. 清热泻火　以苦寒清热泻火解毒之品直清里热,泻火解毒。主治邪热内蕴于里,郁而化火之证。症见身热不退,口苦而渴,烦躁不安,小便黄赤,舌红苔黄,脉数等。代表方剂如黄芩汤、黄连解毒汤。

治疗气分证的治法很多,上述治法仅示其概,运用时还须灵活化裁。运用清气法时,应注意以下几点:① 病邪未入气分者不宜早用,用之反易凉遏邪气,故叶桂强调"到气才可清气"。② 本法所治气分里热属于无形热盛,如邪热已与有形实邪如燥屎、食滞、瘀血、痰湿等相搏结,单用本法往往只能"扬汤止沸",必须去其所依附的有形实邪才能解除邪热。③ 素体阳虚者在使用本法时,切勿过剂,应中病即止,以防寒凉过甚戕伤阳气。④ 本法在运用时常与解表、宣肺、解毒、化湿、攻下、养阴等治法联合应用。

三、和解表里法

和解表里法具有和解、疏泄、分消作用,以祛除半表半里病邪,达到外解里和目的的治法,属于八法中的"和法"。适用于温病痰热郁阻少阳、湿浊郁伏膜原、湿热留连三焦的半表半里之证。其主要作用是清泄少阳,分消走泄,开达膜原。

1. 清泄少阳　以辛苦芳化之品清泄少阳邪热兼以化痰和胃。主治邪热兼痰湿郁阻少阳胆经,枢机不利,胃失和降之证。症见寒热往来,口苦胁痛,烦渴溲赤,脘痞呕恶,舌红苔黄腻,脉弦数等。代表方剂如蒿芩清胆汤。

2. 分消走泄　以辛开苦降之品宣展气机,泄化痰热,分消三焦分气之邪。主治邪留三焦,气化失司之证。症见寒热起伏,胸痞腹胀,溲短,苔腻等。代表方剂如温胆汤,或以叶桂所说的杏、朴、苓之类为基本药。

3. 开达膜原　以辛通苦燥之品疏利透达膜原湿热秽浊之邪。主治湿热秽浊郁闭膜原证。症见寒热如疟,寒甚热微,脘痞腹胀,苔白厚腻如积粉而舌质红绛甚或紫绛。代表方剂如达原饮、雷氏宣透膜原法。

运用和解表里法时应注意:① 清泄少阳法虽有透邪泄热作用,但只适用于邪热夹痰湿在少阳者,对里热炽盛而无痰湿者不适用。② 分消走泄与开达膜原二法清热之力较弱,其作用侧重于疏化湿浊,宣畅气机,故不宜用于湿已化热、热象较著及热盛津伤者。

四、祛湿清热法

祛湿清热法是以芳香化浊、苦温燥湿及淡渗利湿之品以祛除湿邪的治疗方法,适用于湿热性质的温病。其主要作用为化湿泄热,宣畅气机,运脾和胃,通利水道。

1. 宣气化湿　以芳香宣透之品疏通表里气机,透化湿热之邪。主治湿温初起,湿中蕴热,湿热郁遏表里气机,湿重于热之证。症见身热不畅,午后热甚,或微恶寒,汗出不解,胸闷脘痞,小便短少,苔白腻,脉濡缓等。代表方剂如三仁汤。

2. 燥湿泄热　以辛开苦降之品苦温燥湿,苦寒清热。主治湿热郁阻中焦之证。症见发热,汗出不解,口渴不欲多饮,脘痞腹胀,呕恶欲吐,苔黄腻,脉濡数或滑数等。代表方剂如王氏连朴饮。

3. 分利湿邪　以淡渗利湿之品利尿渗湿使湿热之邪从小便而去。主治湿热之邪流注下焦,膀胱气化失司之证。症见小便短少不利甚或不通,热蒸头胀,大便或溏,渴不多饮,苔腻舌红等。代表方剂如茯苓皮汤。

以上三法各有一定的适用范围:宣气化湿法主要适用于湿热之邪偏于上(或卫表)而湿重于热者;燥湿泄热法主要适用于湿热偏于中而湿热俱盛者;分利湿邪法则适用于湿热之邪偏于下者。运用祛湿清热法时,还应注意:① 本法为祛湿清热兼顾之法,两者不可偏废,故吴瑭说:"徒清热则湿不退,徒祛湿则热愈炽。"② 须权衡湿与热的偏轻偏重及邪之所在部位而选用相应的治法。③ 湿已化燥,不可滥用祛湿之法,以免苦温淡渗之品助热伤阴。若素体阴液亏虚而又感受湿邪者,在使用祛湿法时应注意顾护其阴液。④ 在温病中如属阴液亏耗而致小便不利者,不可滥用渗湿利尿之法,应以清热养阴法治之。

五、通下逐邪法

通下逐邪法是攻逐里实、通导泻下、泄除邪热的治疗方法,属于八法中"下法"的范围,又称攻下法。适用于温病邪热与有形实邪如燥屎、湿滞、瘀血等互结于胃肠及下焦的证候。其主要作用是通腑泄热、荡涤积滞、通瘀破结等。由于内结实邪性质、部位的不同,本法可分为如下几种。

1. 通腑泄热　即通常所说的"苦寒攻下法",是用苦寒攻下之品攻逐肠腑实热燥结。主治热入阳明,内结肠腑之阳明腑实证。症见潮热谵语,腹胀满,甚则硬痛拒按,大便秘结或热结旁流,苔老黄或焦黑起刺,脉沉实等。代表方剂如调胃承气汤、大承气汤。

2. 导滞通便　以苦辛合苦寒之品通导肠腑湿热积滞,疏通胃肠气机。主治湿热积滞搏结肠腑之证。症见身热,脘腹痞满,恶心呕逆,便溏不爽,色黄赤如酱,苔黄厚浊等。代表方剂如枳实导滞汤。

3. 增液通下　以通下之品配合滋养阴液之品以泻下肠腑热结的治法。主治肠腑热结而阴液亏虚证,即所谓"热结液亏"者。症见身热不退,大便秘结,口干唇裂,舌苔干燥等。代表方剂如增液承气汤。

4. **通瘀破结**　以泻下逐瘀及活血破结之品破散逐除下焦瘀血蓄结的治法。主治温病热瘀互结,蓄于下焦之证。症见身热,少腹硬满急痛,大便秘结或色黑,小便自利,或神志如狂,舌紫绛,脉沉实等。代表方剂如桃仁承气汤。

运用通下逐邪时应注意:① 如里热尚无实邪者,不宜盲目使用。② 平素体虚或病中阴液、正气耗伤较甚而又里结者,应攻补兼施,不可单纯攻下。③ 温病后期由于津枯肠燥而致大便秘结者,应治以润肠增液,忌用苦寒攻下。④ 在临床运用通下逐邪法时,尚须根据病情及兼夹病邪的不同而加减化裁。

六、清营凉血法

清营凉血法是具有清营泄热、凉血解毒、滋养阴液、通络散血作用的治疗方法,包括清营泄热法与凉血散血法,也属于八法中"清法"的范围。适用于温病热入营血分,营热或血热亢盛的证候。邪入营血分,病位虽有浅深之别,病情也有轻重之异,但病变机制有密切的关系,治法亦多有联系,故将清营泄热法与凉血散血法合并论之。

1. **清营泄热**　以清解营分邪热药物伍以轻清透泄之品,使营分邪热从气分外出而解的治法。此法叶桂称之为"透热转气"。主治温病热入营分证。症见身热夜甚,口干而不甚渴饮,心烦不寐,时有谵语,斑点隐隐,舌绛,脉细数等。代表方剂如清营汤。

2. **凉血散血**　以清热凉血和活血散血之品,清散血分瘀热。主治温病血分热盛,迫血妄行,热瘀交结之证。症见灼热躁扰,甚则昏狂谵妄,斑疹密布,吐血、衄血或溲血、便血,舌质紫绛等。代表方剂如犀角地黄汤。

3. **气营(血)两清**　包括气营两清和气血两清,是清营泄热法或凉血散血法与清解气热法的配合应用,双解气营或气血之邪热。主治温病气营两燔或气血两燔证。症见壮热,口渴,烦躁,外发斑疹,甚或神昏谵妄,两目昏瞀,口秽喷人,周身骨节痛如被杖,或有出血见症,苔黄燥或焦黑,舌质深绛或紫晦等。代表方剂如加减玉女煎、化斑汤、清瘟败毒饮,可根据证情分别选用。

运用清营凉血法时应注意:① 热在气分而未入营血者不可早用。② 营血分病变兼夹有湿邪者,应慎用本法。③ 热入营血,多影响手足厥阴心肝,常须与开窍、息风诸法相配合运用。

七、开窍醒神法

开窍醒神法是通过开通心包机窍阻闭,促使神志苏醒的治疗方法,主要用于治疗热入心包或痰浊湿热内蒙机窍而引起的神志异常证候。根据开窍醒神法作用和适应证的不同,分为以下两种治法。

1. **清心开窍**　具有清心、透络、开窍、促进神志苏醒的作用。主治温病热邪内闭心包而致神志异常者。症见灼热夜甚,神昏谵语或昏愦不语,舌謇肢厥,舌红绛或纯绛鲜泽,脉细数。代表方剂如安宫牛黄丸、至宝丹、紫雪丹。

2. **豁痰开窍**　以芳香宣化湿热痰浊之品宣通机窍,促使神志恢复正常。主治湿热郁蒸,酿生痰浊,蒙蔽机窍而致神志异常者。症见身热不扬,神识昏蒙,时清时昧,时有谵语,苔白腻或黄腻,舌质红,脉濡数等。代表方剂如菖蒲郁金汤。

运用开窍醒神法时应注意:① 本法是针对温病过程中出现神志异常而设的治疗方法,如未出现神志异常一般不宜使用该法。② 本法为热闭心包或湿热痰浊蒙蔽心包所致的神志异常而设,适应证候属实证。若因正气衰微,心阳外脱,心神异常或元神将亡,其证属虚,当用固脱之法,禁用本法。但对内闭外脱者,则应开窍与固脱并用。③ 开窍醒神法为急救治法,属于应急处理,一旦神志恢复正常,即不可再用,可根据病情而进行辨证施治。

八、息风止痉法

息风止痉法是平息肝风、制止痉厥的治疗方法,适用于温病里热燔灼、热盛动风,或阴虚不能制阳、虚风内动的证候。由于动风有虚实之别,故息风法有如下两种。

1. **凉肝息风** 以甘苦合酸寒之品清热凉肝,息风止痉。主治温病邪热内炽,引动肝风,风火相煽之热盛动风证。症见身灼热,手足抽搐,甚或角弓反张,口噤神迷,舌红苔黄,脉弦数等。代表方剂如羚角钩藤汤。

2. **滋阴息风** 以咸寒合酸甘之品滋水涵木,育阴潜阳以平息虚风。主治温病后期真阴亏损,肝木失涵,虚风内动之证。症见低热或五心烦热,手指蠕动,甚或瘛疭,肢厥神倦,舌干绛而萎,脉虚细等。代表方剂如三甲复脉汤、大定风珠。

息风止痉法在使用时应注意以下几点:① 须辨别温病动风之属虚属实,实风重在凉肝,虚风重在滋阴,两者各有侧重。② 运用息风药止痉(特别是虫类药)药时须要注意避免其劫伤津液之弊,阴虚动风证运用时尤当慎重;运用滋阴药时又须防其滋腻阴柔而恋邪。③ 小儿患者在卫、气分阶段因高热而引起痉厥者,往往只需投用清热透邪之剂,或用物理降温方法,热退而抽搐自止,不可轻用息风之法。

九、滋阴生津法

滋阴生津法是通过滋养阴液来补充人体阴液耗伤以治疗阴虚证候的治疗方法,属于八法中"补法"的范围。适用于温病后期邪热已退,阴液亏损诸证。阴液之耗损程度,常关系着疾病的预后,正如吴锡璜所说:"存得一分津液,便有一分生机。"因此,滋阴生津法是温病的重要治法。温病初期,便应预护其虚;一旦津液耗损,更当以救阴为务。

1. **滋养肺胃** 以甘寒生津濡润之品,滋养肺胃津液。主治温病后期肺胃津液耗伤而邪热已退之证。症见口咽干燥,干咳少痰,或干呕而不思食,苔干燥或舌质光红少苔等。代表方剂如沙参麦冬汤、益胃汤。

2. **增液润肠** 以甘寒合咸寒之品滋润大肠津液以润下通便。主治温病后期邪热基本解除,阴伤未复,津枯肠燥而便秘者,即所谓"无水舟停"之证。症见大便秘结,咽干燥,舌红而干等。代表方剂如增液汤。

3. **填补真阴** 以咸寒滋阴、血肉有情之品及甘寒、酸寒之品填补肝肾阴液,又称"滋补肝肾法"。主治温病后期,温邪久羁而劫灼肝肾真阴,邪少虚多之证。症见低热面赤,手足心热甚于手足背,口干咽燥,神倦欲眠或心中憺憺大动,舌绛少苔或干绛枯萎,脉虚细或结代等。代表方剂如加减复脉汤。

滋阴生津法在运用时应注意:① 阴伤而邪热仍盛或兼有他邪者,滋阴法常与他法配合运用,如滋阴解表、滋阴通下、滋阴息风、滋阴清热等。② 对温病既有阴伤,又有湿邪未化者,使用滋阴生津法时应注意滋阴而不碍湿,化湿而不伤阴。③ 凡体质偏于阳虚或脾虚便溏者应慎用本法,以免滋腻碍脾影响运化或阴柔更伤阳气。

十、固正救脱法

固正救脱法是通过大补元气,敛液护阴以救治脱证的治疗方法,属于八法中"补法"的范围。适用于温病过程中的亡阴(气阴外脱)、亡阳(阳气暴脱)等脱证。根据阴脱和阳亡的不同,固正救脱法分为以下两种治法。

1. **益气敛阴**　以甘温益气、甘酸敛阴之品益气生津,敛汗固脱。主治温病气阴大伤而正气欲脱者。症见身热骤降,汗多气短,体倦神疲,脉散大无力,舌光少苔等。代表方剂如生脉散。

2. **回阳固脱**　以辛热、甘温之品峻补阳气,回阳救逆,急救厥脱。主治温病过程中阳气暴脱之证。症见四肢逆冷,汗出淋漓,神疲倦卧,面色苍白,舌淡而润,脉微细欲绝等。代表方剂如参附汤、参附龙牡汤。

运用固正救脱法时应注意:① 固脱法为急救法,故用药必须快速、及时、准确。② 应根据病情轻重而适当掌握给药次数、间隔时间、用药剂量,并随时依据病情变化作出相应调整。③ 两法虽各有适用范围,但临床上亦有阴津与阳气俱脱者,此时治疗须两法配伍运用。④ 若患者正气欲脱,而神志昏迷,为内闭外脱之候,须固脱与开窍并用。⑤ 运用本法后如虚脱得到纠正,即应注意有无火热复炽、阴液欲竭现象,并根据具体情况辨证论治。

第三节　外 治 法

外治法是在中医整体观念和辨证论治原则的指导下,通过皮肤、孔窍、腧穴等途径给药来治疗温病某些病证的治疗方法。适用于温病的多种病证。人体的皮肤、九窍与脏腑及全身的功能活动密切相关,因而通过皮肤、九窍给药可以起到祛除病邪、调整脏腑及全身功能活动等作用。温病中较为常用的外治法有以下几种。

1. **洗浴法**　本法是用中药煎剂进行全身沐浴或局部浸洗,以发挥散热、透疹、托毒外出等作用。主治温病表证无汗,热势壮盛或疹出不畅等证。如小儿麻疹,疹色淡红、隐而不透时,可用鲜芫荽煎汤外洗;感受风热病邪而致高热、无汗,可用荆芥、薄荷各等份煎水擦浴等。此外,对高热而无恶寒者,还可采用 25～35℃ 30％乙醇擦浴,或用 32～34℃温水擦浴,都有明显的散热降温效果。

2. **灌肠法**　本法是根据辨证论治所确定的方剂,煎成一定浓度的汤液做保留灌肠或直肠点滴以发挥疗效。主治病证范围较为广泛,对口服煎剂困难的患者,如小儿及处于昏迷状态者尤为适用,对肠道疾患和肾功能衰竭患者也有较好疗效。具体用法为:灌肠所用药物煎汤过滤去渣,温度保持在 38℃左右,患者取左卧位,肛管插入 20～30 cm,将药液灌入,灌肠次数依病情而定。如痢疾用白头翁汤煎液灌肠,肾综合征出血热急性肾功能衰竭用泻下逐瘀剂做高位保留灌肠,风温病肺胃热盛者用白虎汤加千金苇茎汤灌肠等。

3. **敷药法**　本法是用药物制成膏药、搽剂、熨剂等,在病变局部或穴位做外敷,主治温病在局部出现热毒壅滞表现者。如温毒所发生的局部肿痛,可用水仙膏外敷,敷后如皮肤出现小黄疮如黍米者,改用三黄二香散外敷。温病热盛衄血,可用吴茱萸、大蒜捣敷于涌泉穴,以引热下行而止衄。疟疾用二甘散(甘遂、甘草各等份)外敷神阙穴,或用毛茛捣烂外敷内关等穴。另如将具有解表、清热、通达阳气的药物研细(如大黄、栀子、生石膏、葱白等),用米醋或蛋清调成糊状,外敷涌泉穴或手足心处,包扎固定,4～6小时取下,具有迅速降温的作用,适用于壮热、烦渴,甚至神识昏迷等症。

4. **吹喉法**　本法是把具有清热解毒、祛腐生新作用的药物研细,吹于喉部患处,治疗烂喉痧咽喉红肿糜烂,具有解毒消肿、利咽清热的作用。常用方如锡类散。

5. **搐鼻法**　本法是把辛窜芳香气味的药物研细,抹入鼻孔少许,通过鼻腔黏膜的吸收,或使患者打喷嚏,达到开窍醒神的目的,适用于温病热入心包或中暑神昏。如通关散(细辛、皂角按1:1调配),治疗高热头痛或神昏、呼吸不畅、鼻塞等症。又如用蟾酥、冰片、雄黄各2g,牛黄1g,研细,取少许放入鼻孔以取嚏,治疗中暑昏迷、猝倒、牙关紧闭等症。

温病的外治法还有很多,如雾化吸入、熏蒸、吹耳、灸疗、冰敷、拭齿等,这些外治法多数与内服药合并运用,可以起到相得益彰的作用。

外治法在使用时应注意:① 注意适应证。外治法在方药选择上要注意辨证论治,不可机械搬用。② 部分外治药物对皮肤、黏膜有一定的刺激性,因而必须注意药量、治疗时间、外用部位和使用方法。③ 外治方的使用操作应正确无误,如吹鼻及吹喉应避免将药物吹入气管;高血压、脑血管疾病、癫痫患者不宜使用取嚏法等。

第四节　温病兼夹证治疗

在温病发展过程中,邪正相争,脏腑功能紊乱,气血津液失常等,易于继发瘀血、痰饮、食积等病理因素,这些病理因素与温邪相兼从而形成种种兼夹证。另外,素体有痰饮、瘀血、食积内停,温邪入侵也易与之相兼形成兼夹证。温病的兼夹因素对温病的病理演变、病情发展和预后都具有重要的影响。

一、兼痰饮

温病兼夹痰饮,有痰湿内阻和痰热互结的不同,当分别施治。

1. **燥湿化痰理气**　适用于痰湿内阻者,症见胸脘痞闷、拒按,泛恶欲呕,渴喜热饮而不欲多饮,舌苔黏腻。可在主治方中加半夏、陈皮、茯苓等理气化痰燥湿之品,也可用温胆汤类。

2. **清热化痰开结**　适用于痰热互结,由于痰热所在病位不同,其证情与治疗用药也随之不同。痰热壅肺者,症见身热,咳嗽或气喘,胸闷甚则胸痛,痰黄而黏稠,舌苔黄腻,可在主治方中加瓜蒌、川贝母、蛤粉、胆南星等清肺化痰之品。痰热结胸者,症见发热,胸下按之痛,舌苔黄滑腻,脉滑数等,可在主治方中加用小陷胸汤等化痰开结。痰热闭窍者,症见神昏,舌謇肢厥,喉中有痰声,舌红绛苔黄腻,可在清心开窍剂中加用胆南星、天竺黄、竹沥、石菖蒲、郁金及猴枣散等化痰开窍之品。痰热阻于肝经者,症见灼热,肢体抽搐,甚至角弓反张,喉间痰鸣,舌质红绛苔黄滑,脉弦滑数,可在清热息风剂中加用牛黄、天竺黄、竹沥等以化痰息风。

二、兼血瘀

温病兼夹血瘀,主要原因有三种:一是素有瘀血宿伤,如外伤所致的瘀血内停,及各种疾病引起的血瘀证,当感受温邪以后,易形成瘀热互结。二是温病过程中热盛动血,迫血妄行,离经之血停蓄在体内,或热邪炽盛,耗阴灼液,血液黏稠,脉络血行不畅;或温病后期脏气虚衰导致血行无力。三是妇女经血适来或产后而病温,热陷血室,热瘀互结,导致经停或恶露不行成瘀。根据温病过程瘀血所在部位不同,有以下相应的治法。

1. **清营血,化宿血**　是用清解营血、活血化瘀之品以治疗体内原有瘀伤宿血和热入营血并见证。症见身体灼热,胸胁或脘腹刺痛或拒按,舌质有瘀斑或紫晦,扪之湿润。可在清营凉血方中加入活血散瘀之品,如桃仁、红花、赤芍、丹皮、丹参、当归等。

2. **清血室,化瘀热**　是用凉血化瘀之品以治疗热入血室证。症见壮热或寒热往来,小腹胀满,昼日明了,暮则谵语等。可在小柴胡汤中加当归、桃仁等。

三、兼食滞

温病兼夹食滞,可因病前宿食未消,停滞于中或病中脾胃的受纳运化功能减弱,勉强进食,难以消化,以致食滞内停而成。多见于温病的恢复期。

1. **消食和胃**　适用于食滞胃脘,症见胸脘痞闷,嗳腐吞酸,恶闻食臭,舌苔厚或垢腻,脉滑。可在主治方中加用消食化滞之品,如神曲、山楂、麦芽、莱菔子、陈皮等,也可加保和丸。

2. **导滞通腑**　适用于食滞肠腑,症见腹胀而痛,肠鸣矢气,其气臭秽,大便秘或泻,舌苔厚而浊腻,脉沉涩或滑。可在主治方中加用消食导滞、通导肠腑之品,如枳实、槟榔、大黄、厚朴,也可用枳实导滞丸。

四、兼气郁

温病兼夹气郁,多因情志失调而引起气机郁结、肝脾不和,症见胸胁满闷或胀痛,时有嗳气或叹息,泛恶,不思饮食,脉沉伏或细弦。可在主治方中加用理气解郁、疏肝理脾之品,如香附、郁金、青皮、枳壳、木香、紫苏梗、佛手、绿萼梅等,也可用四逆散。

第五节　温病瘥后调理

温病瘥后调理是指温病邪气已退,但机体尚未恢复正常状态,或者余热未清,津液尚未恢复,此时应采取积极有效的调理措施,促使病体早日康复。瘥后调理的方法很多,包括调节饮食、劳逸结合、调适精神、适避寒热和药物调理等,药物调理是其中的一个重要环节。

一、正虚未复

在温病过程中,由于热邪炽盛,耗伤人体津气,加上患病后人体脏腑功能的失调,尤其是脾胃受纳和运化的能力减弱,致使气血津液的生成减少,故易于出现体虚未复的表现。主要有以下三种治法。

1. **补益气液**　用补气生津养阴之品治疗温病后期气阴两虚证候。症见精神萎顿,不饥不食,睡眠不酣,口渴咽燥,舌干少津。代表方如薛氏参麦汤(西洋参、麦冬、木瓜、石斛、鲜莲子、生谷芽、生甘草)或三才汤。

2. **滋养胃肠**　用养阴增液之品治疗胃肠阴液亏虚证候。症见口干咽燥或唇裂,大便秘结,舌光红少苔。代表方如益胃汤、增液汤。

3. **补养气血**　用补益气血之品治疗温病后期气血亏虚证候。症见面色少华,气弱倦怠,声音低怯,语不接续,舌质淡红,脉弱无力。代表方如八珍汤或集灵膏。

二、余邪未尽

温病后期邪热渐消而未净,正气虚损未复,应根据正气虚损的情况和余邪的种类而分别采取相应治法。

1. **清解余热,益气养阴**　用辛凉、甘寒之品治疗温病后期余热未净、气阴两伤之证。症见低热不退,虚羸少气,口干唇燥,呕恶纳呆,舌光红少苔,脉细数。代表方如竹叶石膏汤。

2. **芳化湿邪,醒胃和中**　用芳香清凉之品化湿清热,恢复胃气,治疗温病后期湿热余邪未净而胃气未复之证。症见身热已退,脘闷不畅,知饥不食,舌苔薄白微腻。代表方如薛氏五叶芦根汤。

3. **理气化湿,健脾益气**　用理气化湿健脾之品治疗温病后期余湿阻气、脾气虚弱之证。症见胃脘微痞,饮食不香,四肢倦怠,大便溏薄,舌苔薄白而腻,脉虚弱,或见肢体浮肿。代表方如参苓白术散加藿香、佩兰、荷叶、砂仁等。

4. **化湿利水,温补肾阳**　用补肾阳、利水湿之品治疗温病后期阳气虚衰而水湿内停之证。症见形寒肢冷,身疲乏力,心悸眩晕,面浮肢肿,小便短少,舌淡苔白,脉沉细。代表方如真武汤。

三、复证治法

温病复证是指在温病瘥后,因正气未复,调摄不当而邪热复起,又称"复病"或"病复"。根据引起复证的不同原因,可分为以下几种证候。

1. **劳复证**　该证是指温病瘥后,正气未复,或余热未清,因为过早劳作重新发热者。根据病情分为以下三种:① 若属气虚劳复者,症见发热,畏寒怕冷,四肢倦怠,少气懒言,舌淡少苔而润,脉虚。治以益气健脾,甘温除热。代表方如补中益气汤。② 若属阴虚劳复者,症见发热,五心烦热,颧红盗汗,口干舌燥,或心悸失眠,舌红少苔,脉细数。治以养阴清热。代表方如加减复脉汤。③ 若属余热劳复者,症见发热,心烦懊憹,胸闷脘痞,或胸胁不舒,口苦咽干,食少纳呆,舌苔薄黄,脉微数。治以清透余热,解郁除烦。代表方如枳实栀子汤。兼呕恶者,加半夏、竹茹;兼舌红口渴者,加天花粉、石斛、竹叶;兼食滞者,加山楂、麦芽、神曲等。

2. **食复证**　该证是指温病瘥后,脾胃虚弱,余热未尽,暴饮暴食或过食油腻之品而复伤脾胃,导致饮食停滞,余热复作。症见发热头痛,嗳腐吞酸,烦闷呕恶,不欲饮食,甚至烦渴谵语,大便闭结,腹部胀满,舌苔厚腻,脉沉实或滑实。治以消食化滞,和胃理气。代表方如香砂枳术丸,病情较重者可用大柴胡汤等。

3. **感复证**　该证是指温病瘥后,余热未尽,复感新邪,导致病发。症见发热恶风,头痛恶寒或口渴舌燥,咽痛,咳嗽,舌尖红,苔薄白欠润,脉浮数;或发热恶寒,头身痛,舌淡红,苔薄白润,脉浮紧。治以辛凉解表剂或辛温解表剂。

此外,在温病后期,由于感邪过重,邪热侵犯脏腑,引起实质性损害;或失治误治,调理失当,出现肢体或清窍失灵等证,又称为温病遗证。其治疗方法可参考有关的康复专著。

学 习 小 结

　　温病是由温邪入侵人体形成的,温邪入侵、正气抗邪、邪正相争是温病基本的病理变化,故治疗温病应当遵循祛邪扶正的基本原则。温病过程中主要表现为卫气营血和三焦所属脏腑的功能失调、病理损害,因此,应当根据卫气营血的证候确立温病的治疗原则和治法。

　　温病的主要治法可以分为三大类:一是以祛邪为主的治法,包括泄卫透表法、清解气热法、和解表里法、祛湿清热法、清营凉血法、通下逐邪法等;二是以扶正为主的治法,如滋阴生津法;三是用于急救的治法,包括开窍醒神法、息风止痉法、固正救脱法等。其中,根据不同的证候类型,每一治法又可分为若干具体的治疗方法,临证时可根据具体病证灵活运用。

　　治疗温病除了运用内治法外,还可根据病情需要配合外治法,以提高临床疗效。此外,还当注意温病兼夹证的治疗和瘥后调理。

第七章　温病的预防

导学

(1) 熟悉温病的预防方法。
(2) 了解古代中医学对预防温病的认识。

　　预防是指在疾病发生之前采取一定的方法和措施以防止疾病的发生。由于温病多具有一定的传染性和流行性,且起病急、传变快、来势猛、病情重,若不及早采取有效措施进行预防,则可以在一定范围内形成流行,危害人民的健康和生命安全。因此,重视对温病的预防,掌握预防温病的有效方法显得格外重要。

第一节　温病预防的意义

一、温病预防的意义

　　温病发病急骤,来势较猛,病情较重,多数具有传染性、流行性,有些温病还会造成难以恢复的后遗症,严重地影响人类健康,甚至威胁生命,对社会和家庭造成严重的危害,故对温病早期预防具有十分重要的意义。我国把"预防为主"作为卫生工作的方针之一,大力开展以除害灭病为中心的爱国卫生运动,推广了预防接种,取得了巨大成就,温病的发生率明显下降。事实证明,温病必须预防,也是可以预防的。因此必须进一步掌握温病发生和流行的规律,采取各种切实有效的措施,包括发掘中医学和民间的方法,更好地预防温病的发生。

二、古代中医学对温病预防的认识

　　对于温病的预防,古代医家早有论述,但由于历史条件的限制,在这方面没有得到应有的发展。为了提高中医温病学理论对现代公共卫生事业的贡献率,继承、发扬前人预防温病的经验与成就十分必要。

　　中医学对温病的预防在《内经》中就有所论述,《素问》"不治已病治未病""夫病已成而后药之,乱已成而后治之,譬犹渴而穿井,斗而铸锥,不亦晚乎?"的记载,是中医学"治未病"思想的体现,说明早在二千多年前人们就充分认识到未病先防的重要性。古人还发现有些疾病可以传染和流行。《素问》有"温气流行""五疫之至,皆相染易,无问大小,病状相似"的记载,并进而指出:"不施救疗,如何可得不相移易者? ……不相染者,正气存内,邪不可干,避其毒气。"主张预防疫病,一方面要保持机体正气强盛以防止病邪侵袭,从而免致疾病染易;另一方面应设法避免与病邪接触,以防止染病。

《内经》以后,历代医家通过实践和经验总结,在对温病的传染性和流行性认识进一步深入的基础上,积累了丰富的温病预防知识。如关于传染的概念,早在《汉书》中就有"天行疫病,人相传染"之说。刘完素在《伤寒标本心法类萃》一书中,把疫病称为"传染",并把"传染"列为专节讨论。除此之外,古代医家又明确提出了外邪可以通过皮肤、呼吸道、消化道等途径侵犯人体。如《灵枢·百病始生》曰:"虚邪之中人也,始于皮肤,皮肤缓则腠理开,开则邪从毛发入。"其后,《诸病源候论》中提及水毒病、射工病等是由于"人行水上及以水洗浴"而感染,即通过皮肤而感受病邪。北宋《太平圣惠方》也记载:"刀箭所伤,针疮所裂,冒触风寒毒气外邪,从外所中,始则伤于血脉,又则攻于脏腑。"说明皮肤创伤可感染疾病。《诸病源候论》还提出:"人有因吉凶坐席饮啖,而有外邪恶毒之气,随饮食入五脏。"《备急千金要方》则更明确指出:"原夫霍乱之为病也,皆因饮食,非关鬼神。"这些论述揭示了消化道是传染性疾病的感染途径之一。在此基础上,宋代以后的医家较重视病邪从口鼻侵袭人体而发病。如杨士瀛《直指方》说瘴气可以通过口鼻而入犯人体。明代医家吴有性在《温疫论》中明确提出病邪(杂气)"从口鼻而入",并说:"邪之所着,有天受,有传染。"其后清代叶桂有"温邪上受"之说。王清任《医林改错》则说:"遇天行触浊气之瘟疫,由口鼻而入气管,由气管达于血管。"都是强调温病可由呼吸道或消化道而传染。清代医家薛雪《湿热病篇》中提出:"湿热之邪从表伤者十之一二,由口鼻入者十之八九。"较为全面地指出了皮肤、呼吸道、消化道都是温病的传染途径。

对于昆虫、动物与疾病发生的关系,古代医家也认识到蚊、蝇、鼠等小动物是某些温病的传播媒介。如在宋代彭乘《墨客挥犀》载有鼠涎"滴器中,食之者得黄疾,通身如蜡,针药所不能疗"。清代汪期莲《瘟疫汇编》说:"忆昔年入夏,瘟疫大行,有红头青蝇千百为群,凡入人家,必有患瘟而死亡者。"均指出了鼠、蝇等与瘟疫发生有关。

正因为古代医家对温病的传染性和传播途径、传播媒介有所了解,故采取了一系列预防温病发生、流行的有效措施。如注意环境和个人卫生,重视饮食卫生,注意妨害除害,实施严格隔离,采用药物预防,保护和增强人体正气等。如《诸病源候论》认为,对于温病可"预服药及为法术以防之"。《肘后备急方》《备急千金要方》等古医籍中载有诸如雄黄丸、赤散、太乙流金散、虎头杀鬼丸、金牙散等 20 余首辟温方剂,分别采用药囊佩带、熏烧、内服或作用于体表等方法来预防温病的发生。元代滑寿则主张在麻疹流行期间用消毒保婴丹、代天宣化丸等来预防发病。

中医学对预防疾病传染有着许多具体而有效的方法。《礼记》说:"鸡初鸣……洒扫室堂及庭。"《楚辞·渔父》载有"新沐者必弹冠,新浴者必振衣"之句,说明当时已极为重视个人清洁和环境卫生。《备急千金要方》谓:"勿食生肉""常习不唾地",就是要求人们谨慎饮食,不可随地吐痰。此外,对饮水卫生亦十分注意。宋代庄绰《鸡肋编》说:"纵细民在道路,亦必饮煎水。"清代王士雄《霍乱论》云:"人烟稠密之区,疫疠时行……故为民上及有心有力之人,平日即宜留意,或疏浚河道,毋使积污或广凿井泉,毋使饮浊,直可登民寿域。"可见对排除污水,注意粪便处理,保持水源清洁,古人十分重视。为了防止蚊蝇传播疾病,我国在后汉已使用蚊帐,南宋已使用防蝇食罩。除此而外,还发明许多驱除或消灭传播疾病的昆虫或动物的方法。如北宋刘延世《孙公谈圃》说:"泰州西溪多蚊,使者行按左右,以艾熏之。"《琐碎录》载有驱蚊诗:"木别芳香分两停,雄黄少许也须秤。每到黄昏烧一炷,安床高枕到天明。"药物烟熏驱蚊法直到现在仍为民间广泛应用。《本草纲目》载,砒霜可以"和饭毒鼠"。历代本草文献还记有不少灭蝇、杀虱的药物,如百部、藜芦、白矾、银朱等。这些方法,对防止温病的发生和传播有着一定的作用。

温病既可传染,为预防起见,"避其毒气"确为可行的简便方法,此即为避免与患者接触的隔离措施。《晋书·王彪之传》云:"永和末(356年)多疾疫,旧制:朝臣家有时疾染易三人以上者,身虽无疾,百日不得入宫。"说明当时为防止时疾染易,即使与患者密切接触而尚未发病者亦当暂时不与交往。唐释道宣《续高僧传》有收容麻风病患者的"疠人坊"的记述,谓:"收养疠疾,男女别坊。"明代萧大享《夷俗记》云:"凡患痘疮,无论父母兄弟妻子,俱一切避匿不相见。"通过隔离患者,确可防止疾病的传染和流行。

预防传染病最积极最有效的直接措施,则是免疫接种。此法不仅为我国首创使用,即使免疫一词,亦为中医学所固有。18世纪曾有《李氏免疫类方》一书,可资佐证。远在《肘后备急方》中,就有"疗猘犬咬人方:仍杀所咬犬,取脑傅之,后不复发"的记载,即为人工免疫法的尝试。特别值得提出的是我国种痘术的发明,它是人工免疫法的开端,为世界医学史上的重大成就之一。清代俞茂鲲《痘科金镜赋集解》云:"又闻种痘法起于明朝隆庆(1567—1572年)年间,宁国府太平县,姓氏失考,得之异人丹传之家,由此蔓延天下。"此虽系清人之论,但明代周晖《琐事剩录》曾谓:"陈评事生一子……未几种痘,天。"可证明代确已有种痘术,然具体操作方法,却无从查考。《医宗金鉴》对清代的种痘术有较全面的记载,如痘衣法、痘浆法、旱苗法、水苗法等。种痘术的推广使用,对当时保护人民健康起了很大作用,种痘法于17世纪传入欧洲,此后才于1798年出现英人琴纳发明的牛痘苗预防天花,我国较之早二百余年。

由上可见,中医学对温病的预防有较为深刻的认识,并创造出许多既有民族特色,又有一定效果的预防方法,对中华民族的繁衍昌盛做出了很大贡献。当然,由于历史条件的限制,我国古代中医学温病预防的认识和方法还不够完善,不能完全控制温病的发生,故还应与现代的各种预防措施结合起来。

第二节 温病预防的方法

预防温病的方法很多,尤其是免疫接种等特异性措施、健康人群在流行季节预防给药等方法,对温病的预防有重要作用。大多数温病具有传染性,应针对传染源、传播途径、易感人群三个基本环节采取措施以控制温病的发生和传播。以下介绍具有中医中药特色的一些预防温病的方法。

一、培固正气,强壮体质

《内经》明确提出:"邪之所凑,其气必虚。"同时又指出:"正气存内,邪不可干。"所以,增强人体正气,可以提高机体抗御温邪入侵的能力,从而使温邪不能侵犯人体,或即使感受了温邪,其病情也较轻微,易于治愈、康复。培固正气、强壮体质的方法甚多,正如《素问·上古天真论》所云:"上古之人,其知道者,法于阴阳,和于术数,食饮有节,起居有常,不妄作劳,故能形与神俱,而尽终其天年,度百岁乃去。"据此养生,可以培固正气,强壮体质,预防疾病。以下列举几个方面。

(一)养生强体

正确掌握各种养生术,如气功、太极拳、五禽戏、八段锦、保健按摩及各种其他的武术运动等,可锻炼身体以增强体质,提高自身抵抗力,有助于抵御外界温邪的侵袭。锻炼时注意结合个人的身体素质,因人、因时、因地制宜。

(二)顺应四时

人与自然是一个整体,人类生存在自然界中,与自然条件息息相关,如这些条件的改变超过了人体的适应能力,会导致温病的发生与流行。人们在日常生活中,应根据季节的变化和气温的升降,合理安排作息时间、及时增减衣被和调整室内温度,做到"法于阴阳""虚邪贼风,避之有时"。顺应四时气候变化是保护人体正气的重要方面,若忽视了这一点,往往会减弱人体对温邪的抵御能力而患病。

(三)固护正气

《素问·金匮真言论》云:"夫精者,身之本也,故藏于精者,春不病温。"强调了保护人体精气对预防温病的重要性。《素问·阴阳应象大论》指出:"冬不藏精,春必病温。"因此,平时必须注意保护人体精气,其方法除避免早婚、早育、房劳过度外,还要注意日常生活中劳逸结合,调和情绪,保持良好的心态,以维护体内气机活动的升降出入,达到"真气从之,精神内守"。人体正气对于抵御外来温邪的侵袭有重要的作用,因而必须注意保护正气,避免过度消耗正气。

(四)注意卫生

注意环境、个人、饮食卫生。应经常保持生活和工作环境的整洁卫生,居住地要空气新鲜、阳光充足、温度适宜。养成良好的个人生活卫生习惯,不随地吐痰,饭前便后洗手。在饮食方面,不饮生水,不食用腐败变质等不洁食物,不过食肥甘油腻和辛辣炙煿之品,不嗜烟酒等。

二、及时诊治,控制传播

对具有传染性的温病患者,必须早期发现、早期隔离、早期诊断治疗,及时向有关疾控部门报告,使疾控部门能随时掌握疫情,采取相应措施。

(一)早期发现、及时诊治

早期发现并治疗具有传染性的温病患者,不仅有利于患者及早得到诊治,提高治愈率,缩短病程,减少病死率和后遗症,使患者早日恢复健康,而且有助于及早控制疾病的传播,防止发生流行。因此,必须熟悉各个不同季节多发的具有传染性的温病,熟悉这些温病的初起临床表现及相关的诊断标准,密切注意气候的异常变化,提高早期确诊率,及时采用相应的治疗方法。

(二)及时隔离、控制传播

对于具有强传染性的温病患者,应及时进行隔离,对于曾经接触过患者的疑似患者、病源携带者亦应根据不同情况进行医学观察、检疫,必要时进行及时隔离。及时隔离可以切断传播途径,有效地控制温病的传播。患者在隔离期间,应避免与健康人或其他疾病患者接触。医生、护士及其他人员与患者接触时应采取一定的隔离措施,如戴口罩、穿戴隔离衣等,病室及其周围要消毒。患者的痰液、呕吐物、粪便、血液等严禁随便向外排放,应集中消毒处理。患者的衣物、生活用品等均要消毒处理。

根据温病的感邪途径不同,在流行期间应采取相应的措施来阻断其传播。如通过呼吸道传播者,应在流行期间进行室内空气消毒,保持公共场所的空气流通,尽量避免或减少去公共场所,外出戴口罩并注意个人卫生。通过消化道传播者,应特别注意饮食和饮水卫生,注意饮食用具的消毒,管理好水源、粪便等,以防"病从口入"。对于通过蚊子、跳蚤、虱子、苍蝇、老鼠等动物传播者,应采取各种方法进行防虫、驱虫、杀虫或捕杀等。

三、预施药物,防止染病

预施药物是指在温病流行期间或可能流行的季节,根据具体情况,对可能感染温邪的人群使用药物,以防止温病的发生与传播。使用较多的方法有以下几种。

(一)熏蒸预防

用药物燃烧、烟熏、沸蒸熏等。此法一般适用于以呼吸道为传播途径的温病预防。如在流行期间,用食醋按每立方米空间 2～10 ml 加清水 1 倍,在居室内煮沸蒸熏 1 小时,主要用于风温病的预防。又如采用苍术、艾叶烟熏剂在室内烟熏,可用于腮腺炎、水痘、猩红热、流行性感冒等传染病的预防。

(二)滴喷预防

用药物滴入鼻腔,或喷入咽部。此法多用于呼吸道传染病的预防。如在风温、春温、暑温病流行期间,把食醋用冷开水稀释后滴鼻。或用白芷 3 g、冰片 1.5 g、防风 3 g,共研细末,取少量吹入两侧鼻孔,或放在口罩内慢慢吸入。在白喉流行时,用锡类散喷入咽喉部。

(三)服药预防

用一味或多味中药煎服,或制成丸、散剂内服。如预防流感可选用金银花、连翘、野菊花、桉树叶、贯众、蟛蜞菊、黄皮叶等;预防流行性脑脊髓膜炎可选用大蒜、金银花、连翘、千里光、贯众、野菊花、蒲公英、鲜狗肝菜、鲜鬼针草等;预防流行性乙型脑炎可选用大青叶、板蓝根、牛筋草等;预防伤寒可选用黄连、黄柏等;预防猩红热可选用黄芩、忍冬藤等;预防麻疹可选用紫草、丝瓜子、贯众、胎盘粉等;预防病毒性肝炎可选用板蓝根、糯稻根、茵陈等;预防痢疾可选用马齿苋、大蒜、食醋等。

(四)食疗预防

在温病流行期间,有目的地食用一些食物,有助于减少被感染或发病的机会。如食用大蒜,或用马齿苋加大蒜煎服,可预防痢疾、肠炎等。在流行性脑脊髓膜炎流行时节,每日食用大蒜 5 g 左右,也有一定的预防作用。白喉流行时节,可食用甘蔗汁、胡萝卜汤等以预防。

学 习 小 结

预防是指在疾病发生之前采取一定的方法和措施以防止疾病的发生。由于温病是一类发病急骤,来势较猛,病情较重,多数具有传染性、流行性的急性外感热病,有些温病还会造成难以恢复的后遗症,若不及早采取有效措施进行预防,则可以在一定范围内形成流行,危害人民的健康和生命安全。因此,应重视对温病的预防,掌握预防温病的有效方法。

中医学对温病的预防有较为深刻的认识,创造了许多具有特色的预防方法。其一,为培固正气、增强体质,其中包括养生强体、顺应四时、固护正气、注意卫生等具体方法;其二,为及时诊治、控制传播,其中包括早期发现、及时诊治,及时隔离、控制传播等具体方法;其三,为预施药物,防止染病,其中包括熏蒸预防、滴喷预防、服药预防、食疗预防等具体方法。

各　论

第八章 风 温

导学

(1) 掌握风温的概念、主要证候类型及其辨证治疗。

(2) 熟悉风温的病因、发生机制、诊断、初起证候特点和传变规律。

(3) 了解风温与春温、感冒、肺痈的区别。

风温是感受风热病邪所引起的急性外感热病。其特点为初起以肺卫表热证为主要证候,继则出现邪热壅肺等气分证候,后期多表现为肺胃阴伤。本病四季均可发生,但以冬春两季多见,发于冬季的又称为冬温。

风温之名,首见于《伤寒论》,谓:"太阳病,发热而渴,不恶寒者,为温病,若发汗已,身灼热者,名风温。"但其所指系热病误汗后的坏证。晋代王叔和在《伤寒例》中提出的风温则是感受寒邪后,在发病过程中复感风邪所形成的一种热病。唐代孙思邈《备急千金要方》引《小品方》之葳蕤汤作为治疗张仲景所述风温的主方。宋代庞安时在《伤寒总病论》中说:"病人素伤于风,因复伤于热,风热相搏,则发风温。四肢不收,头痛身热,常自汗出不解,治在少阴厥阴,不可发汗,汗出则谵语。"提出了其病因与风热有关,也论述了其证治。至清代叶桂在《三时伏气外感篇》中明确提出:"风温者,春月受风,其气已温。"不仅明确了风温是感受时令之邪所致的春季新感温病,而且还阐明了其病机特点、传变趋向和治疗原则。其后,陈平伯著有关于风温的专著《外感温病篇》,对本病进行了详细的论述。谓:"风温为病,春月与冬季居多,或恶风,或不恶风,必身热,咳嗽,烦渴。"指明了本病的发生季节和初起的临床特点。此外,清代一些著名医家如吴瑭、章楠、吴坤安、王士雄等,都对风温的因、证、脉、治做了阐述和补充,从而进一步丰富了风温辨证论治的内容。

根据风温的病证特点和临床表现,西医疾病中发生于冬春季节的流行性感冒、急性支气管炎、大叶性肺炎、病毒性肺炎等,均可参考本病辨证论治。此外,临床各科呼吸系统疾病也可参考本病相关证候的辨治方法进行治疗。

第一节   病 因 病 机

一、病因与发病

风温的病因是风热病邪。春季风木当令,气候温暖多风,阳气升发,易于形成风热病邪。正如吴瑭所说:"风温者,初春阳气始升,厥阴行令,风夹温也。"冬季气候反常,应寒反暖,也易形成风热病邪。亦如吴坤安所说:"凡天时晴燥,温风过暖,感其气者即是风温之邪。"如素禀不足,正气虚弱,或起居不慎、寒温失调,可使卫气防御能力下降,风热病邪即可入侵而发病。

二、病机演变

风热病邪属阳邪,其性升散、疏泄,多从口鼻而入。肺位居高,首当其冲,故本病初起以邪犯肺卫为主。由于肺主气属卫,外合皮毛,卫气敷布皮毛,风热外袭,肺卫失宣,故病变初起即见发热、恶风、咳嗽、口微渴等肺卫证候。风温初起邪在肺卫,若感邪不甚,并经及时治疗,可终止病变发展,早期治愈。如肺卫之邪不解,则其发展趋向大致有两种情况:一是顺传气分;二是逆传心包。凡邪热由卫入气,属于风温渐进的传变过程,故称"顺传",大多出现邪热侵犯肺胃的病理变化:若肺经邪热亢盛,肺气壅滞,宣降失常,常见身热、咳喘、胸痛等症状;如阳明无形邪热炽盛,则见大热、大渴、大汗等临床表现。所谓"逆传"是与顺传相对而言,是指邪热由肺卫直接内传心包,闭阻心窍,出现神昏谵语、身热肢厥、舌謇、舌绛等危重证候,因疾病急剧变化,病情骤然加重,故称之为"逆传心包"。即叶桂所说:"温邪上受,首先犯肺,逆传心包。"风温病变后期,多呈肺胃阴伤之象。同时,在本病的发展过程中,也可出现正气骤然外脱,其既可与热闭心包之证同时出现,即"内闭外脱",也可在病之早期或极期发生,病情极为危重。

风温的病理变化以肺经为病变重心。风热病邪由口鼻而入,初起多有肺卫见症;继则表证解而肺热渐炽,出现邪热壅肺、肺失宣降之证;热郁于肺,炼液为痰,可致痰热阻肺,或痰热互结于上焦,气机失于通降而成痰热结胸之证;肺与大肠相表里,肺热下移大肠,可致肠腑气机不行,肠热内结而便秘,也可因肺热移肠,传导失司而泄泻不止;邪热在肺,易于耗伤肺胃之阴液,故风温后期多有肺胃阴伤的病理改变。

第二节   诊   断

一、诊断依据

1. **发病季节** 本病虽一年四季均可见到,但以春季和冬季为多,故发生于春、冬两季的外感热病,应考虑到风温的可能性。

2. **病证特点**　初起即见发热,恶风,咳嗽,口微渴,舌苔薄白、舌边尖红,脉浮数等肺卫见症。在病变中期,以邪热壅肺等气分证为主要病理改变,后期多呈现肺胃阴伤证候。

3. **发病特点**　发病急骤,传变迅速,易出现神昏谵语、舌謇肢厥等热陷心包证候。

二、鉴别诊断

1. **春温**　风温与春温都可发生于春季。春温是感受温热病邪自里而外发所致,其初起即可见身灼热,烦渴,甚则神昏、痉厥、斑疹等里热证候。春温初起病变部位在气分或营分,病情重、变化快,后期常见肝肾阴伤证候。

2. **感冒**　感冒有风寒、风热两大类。风寒感冒为风寒外袭肌表所致,虽然可见发热、恶寒等表证,但风寒感冒初起临床表现为恶寒重而发热轻,并有口不渴、无汗、苔白而舌不红、脉浮等症状。风热感冒病情多轻浅,初起以发热轻、微恶风、头痛鼻塞、咳嗽咽痛等肺卫失宣、清窍不利症状为主,病程短,一般不发生传变而出现脏腑病变。

3. **麻疹**　麻疹与风温病都可发生于冬、春两季。麻疹初起时可见发热、恶风、头痛、咳嗽等肺卫症状,与风温较为相似。但麻疹多有两眼发红、怕光、涕泪增多、鼻塞、打喷嚏等症状,发病后3～5日可出现皮疹,而在皮疹出现前,于口腔两侧近臼齿颊黏膜处就可出现灰白色小点,周有红晕,称为麻疹黏膜斑(又称滑氏斑)。麻疹以儿童为多见,易于发生流行。

4. **肺痈**　肺痈多为风热之邪侵犯于肺,热毒深重,蒸腐肺脏,血热壅聚,蕴酿化脓所致。初起临床表现与风温相似,但往往症状较重,常见寒战,发热持续难退,咯吐浊痰,渐带脓血,常在病程第二周后大量咳吐脓血痰,味腥臭。

第三节 ｜ 辨 证 论 治

一、辨治要点

(一) 辨证要点

1. **辨析肺经证候**　风温以手太阴肺为病变中心,初起即见肺卫表证,症见发热微恶寒、咳嗽、头痛、咽痛等;继则邪热壅肺,症见身热,咳喘,汗出,口渴;若伤及肺络,可见胸痛,咯痰带血,或吐铁锈色痰。后期多表现为肺胃阴伤,症见低热、咳嗽少痰、口干咽燥等。

2. **重视相关脏腑的病变**　如肺热传入阳明胃经,症见壮热、汗出、口渴、脉洪大等;肺热移肠,其热结肠腑者可见潮热、便秘、腹痛等;其热迫大肠者,可见下利色黄热臭;肺热波及营分,扰及血络者,则见肌肤红疹。

3. **注意证候的传变**　邪热由肺卫传入肺、胃、肠腑,热势虽盛,但邪尚在气分;若出现神昏谵语,多为邪热传入心包,病情较重;如出现正气外脱或化源欲绝,则病情更为危重。

(二) 治则治法

1. **治则**　风温的病变重心在肺经,故以清泄肺热为治疗原则。

2. **治法**　风温初起邪在肺卫,治以辛凉解表;邪传气分而在肺,治当清热宣肺,阳明热炽主以辛寒清气,阳明腑实则治以苦寒攻下;如逆传心包应清心开窍;后期肺胃阴伤,治宜甘寒清养肺胃之阴。

(三) 治疗禁忌

本病初,邪在肺卫,当以辛凉疏泄为主,忌用辛温发汗,如麻黄汤、桂枝汤等,以防劫夺肺津、心液,耗散肺起气、心阳。本病初起也不可过用寒凉,以免冰伏病邪,阻遏气机,使邪热难以外达,反而内陷。

二、常见证候辨治

(一) 邪袭肺卫

【证候】　发热,微恶风寒,无汗或少汗,头痛,咳嗽,口微渴,苔薄白,舌边尖红,脉浮数。

【病机】　本证见于风温初起,为风热病邪侵袭肺卫所致。邪犯于表,卫气被郁,开合失司,可见发热,微恶风寒,无汗或少汗;头为诸阳之会,卫气郁阻,经脉不利,则见头痛;风热之邪侵犯肺经,肺气失于宣降,则咳嗽;风热之邪易于损伤阴津,病邪初犯人体,津伤不甚,故口微渴;舌苔薄白,舌边尖红,脉浮数,均为风热侵袭肺卫之征。

【治法】　辛凉解表,宣肺泄热。

【方药】　银翘散或桑菊饮。

(1) 银翘散(《温病条辨》)

连翘一两　金银花一两　苦桔梗六钱　薄荷六钱　竹叶四钱　生甘草五钱　荆芥穗四钱　淡豆豉五钱　牛蒡子六钱

上杵为散,每服六钱,鲜苇根汤煎,香气大出即取服,勿过煮。肺药取轻清,过煮则味厚而入中焦矣。病重者,约二时一服,日三服,夜一服;轻者三时一服,日二服,夜一服;病不解者,作再服。

吴瑭说:"治上焦如羽,非轻不举。"本方即是取轻清宣透之品清宣肺卫之邪。方中荆芥穗、淡豆豉、薄荷解表透邪,祛邪外出;牛蒡子、甘草、桔梗轻宣肺气以止咳嗽;金银花、连翘、竹叶轻清泄热;芦根生津止渴。本方以辛凉为主,而稍佐辛温之品,如荆芥、淡豆豉,以增强疏表散邪之力,用于风热客表,表气郁闭较甚,临床见发热恶寒,无汗者较为合适。本方疏表散邪,轻清泄热之力较强,称为"辛凉平剂"。

(2) 桑菊饮(《温病条辨》)

杏仁二钱　连翘一钱五分　薄荷八分　桑叶二钱五分　菊花一钱　苦桔梗二钱　生甘草八分芦根二钱

水二杯,煮取一杯,日二服。

本方亦为辛凉解表之剂,方中桑叶、菊花、连翘、薄荷辛凉轻透以泄风热;桔梗、甘草、杏仁宣开肺气以止咳嗽;芦根生津止渴。本方轻清疏表散邪,长于宣肺止咳,称为"辛凉轻剂"。

【临床运用】　本证当与伤寒初起、风寒袭表之证相鉴别。两者均为病变初起,邪犯肌表之证,临床上均可见发热恶寒、头痛等症。但伤寒初起,风寒袭表,卫气郁阻较重,腠理闭塞,故恶寒重于发热,身无汗;寒性收引、凝滞,故头痛,身痛较重而脉浮紧;寒邪在表,故舌淡红,苔薄白。风温初起,风热犯于肺卫,阳热较甚,故发热重恶寒轻,脉浮数;热邪易于伤阴,则见口渴;热邪在表,则舌边尖红。

银翘散与桑菊饮均为辛凉解表方剂,适用于风热侵犯肺卫之证,但两者清解之力有轻重之别。银翘散中荆芥、豆豉等辛散透表之品合于辛凉药物中,其解表之力较胜,故称为"辛凉平剂",且金银花、连翘用量大,并配竹叶,清热作用较强;桑菊饮多为辛凉之品,力轻平和,其解表之力较逊于银翘散,为"辛凉轻剂",但方中杏仁肃降肺气,止咳作用较银翘散为优。所以,风温初起邪袭肺卫而偏于表热较重者,宜用银翘散;偏于肺失宣降,表证较轻,以咳嗽为主症者,宜用桑菊饮。

在运用银翘散时,如恶寒已解,可去荆芥、豆豉;如因风热灼津而口渴较甚者,则加天花粉、石斛以生津清热;如恶寒,身痛明显,无汗者,多属表郁较甚,可适当配合辛温疏散之品,如苏叶、防风之类;若热势较高,邪热化火者,可加入黄芩、虎杖等以清热泻火;咽喉肿痛者,可加马勃、玄参等以解毒消肿;因肺失宣降而致咳嗽较甚者,可加杏仁、橘红、川贝、枇杷叶等,以宣肺利气,化痰止咳;肺热盛而咯痰浓稠者,病变多已波及气分,可加黄芩、鱼腥草等以清肺化痰;鼻衄者去荆芥、豆豉,加白茅根、焦栀子等;若夹有湿邪而见胸膈满闷者,可加藿香、郁金等。

在运用桑菊饮时,若兼见热入气分而气粗似喘者,加生石膏、知母以清气分之热;如肺热甚,则加黄芩等以清肺热;如热盛伤津口渴者,可加天花粉以生津。

(二)肺热炽盛

1. 邪热壅肺

【证候】 身热,汗出,烦渴,咳喘,或咯痰黄稠,或痰中带血,或痰呈铁锈色,胸闷胸痛,舌红苔黄,脉数。

【病机】 本证为风热之邪入里,邪热壅阻肺经气分所致。邪热入里,热邪炽盛则身热,里热蒸迫津液外泄则汗出;热盛伤津则烦渴引饮。邪热壅肺,肺气失于宣降则胸闷;肺热气滞,脉络失和则出现胸痛;肺热灼液为痰则咯痰黄稠;热伤肺络,则可见痰中带血,或痰呈铁锈色;舌红苔黄,脉数,为气分里热征象。

邪热壅肺之证,其病机有侧重于肺气壅阻或侧重于肺热化火之别。胸闷、咳嗽、喘急为肺热壅阻之象;热盛、胸痛、咳吐腥臭黄痰或铁锈色痰、舌红苔黄、脉滑数为肺热化火之象。

【治法】 清热宣肺。

【方药】 麻杏石甘汤或千金苇茎汤。

(1) 麻杏石甘汤(《伤寒论》)

麻黄四两(去节) 杏仁(去皮尖)五十个 甘草(炙)二两 生石膏(碎,绵裹)半斤

上四味,以水七升,煮麻黄,减二升,去上沫,内诸药,煮取二升,去滓。温服一升。

方中麻黄辛温,宣肺平喘;石膏辛寒,清泄肺热。麻黄得石膏寒凉之制,则其功专于宣肺平喘,而不在解表发汗;石膏得麻黄,则其功长于清泄肺热。两药的用量,通常石膏多于麻黄5～10倍,并可根据肺气郁滞和邪热的轻重程度,调节石膏与麻黄的药量比例。方中配杏仁降肺气,以助麻黄止咳平喘;甘草生津止咳,调和诸药。

(2) 苇茎汤(《备急千金要方》)

苇茎(切)二升 薏苡仁半斤 冬瓜仁半升 桃仁三十枚

苇茎先煎去渣,下余药再煎。

方中重用苇茎(即芦根)清泄肺热;冬瓜仁、薏苡仁清化痰热,排脓解毒;桃仁活血逐瘀。此四药量大力专,有清热化痰、逐瘀排脓之效。可用于肺热亢盛而化火者,也可用于肺痈将成之时,咯吐腥臭脓痰者。

　　麻杏石甘汤与苇茎汤都可用于风温邪热壅肺者。但前者宣肺作用较强,用于咳喘较甚者为宜;后者以清泄肺热和化痰排脓为主,适用于肺热甚而肺气郁闭不甚,或有化脓倾向者。

　　【临床运用】　本证与邪袭肺卫证的不同之处在于邪袭肺卫属卫分证,见于风热上受,病发初起,病情轻浅,临床表现以发热并见恶寒、无汗或少汗、口渴不甚、苔薄白、脉浮数等为主;本证则为肺热炽盛之气分证,多从前证进一步发展而来,病情较重,系热邪壅肺,肺气不能宣降所致,临床上多见咳而兼喘,并有热盛、舌红苔黄等气分里热之象。

　　临床治疗时,如热毒炽盛者,可加金银花、连翘、虎杖、矮地茶、黄芩、鱼腥草、知母、金荞麦等以助清肺化痰之力。如胸膈疼痛较甚者,可加桃仁、郁金、瓜蒌、丝瓜络等以活络止痛。痰多而喘急显著者可加葶苈子、苏子等以降气平喘;痰中带血或咯血者加茜草炭、白茅根、侧柏炭、仙鹤草、焦栀子等以凉血止血。如咯吐腥臭脓痰者,可用千金苇茎汤加桔梗汤(《伤寒论》方:桔梗、甘草),桔梗不但能止咳,更有祛痰排脓之功;配合生甘草清热解毒,调和诸药。

　　2. **肺热腑实**

　　【证候】　潮热便秘,痰涎壅盛,喘促不宁,苔黄腻或黄滑,脉右寸实大。

　　【病机】　本证为既有肺经痰热壅阻,又有肠腑热结不通之肺肠同病证。痰热阻肺,肃降无权,则出现喘促不宁,右脉实大,舌苔也多见黄腻或黄滑。阳明腑实热结,腑气不通则潮热、便秘。由于肺与大肠相表里,肺气不降则腑气亦不易下行;肠腑中热结不通,则肺中之邪亦少外泄之机。

　　【治法】　宣肺化痰,泄热攻下。

　　【方药】　宣白承气汤(《温病条辨》)。

　　生石膏五钱　生大黄三钱　杏仁粉二钱　瓜蒌皮一钱五分

　　水五杯,煮取二杯,先服一杯,不知再服。

　　方中以生石膏清肺胃之热;杏仁、瓜蒌皮宣降肺气,化痰定喘;大黄攻下腑实。腑实得下,则肺热易清;肺气清肃,则腑气易通。所以,本方为清热宣肺,泄热通腑,肺肠合治之剂。正如吴瑭所说:"以杏仁、石膏宣肺气之痹,以大黄逐肠胃之结,此脏腑合治法也。"本方实取麻杏石甘汤、承气汤二方之意变制而成,因有宣肺通腑之功效,故称为宣白承气汤。

　　【临床运用】　邪热壅肺证也见发热、咳喘,与本证相似,但其属无形邪热壅肺,以肺失宣肃为主,而本证见痰涎壅盛,潮热便秘,属有形之邪阻于肺肠。

　　临床治疗时,如痰涎壅盛,可酌加竹沥、贝母、半夏、天竺黄等;如喘促较盛,可加葶苈子;如腹胀甚,可加枳壳、厚朴等。

　　3. **肺热移肠**

　　【证候】　身热,咳嗽,口渴,下利色黄热臭,肛门灼热,腹痛而不硬满,苔黄,脉数。

　　【病机】　本证为肺胃邪热下移大肠所致。邪热在肺,肺失清肃,则见身热、咳嗽;热伤肺胃阴液则口渴;肺与大肠相表里,肺热不解,邪热下迫大肠,传导失司,故下利色黄热臭,肛门灼热;苔黄、脉数均为气分里热之征。可见,肺肠同病为本证的基本特征,身热、咳嗽为肺热炽盛的表现,下利热臭、肛门灼热为邪热内迫大肠之象。

　　【治法】　苦寒清热止利。

　　【方药】　葛根黄芩黄连汤(《伤寒论》)。

　　葛根半斤　甘草(炙)二两　黄芩三两　黄连三两

　　上四味,以水八升,先煮葛根,减二升,内诸药,煮取二升,去滓,分温再服。

　　方中葛根解肌清热,生津止渴,升清气而止泄利;黄芩、黄连苦寒清热,坚阴止利;甘草甘缓和中,调和诸药。本方主在清热理肠,和中止利,正如陈平伯说:"温邪内逼,下注大肠则下利,治之者,宜清泄浊邪,不必专于治利。"本方出自《伤寒论》,原文为"太阳病,桂枝证,医反下之,利遂不止,脉促者,表未解也,喘而汗出者,葛根黄芩黄连汤主之。"所以,本方对仍有表证存在者也适用。

【临床运用】 肺热腑实证也是肺肠同病,但本证为肺热下迫大肠而运化失司,故身热、咳嗽、下利稀便、色黄热臭、而无肺热腑实证之潮热便秘、痰壅喘促等症。本证见下利热臭、肛门灼热,与腑实证之热结旁流颇为相似。其区别在于本证为热移大肠,下利多为黄色稀便而不是稀水。又因为本证内无燥屎结于肠腑,故虽可出现腹痛,但按其腹部并无硬满感觉。而热结旁流的腑实证则为燥屎内结,粪水从旁而流下,故下利多恶臭稀水,腹部必硬满,按之作痛。

临床治疗时,若肺热较甚,可加入金银花、鱼腥草、桔梗等以清肺宣气;如咳嗽较甚可加桑白皮、枇杷叶等;如腹痛较甚,可加白芍;下利较甚可加白头翁、马齿苋、地锦草等以清热止痢;如呕吐恶心者,可加藿香、姜竹茹以化湿止呕,也可配合苏叶。

4. 肺热发疹

【证候】 身热,肌肤发疹,疹点红润,咳嗽,胸闷,舌红苔薄白,脉数。

【病机】 本证为肺经气分热邪外窜肌肤,波及营络所致。邪热内郁则身热;肺气不宣,肺气壅滞则见咳嗽、胸闷。肺热波及营分,窜入血络,则可外发皮疹,多粒小而稀疏,常见于胸部,按之退色。该皮疹为肺热波及营分而致,其病机重点仍在气分,与营分证之见斑点隐隐者不同,正如陆子贤在《六因条辨》中所说:"疹为太阴风热。"

【治法】 宣肺泄热,凉营透疹。

【方药】 银翘散去豆豉,加细生地黄、牡丹皮、大青叶,倍玄参方(《温病条辨》)。

连翘一两 金银花一两 苦桔梗六钱 薄荷六钱 竹叶四钱 生甘草五钱 芥穗四钱 牛蒡子六钱 细生地黄四钱 大青叶三钱 牡丹皮三钱 玄参一两

本方为银翘散加减而成,但因本证邪不在表,故去温散透表之豆豉,以防助长热势;又因肺热波及营分,营热较甚,窜入血络而发疹,故加入生地黄、牡丹皮、大青叶、玄参以凉营泄热解毒。诸药合用,共奏宣肺泄热、凉营透疹之效。

【临床运用】 若无表郁见证,可去荆芥;皮疹明显者,则可加入蝉蜕、浮萍等透疹外出。

(三) 痰热结胸

【证候】 身热面赤,渴欲凉饮,饮不解渴,得水则呕,胸脘痞满,按之疼痛,便秘,苔黄滑,脉滑数有力。

【病机】 本证为邪热入里,与痰搏结于胸脘而成。热盛于里,故面赤身热;痰热内阻胸脘,津不上承,则口渴,因内有邪热,故欲得冷饮,但属痰热有形之邪结于胸脘,故饮不解渴,得水则呕;痰热内阻,致气机不畅,故胸脘痞满;因有形之邪内结胸脘,故按之疼痛;痰热内阻,腑气不通,故大便秘结;苔黄滑,脉滑数有力,为痰热内阻之象。

【治法】 清热化痰开结。

【方药】 小陷胸加枳实汤(《温病条辨》)。

黄连二钱 瓜蒌三钱 枳实二钱 半夏五钱

急流水五杯,煮取二杯,分二次服。

本方为《伤寒论》小陷胸汤加枳实而成。方中黄连苦寒清热燥湿,瓜蒌化痰宽胸,半夏化痰散结,枳实降气开结。四药配合,属辛开苦降之法,有清热化痰开结之功。

【临床运用】 本证身热面赤,渴欲凉饮,有似阳明无形热盛之象,但舌黄滑而非黄燥,且有胸脘满痛之感,则显非阳明经证。其见大便秘结,又有似阳明腑实,但腑实便秘,必见潮热或腹部硬满疼痛,今身热,便秘而腹不硬痛,且舌苔亦不黄厚干燥,脉象亦不沉实,则非腑实便秘可知。

临床治疗时,如呕恶较甚,可加竹茹、生姜汁以和胃降逆;如胸脘胀痛而涉及两胁者,加柴胡、黄芩。

(四)邪入阳明

1. 热炽阳明

【证候】 壮热,恶热,汗大出,渴喜冷饮,苔黄而燥,脉浮洪或滑数。

【病机】 本证病变部位在阳明胃经,其热势为无形邪热弥漫。阳明胃热亢盛,里热蒸腾,故壮热,恶热,苔黄而燥,脉浮洪或滑数。里热迫津外泄,故汗大出;热盛伤津,引水自救,故渴喜冷饮。

【治法】 清热保津。

【方药】 白虎汤(《伤寒论》)。

知母六两　石膏(碎)一斤　甘草二两　粳米六合

上四味,以水一斗,煮米熟汤成,去滓,温服一升,日三服。

白虎汤为清泄阳明胃热的代表方剂。方中生石膏辛寒,入肺胃经,能大清胃热,达热出表,可除气分之壮热;知母苦寒而性润,入肺胃二经,清热养阴;知母配石膏,可增强清热止渴除烦之力;生甘草泻火解毒,调和诸药,配粳米可保养胃气,祛邪而不伤正,配石膏则可甘寒生津。本方四药相配,共奏清热保津之功。

【临床运用】 如热毒盛者,可加金银花、连翘、板蓝根、大青叶等清热解毒之品;里热化火者,可佐黄连、黄芩等以清热泻火;如津伤显著者,可加石斛、天花粉、芦根等以生津。如热盛而津气耗损,兼有背微恶寒,脉洪大而芤者,可加人参以益气生津,即为白虎加人参汤;如见肺热壅盛而咳喘者,可加杏仁、瓜蒌皮、黄芩、鱼腥草等以清肺化痰。

吴瑭提出用白虎汤有"四禁",即"脉浮弦而细者,不可与也;脉沉者,不可与也;不渴者,不可与也;汗不出者,不可与也"。但在临床上也不必完全拘泥于此"四禁",大凡掌握表证未解者当慎用,而里热未盛,或病非阳明邪热浮盛,或属阳明腑实,或属里虚证者,多在禁用之例。

2. 热结肠腑

【证候】 日晡潮热,时有谵语,大便秘结,或纯利恶臭稀水,肛门灼热,腹部胀满硬痛,苔老黄而燥,甚则灰黑而燥裂,脉沉实有力。

【病机】 本证多由肺经邪热不解,传入胃肠,与肠中积滞糟粕相结而成。邪热内结肠腑,里热熏蒸而致日晡潮热。邪热与肠中糟粕相结,传导失职,大便秘结不通。若是燥屎内阻,粪水从旁流下,则可表现为利下纯水,是谓"热结旁流"。其所下之水必恶臭异常,且肛门有灼热感。燥屎内结,腑气壅滞不通,故腹部胀满硬痛,按之痛甚。热结于内,里热熏蒸,腑热上扰神明,则时有谵语;苔黄燥或灰黑而燥,脉沉实有力,均为里热成实之象。

【治法】 软坚攻下泄热。

【方药】 调胃承气汤(《伤寒论》)。

甘草(炙)二两　芒硝半斤　大黄(清酒洗)四两

上三味,切,以水三升,煮二物至一升,去滓,内芒硝,更上微火煮一二沸,温顿服之,以调胃气。

方中以大黄苦寒攻下泄热;芒硝咸寒软坚泄热润燥,助大黄泻下腑实;甘草以缓硝黄之峻,使其留中缓下。本方不仅能攻下大肠热结,还有泄胃中积热以调胃气之功,故名为调胃承气汤。因其方中不用枳实、厚朴而加甘草,是《伤寒论》三承气汤中攻下力最缓者,可称之为缓下热结之法。

【临床运用】 如见腹胀满较甚,可加枳实、厚朴以行气破坚,但这两味药性偏温燥,津伤甚者当慎用;如见苔灰黑而燥,则为津伤已甚,可加玄参、生地黄、麦冬等以攻下泄热,生津养液,即为增液承气汤。若热毒较甚,可加入黄连、黄芩、栀子、黄柏以苦寒攻下,清热解毒。

3. 胃热阴伤

【证候】 身热自汗,面赤,口舌干燥而渴,虚烦不眠,气短神疲,身重难以转侧,时时泛恶,纳谷不馨,苔黄而燥,舌红而干,脉细数。

【病机】 本证为胃热津伤之证。邪热入胃,胃热炽盛,邪正剧争则身热。阳明之脉起于鼻而绕于颜面,胃热上扰则面赤。胃热炽盛,逼津外泄则汗出。胃津已伤,则口舌干燥而渴。胃热内扰,则虚烦不眠。气虚未复,则气短神疲。气随津泄则气机失运,故身重难以转侧。胃之气阴两伤,失于和降,故时时泛恶、纳谷不馨。苔黄舌红、脉细数是邪热未解而阴液已伤之象。

【治法】 清泄胃热,生津益气。

【方药】 竹叶石膏汤(《伤寒论》)。

竹叶二把　生石膏一斤　半夏(洗)半升　麦冬(去心)一升　人参二两　甘草(炙)二两　粳米半升

上七味,以水一斗,煮取六升,去滓,内粳米,煮米熟,汤成去米,温服一升,日三服。

方中竹叶、石膏清泄阳明胃热,麦冬滋养胃阴,粳米和胃生津。半夏虽为辛温之品,但能降逆解郁,并能和胃,在寒凉滋润药中少量用之,既可防止麦冬之滋腻,又合甘草以保胃气,颇得用药之妙。人参益气养胃生津。本方组方如吴谦所云,"以大寒之剂易为清补之方"。诸药配伍,祛邪不伤正,扶正不恋邪,共奏清热生津、益气和胃之功。

【临床运用】 气阴耗伤较重者,方中人参可用西洋参替代以益气阴;痰热内阻者,可加竹沥清热化痰;热毒较重者,可加入金银花、虎杖、败酱草、鱼腥草等清热解毒;呕恶较甚,加竹茹、橘皮和胃止呕。

(五) 热入心包

1. 热陷心包

【证候】 神昏谵语,或昏愦不语,身体灼热,四肢厥冷,舌謇,舌色鲜泽,脉细数。

【病机】 本证多因气分、营血分邪热传入心包所致,也可于病变初期,肺卫之邪不顺传气分,而是直接传入心包而成,即为逆传心包。本证来势凶险,病情较重,属危重之证。邪热内陷,阻闭包络,闭塞机窍,扰乱神明,则见神昏,或昏愦不语;心包热盛,营阴耗损,心之苗窍不利,则舌謇而舌色纯绛鲜泽;营阴耗损,则脉象细数;邪热内闭,阻滞气机,阳气不达于四肢,故见四肢厥冷。其热闭浅者,则肢厥较轻,热闭愈重则肢厥愈甚,即所谓"热深厥亦深"。

【治法】 清心开窍。

【方药】 清宫汤送服安宫牛黄丸或紫雪丹、至宝丹等。

(1) 清宫汤(《温病条辨》)

玄参心三钱　莲子心五钱　竹叶卷心二钱　连翘心二钱　犀角尖(水牛角代,磨冲)二钱　连心麦冬三钱

本方专清包络邪热,包络为心之宫城,故清心包之热谓之清宫。方中原用犀角,能清心凉营,现

临床上都用水牛角代之;玄参心、莲子心、连心麦冬可清心滋液;竹叶卷心、连翘心则清心泄热。诸药合用,清心泄热,凉营滋阴,以使心包邪热向外透达而解。

(2) 安宫牛黄丸(引《温病条辨》)

牛黄一两　郁金一两　犀角一两　黄连一两　朱砂一两　冰片二钱五分　麝香二钱五分　珍珠五钱　栀子一两　雄黄一两　黄芩一两

上为极细末,炼老蜜为丸,每丸一钱,金箔为衣,蜡护。脉虚者人参汤下,脉实者金银花、薄荷汤下,每服一丸。大人病重体实者,日再服,甚至日三服;小儿服半丸,不知再服半丸。

(3) 紫雪丹(引《温病条辨》)

滑石一斤　石膏一斤　寒水石一斤　磁石(水煮)二斤　捣煎、去滓,入后药:羚羊角五两　木香五两　犀角五两　沉香五两　丁香一两　升麻一斤　玄参一斤　炙甘草半斤　上八味,并捣挫,入前药汁中微火煎,去滓,入后药:朴硝、硝石各二斤。提净,入前药汁中,微火煎,不住手将柳木搅,候汁欲凝,再加入后二味:辰砂(研细)三两　麝香(研细)一两二钱　入煎药拌匀。合成,退火气。冷水调服一二钱。

(4) 至宝丹(引《温病条辨》)

犀角(镑)一两　朱砂(飞)一两　琥珀(研)一两　玳瑁(镑)一两　牛黄五钱　麝香五钱

以安息香重汤炖化,和诸药为丸一百丸,蜡护。

安宫牛黄丸、至宝丹、紫雪丹三方皆有清热解毒、透络开窍、苏醒神志之功,属凉开之剂,是传统治疗温病神昏之要药,俗称"三宝"。三方药物组成不同,功效各异。安宫牛黄丸药性最凉,长于清热兼能解毒,主要用于高热昏迷之症;紫雪丹药性偏凉,长于止痉息风,泄热通便,多用于高热惊厥之症;至宝丹则长于芳香辟秽,多用于窍闭谵语之症。

【临床运用】　本证与营分证营热扰心而致的神昏有所不同:营分证的神志症状较轻,且无舌謇肢厥,而常见斑点隐隐;热陷心包则有明显的神志症状。热结肠腑证与本证均可出现神志异常,但热结肠腑乃肠腑浊热上扰神明,表现为腹满,便结,脉沉实,谵语或有或无,神志症状一般较轻,时间也较短。

临床应用时,方中犀角均应以水牛角(5~10倍剂量)代替,并可配合大青叶、生地黄等药,以发挥凉血解毒作用。若见痰热蒙蔽心包,神昏肢厥,舌苔浊腻者,可去莲心、麦冬,加入芳香透泄、宣化湿浊之石菖蒲、郁金、金银花、赤豆皮,以清心豁痰、芳香开窍。本证病情严重,可采用中西医结合治疗,现代临床上常用清开灵注射液或醒脑静注射液加入葡萄糖液中静滴。两者均是以安宫牛黄丸为基础而制成的新剂型,使用较方便,奏效亦快。

2. 热入心包兼阳明腑实

【证候】　身热,神昏,舌謇,肢厥,便秘,腹部按之硬痛,舌绛,苔黄燥,脉数沉实。

【病机】　本证为手厥阴心包与手阳明大肠俱病之证。热陷心包,心经热盛则身热,舌色绛;邪热内盛,阳气闭郁,不能外达则肢厥;邪阻包络,闭塞机窍则神昏谵语。阳明腑实,燥屎内结,故大便秘结,腹部按之硬痛;苔黄燥,脉数沉实,为热结肠腑之象。

本证所见的身热、神昏、肢厥等症,在一般的阳明腑实证亦能出现,但单纯的阳明腑实证不致舌謇而言语不利,神昏程度亦较轻。

【治法】　清心开窍,攻下腑实。

【方药】　牛黄承气汤(《温病条辨》)。

即用前安宫牛黄丸二丸,化开,调生大黄末三钱,先服一半,不知再服。

本方以安宫牛黄丸清心包热闭,生大黄攻阳明腑实。

【临床运用】 如燥结津伤甚者,可加入芒硝、玄参等软坚生津;如心包见证严重而燥结不甚者,可先予清心开窍而后再行攻下。

(六)正气外脱

【证候】 身体灼热,神志昏愦,倦卧,气息短促,汗多,脉散大或细数无力;或发热骤退,面色苍白,四肢厥冷,汗出不止,虚烦躁扰,气息短促,舌淡,脉微细欲绝。

【病机】 风温发生正气外脱可见于热陷心包之后,由邪热内闭于心包,继而正气外脱,即"内闭外脱"。由于邪热闭于心包,故身热而神昏;正气外脱,则倦卧,气息短促,汗多,脉散大或细数无力。内闭外脱可进而引起气脱亡阳。本证也可发生在风温病变过程中,甚至在病之早期,因邪气太盛而正气大虚,导致正气暴脱,阳气外亡,则发热骤降而四肢厥冷;气失固摄,津不内守则汗出不止;气虚不足以息,则呼吸短促;心失所养,心神散佚则虚烦躁扰;心阳虚衰,心血不能上荣则面色苍白而舌淡;脉微细欲绝为心阳虚衰、正气暴脱之征。

【治法】 益气敛阴固脱或回阳固脱,如属内闭外脱者,配合清心开窍。

【方药】 生脉散或参附汤,属内闭外脱者配合安宫牛黄丸(方见本章)。

(1)生脉散(引《温病条辨》)

人参三钱 麦冬(不去心)二钱 五味子一钱

水三杯,煮取八分二杯,分二次服,渣再煎服,脉不敛,再作服,以脉敛为度。

方中用人参补益气阴,麦冬与五味子酸甘化阴,守阴留阳,气阴内守则汗不外泄、气不外脱。全方有益气敛阴固脱之功,适用于气阴外脱之证。

(2)参附汤(《医方类聚》引《济生续方》)

人参半两 附子(炮,去皮脐)一两

上㕮咀,分作三服。水二盏,加生姜十片,煎至八分,去滓,食前温服。

方中以人参大补元气,附子温壮真阳。二药合用,具有回阳、益气、固脱的功效,适用于阳气暴脱之证。

【临床运用】 若见汗出淋漓者,可加龙骨、牡蛎止汗固脱。现代生脉散和参附汤均已制成注射液,使用更方便,奏效亦快。

(七)余邪未净,肺胃阴伤

【证候】 低热或不发热,干咳不已或痰少而黏,口舌干燥而渴,舌干红少苔,脉细。

【病机】 本证多见于风温病恢复期。低热不退为余邪未净之征,如不发热提示邪热已解。肺阴耗伤,不能润养肺金,肺气失于宣降,则咳嗽而无痰,或痰少而黏;肺胃阴伤,则口舌干燥而渴。舌干红少苔,脉细,均为阴液不足之象。

【治法】 滋养肺胃,清涤余邪。

【方药】 沙参麦冬汤(《温病条辨》)。

沙参三钱 玉竹二钱 生甘草一钱 冬桑叶一钱五分 麦冬三钱 生扁豆一钱五分 花粉一钱五分

水五杯,煮取二杯,日再服。

方中以沙参、麦冬、玉竹、花粉甘寒生津,润养肺胃;生扁豆、甘草扶助胃气;桑叶轻清宣透以散余邪。诸药相配,共奏清养肺胃之功。

【临床运用】 肺经热邪尚盛者,加知母、地骨皮等;胃阴伤明显者,加石斛、芦根;咳重者加杏仁、贝母、枇杷叶等;纳呆者加炒谷麦芽、神曲等。肺胃阴伤还可配合饮食疗法,如进食雪梨汁、荸荠汁、石斛茶等,常有较好效果。同时,应注意避免过早进食油腻和辛辣食物。

医 案 类 举

1. 风热外袭,痰热内结

柴某,男,42岁,住院号:72/1842。

一诊:1972年5月14日 T 39.5℃。

身热咳嗽咯痰十日,有汗不解,时恶寒,胸闷痛,口干不欲饮水,曾用青霉素、链霉素治疗不效,刻下:苔薄黄腻,脉浮弦数,大便艰少。白细胞总数 1.42×10⁹/L,中性粒细胞 31%。胸透视:右下肺炎。风温夹湿,交阻肺卫,清肃失司,肺热传肠,传导失常。今拟宣肺豁痰,清热化湿通腑法。

淡豆豉9克 黑栀子9克 金银花15克 连翘15克 蒲公英30克 杏仁9克 鲜芦根二支 冬瓜子30克 薏苡仁30克 全瓜蒌12克 枳实12克 玄明粉(冲服)4.5克 一日服2剂

二诊:1972年5月15日 T 37.7℃。

表证已罢,身热见减,咳嗽亦瘥,无痰,腑气亦通,昨夜汗出较多,口干不欲饮水,舌苔白腻,头晕胸闷,纳不馨。温邪挟湿,恋于肺胃,气机失畅,再拟清化宣肺和中法。

杏仁9克 炒薏苡仁30克 白蔻仁(研细,后入)3克 金银花15克 连翘15克 川朴花4.5克 鲜芦根一支 冬瓜子18克 桃仁12克 蒲公英30克 2剂

三诊:1972年5月17日。

身热净退,纳食渐增,咳嗽,胸闷,口干不欲饮水等症减而未除,苔薄腻,脉滑。邪湿渐化未清,胃腑已有醒豁之功,肺金未得清肃之权,仍守前法出入,祛邪务尽之意。

前方去蔻仁、金银花、连翘,加紫菀9克,枇杷叶(包煎)12克,生甘草3克。

1972年5月19日 胸透示右下肺炎已大部分吸收,白细胞总数 0.79×10⁹/L,中性粒细胞 71%,再予清养肺胃止咳之剂3剂而出院。

按语:本例在外院注射青霉素旬日未愈。审其证乃知风热外袭,痰热内结,内外合邪,故予银翘辛凉透表,苇茎汤清热化痰,一日夜2剂而热减。但继见舌苔白腻,汗多而热不退尽,脘闷,口干不欲饮等症,此是温邪虽减而蕴湿未化之征兆,乃用三仁汤合苇茎汤宣化湿热,2剂而热退清,是湿化而热始退也。同时本例因有便艰之症,故方中加入枳实、瓜蒌、玄明粉等化痰通腑,盖肺与大肠相表里,腑气通则肺热得从下泄,乃釜底抽薪之法。凡温病但见便艰,不论病期早迟,皆可通下,使邪热随腑气而得泄,为治温病之一法,故文献中有"温病下不嫌早"之论,在临床上值得引起重视。(严世芸,郑平东,何立人,等.张伯臾医案.上海:上海科学技术出版社,2003:9-10.)

2. 风温犯肺

张某,男,2岁,1959年3月10日。

因发热3日住某医院。住院检查摘要:血化验:白细胞总数 27.4×10⁹/L,中性粒细胞 76%,淋巴细胞 24%,体温 39.9℃,听诊:两肺水泡音。诊断:腺病毒肺炎。

病程与治疗:住院后,曾用青、链、合霉素等抗生素药物治疗。会诊时,仍高热无汗,神昏嗜睡,咳嗽微喘,口渴,舌质红,苔微黄,脉浮数。乃风温上受,肺气郁闭。宜辛凉轻剂,宣肺透卫,方用桑

菊饮加味。处方：

桑叶一钱 菊花二钱 连翘一钱五分 杏仁一钱五分 桔梗五分 甘草五分 牛蒡子一钱五分 薄荷八分 苇根五钱 竹叶二钱 葱白三寸 共进2剂。

药后得微汗，身热略降，咳嗽有痰，舌质正红，苔薄黄，脉滑数，表闭已开，余热未彻，宜予清疏利痰之剂。处方：

苏叶一钱 前胡一钱 桔梗八分 桑皮一钱 黄芩八分 天花粉二钱 竹叶一钱五分 橘红一钱 枇杷叶二钱 再服1剂。

微汗续出而身热已退，亦不神昏嗜睡，咳嗽不显，唯大便两日未行，舌红减退，苔黄微腻，脉沉数，乃表解里未和之候，宜原方去苏叶加枳实一钱、莱菔子一钱、麦芽二钱。

服后体温正常，咳嗽已止，仍未大便，舌中心有腻苔未退，脉滑数，乃肺胃未和，拟调和脾胃，利湿消滞。处方：

冬瓜仁四钱 杏仁二钱 苡仁四钱 苇根五钱 炒枳实一钱五分 莱菔子一钱五分 麦芽二钱 焦山楂二钱 建曲二钱

服二剂而诸证悉平，食、眠、二便俱正常，停药食养痊愈出院。

按语：叶桂谓"风温上受，首先犯肺"，故以桑菊清轻辛凉之剂，宣肺以散上受之风，透卫以清在表之热。2剂即得微汗，再剂即身热已退，慎勿见其为腺病毒肺炎，初起即投以苦寒重剂，药过病所，失去清轻透达之机，则反伤正阳，易使轻者重，重者危。因思吴瑭所谓"治上焦如羽，非轻不举"，实为临床经验之谈。（中医研究院主编.蒲辅周医案.北京：人民卫生出版社，1972：178.）

3. 风温痰热痉厥

徐孩，发热6日，汗泄不畅，咳嗽气急，喉中痰声辘辘，咬牙嚼齿，时时抽搐，舌苔薄腻而黄，脉滑数不扬，筋纹色紫，已达气关。前医叠进羚羊、石斛、钩藤等，病情加剧。良由无形之风温与有形之痰热，互阻肺胃，肃降之令不行，阳明之热内炽，太阴之温不解，有似痉厥，实非痉厥，即马脾风之重症，徒治厥阴无益也。当此危急之秋，非大将不能去大敌，拟麻杏石甘汤加减，冀挽回于万一。

麻黄一钱 杏仁三钱 甘草一钱 石膏三钱 象贝三钱 天竺黄二钱 郁金一钱 鲜竹叶三十张 竹沥五钱冲 活芦根（去节）一两

二诊：昨投麻杏石甘汤加减，发热较轻，咬牙嚼齿抽搐均定，佳兆也。惟咳嗽气逆，喉中尚有痰声，脉滑数，筋纹缩退，口干欲饮，小溲短赤。风温痰热交阻肺胃，一时未易清彻，仍击鼓再进。

麻黄一钱 杏仁三钱 甘草一钱 石膏三钱 象贝三钱 广郁金一钱 天竺黄二钱 马兜铃一钱五分 冬瓜子三钱 淡竹沥五钱冲 活芦根（去节）二两

三诊：两进麻杏石甘汤以来，身热减，气急平，嚼齿抽搐亦平，惟咳嗽痰多，口干欲饮，小溲短赤，大便微溏色黄。风温已得外解，痰热亦有下行之势，脉仍滑数，余焰留恋，然质小体稚，毋使过之，今宜制小其剂。

净蝉衣八分 川象贝一钱五分 金银花三钱 冬桑叶三钱 通草八分 杏仁三钱 炙远志五分 连翘一钱五分 冬瓜子三钱 天花粉三钱 兜铃一钱五分 活芦根（去节）一两 荸荠汁一酒杯冲

按语：此属风温，痰热壅肺致痉厥。前医用羚羊、石斛、钩藤等凉肝息风之品不仅动风之症不能解，且有寒凉阴柔之品遏阻，邪热内闭之弊。丁氏以麻杏石甘汤加减治之，待身热减，气急平，仍有余焰留恋者,又以小剂疏肺化痰,清解余热治之而告愈。(武进县医学会编.丁甘仁医案.南京:江苏科学技术出版社,1988:103-104.)

学 习 小 结

　　风温是感受风热病邪引起的急性外感热病,以肺经为病变中心,初起以肺卫证候为主要表现,中期多表现为肺热壅盛,后期常见肺胃阴伤,多发于春冬两季。本病初起邪袭肺卫时,治以辛凉透表。其中表热较著者,宜用银翘散;偏于肺气失宣而以咳嗽为主要表现者,宜用桑菊饮。风温病传变迅速,其中顺传气分者,多见邪热壅肺、肺热腑实、肺热移肠、肺热发疹、痰热结胸、热炽阳明、热结肠腑、胃热阴伤等证候类型。其中,属邪热壅肺、肺气郁闭甚者可用麻杏石甘汤,而肺热化火、热毒盛者可用千金苇茎汤加味;痰热阻肺而腑有热结者,可用宣白承气汤清肺化痰、泄热攻下;如肺热移肠者,可用葛根黄芩黄连汤清热止利;如肺热发疹者,宜用银翘散去豆豉加细生地黄、牡丹皮、大青叶,倍玄参方,以宣肺泄热、凉营透疹。如属痰热结胸者,可用小陷胸加枳实汤。如肺热传入阳明,邪热炽盛者,可用白虎汤清热保津;如阳明热结而成腑实者,当用调胃承气汤以软坚攻下泄热;如出现胃热阴伤者,用竹叶石膏汤。本病邪热传入心包,则有热陷心包、热陷心包兼阳明腑实等证候类型。热陷心包者,治以清心开窍,用清宫汤送服"三宝";热闭心包而兼有腑实者,可用清心开窍、攻下泄热之牛黄承气汤。本病还可发生正气外脱,其中如发生于热闭心包之后,称为内闭外脱。对正气外脱者,应区别气阴外脱和阳气外脱而分别用生脉散或参附汤,以固脱为急务,如伴热闭心包者,配合安宫牛黄丸等以开窍。风温病后期多见余热未净而肺胃阴津已伤,可用滋养肺胃津液之沙参麦冬汤。

第九章 春 温

导学

（1）掌握春温的概念、主要证候类型及其辨证治疗。

（2）熟悉春温的病因、发生机制、初起证候特点和传变规律；春温的诊断及与风温的鉴别。

春温是发生于春季，由温热病邪郁伏所致，初起以气分或营分里热证为主要证候的急性外感热病。症见高热、心烦、口渴、舌红、苔黄，甚则神昏、痉厥、斑疹等。具有起病急骤，病情严重，变化较多，初起里热较盛，后期易耗伤肝肾阴液等特点。

春温初起即见里热证，故历代医家多将其视为冬季感受寒邪，郁伏化热而发于春季的伏气温病。这种认识最早见于《内经》，《素问·生气通天论》提出"冬伤于寒，春必病温"。《素问·金匮真言论》指出阴精不足是春温发病的内在条件，认为"夫精者，身之本也，故藏于精者，春不病温"。晋代王叔和在《伤寒例》中指出："冬时严寒……中而即病者，名曰伤寒，不即病者，寒毒藏于肌肤，至春变为温病。"认为春温的发生与病邪在体内的伏藏蕴化有关，并指出病邪伏藏的部位。宋代郭雍首先提出"春温"病名，他在《伤寒补亡论》中提出："冬伤于寒，至春发者，谓之温病；冬不伤寒，而春自感风寒温气而病者，亦谓之温；及春有非节之气中人为疫者，亦谓之温。"将发生于春季"自感风寒温气"及"春有非节之气中人为疫"的其他外感温热病也归在春温的范畴。元代王安道在《医经溯洄集》中明确将春温局限于伏气温病范围，认为其病理特点为"怫热自内而达于外"，故起病即见里热证，并确定了"清里热"为主的治疗原则。至清代，人们对春温的认识日渐深刻和丰富。叶桂也认为春温系伏邪为病，他在《三时伏气外感篇》中提出"春温一证，由冬令收藏未固，昔人以冬寒内伏，藏于少阴，入春发于少阳"，治疗当"以黄芩汤为主方，苦寒直清里热，热伏于阴，味苦坚阴乃正治"。俞根初在《通俗伤寒论》中对春温发病部位及证候类型进行了精辟的阐述，提出："伏温内发，新感外束，有实有虚，实邪多发于少阳募原，虚邪多发于少阴血分、阴分。"陆子贤在《六因条辨》中列"春温条辨"专篇，对春温证治进行逐条分析，切合临床运用。柳宝诒在《温热逢源》中对春温的因证脉治做了更为系统全面的总结，形成了春温的辨证施治理论体系，被认为是集历代医家论述之大成，如今凡论春温者，莫不参阅此书。

根据春温发病的季节特点和临床表现，西医学中发生于春季的重型流行性感冒、流行性脑脊髓膜炎、化脓性脑膜炎、病毒性脑炎、败血症等，如发病之初即有明显里热证候，可参考本病辨证论治。此外，临床各科疾病，如表现出春温证候特点者，亦可参考本病相关证候辨证施治。

第一节 病因病机

一、病因与发病

关于春温的病因,传统的观点认为是"伏寒化温",即春温的发生是由于冬季感受寒邪,当时未立即发病,邪气伏藏于体内,日久寒邪郁而化热,形成温热内蕴,至春季阳气升发之时,向外透发,或外感时令之邪,引动内伏温热之邪而出,发为春温。近年来有学者根据历史上有医家提出春温有新感而发的观点,认为春温的病因是春季的温热病邪,这种病邪具有较强的致病力,其侵入人体后迅速由表入里,郁伏气分或营分,故病变初期多以里热证为主要表现。同时,在病变过程中里热亢盛,容易伤阴、化火,并出现神昏谵语、痉厥抽搐、斑疹、出血等危重证候。温热病邪易于耗伤人体的肝肾阴液,故春温后期多表现为肝肾真阴耗损之证。上述两种观点虽然说法不一,但都突出了春温的致病因素具有较突出的温热特性,致病初起即表现出里热亢盛的证候特点。

春温发病的内因是阴精先亏,正气不足。如《素问·金匮真言论》所言:"夫精者,身之本也,故藏于精者,春不病温。"凡摄生不慎,过度操劳,思虑多欲,房事不节,汗泻过度,大病之后,禀赋不足等,均可导致阴精亏损,失于封藏,形成阴精不足的体质。而本病的发生,多由于素体阴精亏虚,招致温热病邪侵袭而致病。清代医家柳宝诒在《温热逢源》中指出:"经曰:冬伤于寒,春必温病。又曰:冬不藏精,春必病温。分而言之,则一言其邪之实,一言其正之虚。合而言之,则惟其冬不藏精而肾气先虚,寒邪乃得而伤之。"此处所言肾气先虚,就一般而论,应以阴精亏损为主,但有时也出现肾阳亏损者。

二、病机演变

春温发病总以邪郁内发,里热炽盛为特点。但由于冬季感寒、伏邪郁久而化热形成的温热病邪伏藏的部位不同,阴精亏损程度不一,故春温有病发于气分和病发于营分的不同,其病势发展也有所不同。初起病发于气分者,邪热虽盛,但正气抗邪能力亦强,其病情较发于营分者为轻,若病势进一步发展,可向营、血分深入。初起病发于营分者,为热邪深伏,营热炽盛,营阴亏耗,病情较邪发气分者为重。其病势发展,营分之热既可以向外透达,转出气分而解;亦可以深入血分或耗伤下焦肝肾之阴,病情更为危重。此外,春温发病亦有因"新感引动伏邪"者,可见短暂的卫表见症,表现为表里同病,或卫气同病,或卫营同病。

春温在病变过程中,里热炽盛、阴精亏损是其基本病理特点。每因阴液耗损严重而呈现虚实错杂之候;病变初期,虽然里热炽盛而兼有阴津不足,但邪实为病机关键;病至极期,总以邪热盛极,阴伤渐重,其或出现气阴两伤,或动风、动血、闭窍等病理变化;病至后期,总以邪少虚多为其病理基础,素体阴精亏损,更加邪热久羁不退,耗损阴精,故易致肝肾阴亏,甚或虚风内动之候,病情危重,预后亦差。本病后期在邪热衰退之后,每有余邪久留阴分不去,恢复较慢。

第二节　诊　　断

一、诊断依据

1. **发病季节**　多发于春季或冬春之际,即立春至夏至之前。

2. **发病特点**　起病急骤,初起即见高热、烦渴,甚则神昏谵语、痉厥、斑疹等里热炽盛症状,病发于气或病发于营分是诊断本病的主要依据。少数兼见短暂的恶寒头痛、无汗或少汗等卫表见证。在病变过程中,病情复杂,变化迅速,极易出现神昏、痉厥、斑疹、出血、正气外脱等危重证候,后期易致肾阴耗竭、虚风内动。

二、鉴别诊断

1. **风温**　风温和春温均发生于春季,同为温热性质的温病,都具有发病急、变化多、传变快的特点。但风温是感受风热病邪而病,初起以邪在肺卫之表热证为主,易逆传心包,后期易致肺胃阴伤;春温是温热之邪由里外发,初起以邪在气分、营分之里热证为主,病情重,变化快,易出现神昏、痉厥、斑疹等危重证候,后期易耗竭肝肾阴液。

2. **感冒**　春温由新感引发而表里同病者,发病之初可伴见恶寒、无汗等表证,易与感冒相混淆。但感冒不特发于春季,一年四季皆可发生,以肺卫失宣、清窍不利为主,里热症状不明显,在恶寒消失后,其发热等症亦随之减轻,病情较轻,一般不传变,数日即愈。春温则多发于春季或冬春之际,发病急,病情重,以突发里热炽盛证候为主,短暂的恶寒消失后,里热证候迅即转盛,甚至很快出现神昏、斑疹、惊厥或厥脱等症,病程较长。

第三节　辨 证 论 治

一、辨治要点

(一) 辨证要点

1. **辨初起证候**　春温初起有病发于气分和病发于营分之不同,辨病在气在营是春温初发辨治的关键。病发于气分者,见发热、口渴、舌红苔黄等,并兼相关脏腑郁热的症状,如口苦或心烦等,此时正气抗邪能力较强,病情尚轻;病发于营分者,见身热夜甚、口干不甚渴饮、斑点隐隐、心烦不寐或时有谵语、舌红绛、脉细数等,此时正气抗邪能力较弱,病情较重。同时,还应辨识表证之有无。春温初起虽以里热证为主,但也可兼见头痛、恶寒、无汗等卫表见症,即所谓的"新感引动伏邪"。其表证一般较轻,短暂即逝而纯见里热证候。对有邪在表者,应辨析新感外邪之属性。若为风寒,一般兼见恶寒、头痛项强、肢体酸痛、无汗等症;若为风热,则见微恶风寒、咳嗽、咽痛、口渴等症。

2. **辨邪实正虚** 春温系患者阴精先亏,复感温热病邪而发,病程中每呈邪热亢盛与阴液耗损并存的虚实错杂之候。病变初期,里热炽盛而兼有阴虚,邪实为病机关键;病至中期,热炽阴伤并重,如春温腑实多兼阴液亏损或气液两虚;病变后期,邪热渐退或余邪留伏,肝肾阴伤,邪少虚多成为此期的证候特点。若热势虽盛,而正气损伤较轻者,一般预后尚可;但若正气虚亏,尤其是真阴真阳亏损较甚,则可迅速出现内闭外脱、虚风内动、正衰邪陷等证,甚至阴阳离决而导致死亡。

3. **辨动风虚实** 春温中、后期多见动风之候,需辨别虚实。实风多见于春温极期,系热盛动风之候,证属里热炽盛,引动肝风,其证属实;虚风每见于春温后期,乃阴虚动风之候,证属肝肾阴亏,筋脉失养,其证属虚。

(二)治则治法

1. **治则** 清泄里热,护阴透邪。

2. **治法** 根据病变部位、病变阶段、病理变化及证候表现来确定治法。春温初起如热郁少阳胆腑气分,治宜苦寒清热,坚阴透邪;热灼营分,治宜清营泄热。如兼表邪,若为卫气同病,治宜解表清里;若为卫营同病,治宜泄卫透营。邪在气分,若热灼胸膈,治宜清泄膈热;阳明热炽,治宜清热保津。热结肠腑,须辨别兼症灵活运用通腑泄热法,若阳明热结,阴液亏损,治宜攻下腑实,滋阴增液;阳明热结,气液两虚,治宜攻下腑实,补益气阴;阳明热结,小肠热盛,治宜攻下腑实,通泄火腑。热邪从气分传入营分,若见气营(血)两燔,治宜气营(血)两清;热盛动血,治宜凉血散血,清热解毒;热与血结,治宜泄热通结,活血逐瘀。若热陷心包,治宜清心开窍,若兼阳气外脱,须配合固脱救逆之法;热盛动风,治宜清热凉肝息风。春温后期,热灼真阴,若肾阴耗损,治宜滋补肝肾,润养阴液;虚风内动,治宜滋阴息风;阴虚火炽,治宜清热降火,育阴安神。如若邪留阴分,治宜滋阴清热,搜邪透络。总之,在整个治疗过程中,除注重使用清热、养阴、透邪三法外,尚须根据病情,灵活运用他法,如若夹食、夹痰、夹瘀,又当配合消食、化痰、活血等法。

(三)治疗禁忌

本病不宜过用、纯用苦寒之品。春温虽有里热炽盛于内,但却发于阴精先亏之体,加之病程中里热炽盛又易伤阴,故阴伤尤为突出,因此,治疗过程中须得顾护阴液,不可过用、纯用苦寒之品。忌用辛温升散之药,春温因有里热炽盛,初起若兼表证,即使感受风寒,解表之药亦不可过于辛温。

二、常见证候辨治

(一)初发证治

1. 气分郁热

【证候】 身热,口苦而渴,干呕,心烦,小便短赤,胸胁不舒,舌红,苔黄,脉弦数。

【病机】 本证见于春温初起,为热郁少阳胆腑气分所致。热郁气分,故身热;热郁化火或胆火上扰,则口苦、心烦;胆热犯胃,胃失和降,故干呕;里热伤津,故口渴而小便短赤;胸胁为肝胆经脉所循之处,热郁胆腑,经脉不畅,故胸胁不舒。舌红,苔黄,脉弦数,为里热郁于胆经之征。

本证可见身热,烦渴,舌红,苔黄,脉数,须与胃热炽盛证相鉴别:两者均为气分热盛证,但胃热炽盛证的病位在阳明胃,而不在少阳胆,故无口苦、胸胁满闷不舒、脉弦等症,其热势蒸腾,故见壮热、大汗、大渴、脉洪大等症。

本证病位涉及少阳,须与伤寒邪在少阳证相鉴别:伤寒邪在少阳证,病属少阳经证,邪在半表半里,故以寒热往来、胸胁苦满为主症,与本证见身热、口渴、小便短赤、舌红苔黄、脉弦数等少阳胆腑郁热伤津者不同。

【治法】　苦寒清热,坚阴透邪。

【方药】　黄芩汤加豆豉、玄参方(《温热逢源》)。

黄芩三钱　芍药三钱　甘草(炙)一钱　大枣(擘)三枚　淡豆豉四钱　玄参三钱

水五杯,煮取八分,三杯。温服一杯,日再服,夜一服。

本证为春温初起,热郁少阳胆腑气分之证,郁热有外透之势,故治以黄芩汤加豆豉、玄参方苦寒清热,坚阴透邪。本方是柳宝诒在《伤寒论》黄芩汤的基础上加豆豉、玄参,减大枣而成。方中以黄芩苦寒泻火,直清胆热;玄参养阴生津,清热解毒;芍药、甘草酸甘化阴;佐豆豉宣发郁热,透邪外达,兼以除烦。诸药合用,"清""养""透"三效兼备,而成治疗春温热郁少阳胆腑的代表方剂。

【临床运用】　本方芍药可用白芍;甘草以生甘草清热解毒为妥;大枣甘温去而不用。本方清热泻火之力较弱,可酌加黄连、栀子、龙胆等以加强其清热泻火之力。若伴见头痛恶寒、无汗或少汗等卫表证者,可加葛根、蝉蜕、薄荷等以透达卫表之邪。伴寒热往来、胸胁胀闷、心烦等胆经郁热之候者,可加柴胡、栀子等以疏胆清热。胆热炽盛,口苦、呕吐甚者,可加龙胆、黄连、竹茹、代赭石等以清胆降逆止呕。胆经郁热较甚,也可用吴瑭《温病条辨》之黄连黄芩汤(黄连、黄芩、郁金、豆豉)以清宣胆腑郁热。

2. 卫气同病

【证候】　发热恶寒,无汗或有汗,头项强痛,肢体酸痛,心烦口渴,腹胀,大便干,唇焦,舌红,苔黄燥,脉滑数或弦数。

【病机】　本证乃"新感引动伏邪"而发,为卫受邪郁,气有郁热所致的表里同病。时邪困阻卫表,卫气抗邪,腠理闭塞,故发热恶寒,无汗或有汗;经脉为外邪所阻,经气不利,则头项强痛、肢体酸痛;里热内蕴,扰神伤津,故心烦,口渴,唇焦;邪热内郁,升降失常,气机不畅,故腹胀、大便干;舌红,苔黄燥,脉数,为邪热炽盛之征。

【治法】　解表清里。

【方药】　增损双解散(《伤寒瘟疫条辨》)。

白僵蚕(酒炒)三钱　滑石三钱　全蝉蜕十二个　广姜黄七分　防风一钱　薄荷叶一钱　荆芥穗一钱　当归一钱　白芍一钱　黄连一钱　连翘(去心)一钱　栀子一钱　甘草一钱　黄芩二钱　桔梗二钱　大黄(酒浸)二钱　芒硝(冲服)二钱　生石膏六钱

水煎去渣,冲芒硝,入蜜三匙,黄酒半杯,和匀冷服。

本证因表有时邪在卫,里有热郁于气,故治以增损双解散解表清里,卫气同治。本方是在双解散的基础上加减而成。方中以荆芥、防风、薄荷叶、蝉蜕疏表散邪;僵蚕、姜黄、当归、芍药通络和营;黄连、黄芩、栀子、连翘、石膏清透里热;大黄、芒硝通腑泄热,配桔梗以调升降之机,合滑石使热从小便而去;生甘草既可和中,又可清热解毒。

【临床运用】　若系外感风热之邪,表热之证明显者,可加金银花、牛蒡子、竹叶等疏风泄热;若系风寒外束,恶寒、无汗较重者,可加苏叶、防风、葱白等疏表散寒;若经气郁滞,头痛、身痛显者,可加羌活、白芷等疏通经脉,行气止痛;若患者里热不甚,无明显大便燥结者,可去大黄、芒硝;阴津损伤,口渴者,可加天花粉生津止渴。

3. 热灼营分

【证候】　身热夜甚,心烦躁扰,甚或时有谵语,斑点隐隐,咽燥口干而反不甚渴饮,舌红绛,苔薄或无苔,脉细数。

【病机】　本证为热入营分,营热阴伤,扰神窜络所致。热入营分,营热炽盛,营阴耗损,故身热夜甚,舌红绛,脉细数;营热蒸腾营阴上潮,则咽燥口干而反不甚渴饮;营热扰神,则心烦躁扰,甚或时有谵语;营热窜络,故斑点隐隐。

营分证可见时有谵语,须与阳明热盛腑实出现的谵语相鉴别:两者有病在气、营之不同,可从是否有大渴、大汗,大便是否燥结,腹部有无满痛,舌上有无苔垢等方面进行鉴别。

【治法】　清营泄热。

【方药】　清营汤(《温病条辨》)。

犀角三钱　生地黄五钱　玄参三钱　竹叶心一钱　麦冬三钱　丹参二钱　黄连一钱五分
金银花三钱　连翘(连心用)二钱

水八杯,煮取三杯,日三服。

本证因营热炽盛而致阴伤、扰神、窜络,病机关键为营热,兼见阴伤,治疗须清泄营热与滋养营阴兼顾,叶桂又曰"入营犹可透热转气",故治以清营汤清营泄热。方中以犀角、黄连、丹参清营泄热;生地黄、玄参、麦冬清热养阴;金银花、连翘、竹叶性凉质轻,轻清透热,宣通气机,与清营药配合,可使营热外达,透出气分而解,以显"透热转气"之功。诸药合用,兼具"清""养""透"三法,而成治疗热灼营分的代表方剂。

【临床运用】　清营汤在《温病条辨》中有用黄连和不用黄连之别:如营阴耗伤不甚而有心烦者,可用黄连以配合犀角清心解毒,但黄连苦燥,用量宜小;如营阴耗伤较甚,舌绛而干,则慎用黄连,以免苦燥伤阴。如兼表证者,可酌加豆豉、薄荷、牛蒡子等宣透表邪;若舌苔尽退,舌转深绛,斑疹透发,为热毒由营渐转入血,当撤去金银花、连翘、竹叶等气药,加用凉血解毒之品;若见神昏谵语,舌謇肢厥,为热入心营之证,可加用安宫牛黄丸或紫雪丹。

4. 卫营同病

【证候】　发热,微恶风寒,汗少或无汗,咽痛,咳嗽,口渴,肌肤斑点隐隐,心烦躁扰,甚或时有谵语,舌红绛,苔白黄相兼,脉浮弦数。

【病机】　本证亦为"新感引动伏邪"而发,为卫受邪郁,营有热灼所致的表里同病。外感温邪,卫气郁阻,故发热而微恶风寒,汗少或无汗;邪热犯肺,肺气失宣,则咽痛、咳嗽;热伤营阴,则口渴而不甚渴饮;营热扰神,则心烦躁扰,甚或时有谵语;营热窜络,则肌肤斑点隐隐。舌红绛,苔白黄相兼,脉浮弦数,为卫营同病之征。

本证见发热、皮疹、咳嗽等症状,须与风温肺热发疹相鉴别:两者病机有偏于气和偏于营之不同。本证所发之疹多为出血性皮疹,按之不退色,且有舌绛等症,故为热在营分,同时兼有表证,属卫营同病,其演变趋势,往往邪热炽盛,病情很快加重。肺热发疹属肺热波及血络,病在气分,故多为充血性皮疹,且无舌绛等营分表现,其邪热多不甚,病情较轻。

【治法】　泄卫透营。

【方药】　银翘散去豆豉,加细生地黄、牡丹皮、大青叶,倍玄参方(方见风温章)。

本证因表有时邪在卫,里有热灼于营,故治以银翘散去豆豉加细生地黄、牡丹皮、大青叶,倍玄参方,以泄卫透营,表里同治。方中以金银花、连翘、荆芥、薄荷、牛蒡子泄卫透表;细生地黄、玄参、牡丹皮、大青叶凉营泄热解毒,加生甘草调和诸药。

【临床运用】　方中荆芥性温,为增强透邪外达之力而用,若表邪见证不明显,可去之;如皮疹较多,按之退色者,可加入蝉蜕、浮萍等透疹。

（二）邪盛气分

春温病的气分证，既可见于初发，也有从卫气同病证发展而来，初发者前已叙述，以下介绍其他几种常见的气分证型。春温气分郁热日久，多可燔灼上、中二焦，病变涉及胸膈、阳明胃肠等。

1. 热灼胸膈

【证候】　身热不已，面红目赤，胸膈灼热如焚，烦躁不安，唇焦咽燥，口渴，口舌生疮，齿龈肿痛，或大便秘结，舌红，苔黄，脉滑数。

【病机】　本证为郁热化火，燔灼胸膈所致。邪热炽盛，熏蒸胸膈，故身热不已、面红目赤、胸膈灼热如焚；胸膈热炽扰心，则烦躁不安；热炽上焦，火热炎上，灼伤津液，故唇焦咽燥、口渴、口舌生疮、齿龈肿痛；胸膈炽热及肠，腑气不通，故大便秘结；舌红，苔黄，脉滑数，为里热炽盛之象。

【治法】　清泄膈热。

【方药】　凉膈散（《太平惠民和剂局方》）。

大黄（酒浸）二两　芒硝一两　甘草（炙）六钱　栀子（炒焦）八钱　薄荷七钱　黄芩（酒炒）一两　连翘一两

研为末，每服四五钱至一两，加竹叶十五片，蜜少许，清水煎，去渣，温服。日三夜二，得下热退为度。

本证因热灼胸膈，里热炽盛，微兼腑实，故治以凉膈散清泄膈热，清透并举，上下兼顾。方中以连翘、栀子、黄芩、薄荷、竹叶清泄头面、胸膈灼热以治上；大黄、芒硝通腑泄热，"以泻代清"而治下；甘草、白蜜缓急润燥。诸药合用，共奏凉膈泄热、清上泻下之效。

【临床运用】　本证不论有无便秘，均可使用凉膈散，其中硝、黄之用不专为腑实而设，意在使胸膈郁热下泄，以泻代清。若津伤较甚而无明显便秘者，可去芒硝，加天花粉、芦根等清热生津；若渴甚，可加天花粉、石膏、知母等清热生津止渴；若兼热盛动风而发痉，可加菊花、钩藤等凉肝息风。

2. 阳明热炽

【证候】　壮热，面赤，汗多，心烦，渴喜凉饮，舌红，苔黄而燥，脉洪大或滑数。

【病机】　本证为阳明热炽，灼伤津液所致。气分郁热未解，传入阳明，正邪剧争，故壮热；阳明之脉荣于面，邪热循经上蒸，故面赤；热盛迫津外泄，故汗多；热盛扰乱心神，则心烦；热盛津伤，则渴喜凉饮；舌红，苔黄燥，脉洪大或滑数，为热盛津伤之征。

【治法】　清热保津。

【方药】　白虎汤（方见风温章）。

【临床运用】　若热毒较重，可酌加金银花、连翘、板蓝根、大青叶等清热解毒；若热盛津伤，烦渴甚者，可加栀子、竹叶、石斛、芦根等清热生津除烦；若阳明热盛引动肝风，出现手足抽搐者，可加犀角、羚羊角、钩藤、菊花等凉肝息风；若兼呕吐者，可加半夏、竹茹等降逆止呕；若兼气阴两伤而见微喘、脉芤者，可加人参或西洋参以清热益气生津。

3. 热结肠腑

【证候】　身热，腹满，便秘，口干唇裂，舌苔焦燥，脉沉细；或伴见口干咽燥，倦怠少气，撮空摸床，肢体震颤，目不了了，苔干黄或焦黑，脉沉弱或沉细；或伴见小便涓滴不畅，溺时疼痛，尿色红赤，时烦渴甚，舌红，脉数。

【病机】　本证为热结肠腑，兼阴液亏损，或气液两虚，或小肠热盛所致。阳明热盛，燥屎内结，腑气壅滞，故身热、腹满、便秘、脉沉；邪热内盛，阴液亏损，故口干唇燥、舌苔焦燥、脉细；若热结腑实,应下失下,致气液两虚,则见口干咽燥、唇裂舌焦、倦怠少气、撮空摸床、目不了了、苔干黄或焦黑、脉沉弱或沉细;若腑实内结,兼见小肠热盛,下注膀胱,则小便涓滴不畅、溺时疼痛、尿色红赤。

【治法】　阳明热结,阴液亏损者,治宜攻下腑实,滋阴增液;阳明热结,气液两虚者,治宜攻下腑实,补益气阴;阳明热结,小肠热盛者,治宜攻下腑实,通泄火腑。

【方药】　阳明热结,阴液亏损者,方用增液承气汤;阳明热结,气液两虚者,方用新加黄龙汤;阳明热结,小肠热盛者,方用导赤承气汤。

(1) 增液承气汤(《温病条辨》)

玄参一两　麦冬(连心)八钱　细生地黄八钱　大黄三钱　芒硝一钱五分

水八杯,煮取三杯,先服一杯,不知再服。

本证因阳明热结,兼阴液亏损,故治以增液承气汤攻下腑实,滋阴增液。本方由《温病条辨》增液汤加大黄、芒硝而成。方中以玄参、麦冬、生地黄养阴润肠,增水行舟;加大黄、芒硝泄热软坚,攻下腑实。吴瑭称此为“一腑中气血合治法也”。

(2) 新加黄龙汤(《温病条辨》)

细生地黄五钱　麦冬(连心)五钱　玄参五钱　生大黄三钱　芒硝一钱　生甘草二钱　人参(另煎)一钱半　当归一钱半　海参(洗)二条　姜汁六匙

水八杯,煮取三杯,先服一杯,冲参汁五分,姜汁两匙,顿服之。如腹中有响声,或转矢气者,为欲便也;候一二时不便,再如前法服一杯……如服一杯即得便,止后服,酌服益胃汤一剂。

本证因阳明热结,兼气液两虚,故治以新加黄龙汤攻下腑实,补益气阴。本方由陶节庵黄龙汤加减变化而成。方中以大黄、芒硝泄热软坚,攻下燥屎;人参、甘草大补元气;生地黄、麦冬、玄参、海参滋养阴液;加当归和血分之滞,姜汁宣胃肠气机,以利运药。诸药合用,共成扶正攻下之剂,吴瑭称此为“邪正合治法也”。

(3) 导赤承气汤(《温病条辨》)

赤芍三钱　细生地黄五钱　生大黄三钱　黄连二钱　黄柏二钱　芒硝一钱

水五杯,煮取二杯,先服一杯,不下再服。

本证因阳明热结,兼小肠热盛,故治以导赤承气汤攻下腑实,通泄火腑。本方由导赤散合调胃承气汤加减而成。方中以大黄、芒硝攻下腑实;赤芍、生地黄养阴清热;黄连、黄柏清泄小肠火热。吴瑭称此为“二肠同治法也”,大小肠之热去,则膀胱之热亦解,二便自然通利。

【临床运用】　春温热结肠腑证,由于每有阴精先亏,加之病程中里热炽盛又易伤阴,故而阴亏尤为突出,使得阳明腑实证多有兼症,可兼阴液亏损,或兼气液两虚,或兼小肠热盛,临证之时,应随证治之。

热结肠腑,须用苦寒攻下,大黄通腑泄热,为寒下之要药,但对于阴液亏损或元气不足之证,应用时须配合滋阴益气之品,既可补虚,又可防苦寒更伤气阴。若热炽阴伤较甚者,可加知母、竹叶、天花粉、玄参、芦根等清热生津;若见小便赤色有血者,可加白茅根、小蓟等凉血止血;如阳明热结、阴液亏损者服增液承气汤后,大便虽通而热未退,或退而未尽,口燥咽干,舌苔干黄或金黄色,脉沉实有力,此为热邪复聚,可去芒硝,加牡丹皮、知母等以撤其热。若邪热已去,仅因阴液亏损而肠燥便秘者,只须用增液汤以润肠通便,不可再用硝、黄,以防克伐伤正。

阳明热结兼小肠热盛证的小便短少,为热盛灼津,火腑不通,故治疗以清热滋阴为主,热清阴充,则小便自畅,切不可滥用淡渗利水之品,以防更伤津液。

(三) 热燔营血

春温病出现营血分证是病情较为危重的表现,其既可见于初发,也可从气分病证发展而来。初发者前已叙述,以下介绍其他几种常见的营血分证。

1. 气营(血)两燔

【证候】 壮热,目赤,头痛,口渴饮冷,心烦躁扰,甚或谵语,斑点隐隐;甚或大渴引饮,头痛如劈,骨节烦痛,烦躁不安,或时有谵语,甚则昏狂谵妄,或发斑吐衄,舌绛或深绛,苔黄燥,脉滑数、弦数或洪大有力。

【病机】 本证因气分邪热未解,营血分热毒又盛,以致成气营(血)两燔之证。邪热炽盛,燔灼气分,故壮热、口渴饮冷或大渴引饮、苔黄燥;火热炎上,故目赤、头痛;热灼营阴,热扰心神,则心烦躁扰,甚或谵语;热伤血络,溢于肌肤,故斑点隐隐。若气分不解,深入血分,导致热毒充斥气血,则属气血两燔。血分热炽,扰乱心神,故烦躁不安,甚则昏狂谵妄;热盛动血,则发斑、吐衄;热毒充斥,故头痛如劈、骨节烦痛。舌绛,脉数,为气营(血)两燔之征。

气营两燔与气血两燔均可见壮热、口渴、苔黄等气分热盛证,但气营两燔还兼见心烦、时有谵语,或斑点隐隐,舌红绛等;气血两燔兼见斑疹透发,或吐衄下血,舌深绛等。

【治法】 气营(血)两清。

【方药】 玉女煎去牛膝、熟地黄加细生地黄、玄参方;化斑汤;清瘟败毒饮。

(1) 玉女煎去牛膝、熟地黄,加细生地黄、玄参方(《温病条辨》)

生石膏一两 知母四钱 玄参四钱 细生地黄六钱 麦冬六钱

水八杯,煮取三杯,分二次服,渣再煮一盅服。

气营(血)两燔之证,病情有轻重之别。本证乃气营两燔、热毒尚不甚之证,故治宜清气凉营,气营两清。本方是吴瑭据《景岳全书》玉女煎去熟地黄、牛膝加细生地黄、玄参而成,俗称加减玉女煎。方中以石膏、知母清气分邪热;玄参、生地黄、麦冬清营滋阴。诸药合用,共奏清气凉营之效。

(2) 化斑汤(《温病条辨》)

生石膏(捣细)一两 知母四钱 生甘草三钱 玄参三钱 犀角二钱 白粳米一合

水八杯,煮取三杯,日三服。渣再煮一盅,夜一服。

本证为气营(血)两燔,以斑疹显露为主,故治以化斑汤清热凉血,解毒化斑。本方为白虎汤加犀角、玄参而成,是吴瑭根据《内经》“热淫于内,治以咸寒,佐以苦甘”的治则而制定的方剂。斑为阳明热毒内迫营血,外郁肌表,故方中以白虎汤辛寒清气,泄热救阴;犀角、玄参清营凉血以解毒化斑。

(3) 清瘟败毒饮(《疫疹一得》)

生石膏大剂六两至八两,中剂二两至四两,小剂八钱至一两二钱 生地黄大剂六钱至一两,中剂三钱至五钱,小剂二钱至四钱 乌犀角大剂六钱至八钱,中剂三钱至五钱,小剂二钱至四钱 真川连大剂四钱至六钱,中剂二两至四钱,小剂一钱至一钱半 生栀子 桔梗 黄芩 知母 赤芍 玄参 连翘 竹叶 甘草 牡丹皮

先煮石膏数十沸,后下诸药,犀角磨汁和服。

本证属热毒亢盛至极的气血两燔及气营血三燔之重证,故治须加大清热凉血解毒之力。本方由白虎汤、凉膈散、黄连解毒汤及犀角地黄汤四方组合而成。方中以石膏、知母大清阳明气热,清热保津;犀角、生地黄、玄参、牡丹皮、赤芍清营凉血解毒;黄连、黄芩、栀子、连翘清热泻火解毒;竹叶清心除烦;桔梗载药上行,开宣肺气,畅达气机,以促药力;甘草解毒利咽。诸药合用,共奏清气解毒凉血之功。

【临床运用】 因加减玉女煎泻火解毒之力较弱,如热毒炽盛者,可加黄连、黄芩、板蓝根、大青叶等清热解毒;在用化斑汤治疗斑疹透发时,可加牡丹皮、大青叶、赤芍等凉血散血、化斑解毒。清瘟败毒饮治疗气血两燔重证,如吐衄重者,可去桔梗、甘草,加白茅根、小蓟等增强凉血散血之力;斑疹紫黑者,可重用生地黄、赤芍,加紫草、丹参、红花、归尾等以增强凉血止血之力;大便秘结、腹胀满者,可加大黄、芒硝等通腑泄热。

2. 热盛动血

【证候】 身体灼热,躁扰不安,甚或昏狂谵妄,斑疹密布,色深红甚或紫黑,或吐衄便血,舌深绛,脉数。

【病机】 本证为热毒炽盛于血分,耗血动血所致。热炽血分,故身体灼热;邪热扰神,故躁扰不安,甚或昏狂谵妄;热伤血络,迫血外溢肌肤,故斑疹密布,热毒烁血致瘀,瘀热互结,故斑色深红甚或紫黑;热伤阳络,血溢于上,则见吐血、衄血;热伤阴络,血溢于下,则见便血、溺血;舌深绛、脉数,为热毒已入血分之象。

热灼营阴证可见身灼热、神昏、斑疹、舌绛、脉细数,与本证有相似之处,但无斑疹密布,或伴发广泛出血等明显动血证候。

本证与气营(血)两燔证比较,两者虽都有血热迫血见症,但本证是热毒内陷血分,迫血妄行而无壮热、大渴、苔黄之气分热盛表现。

【治法】 凉血散血,清热解毒。

【方药】 犀角地黄汤(引《温病条辨》)。

干地黄一两　生白芍三钱　牡丹皮三钱　犀角三钱

水五杯,煮取二杯,分二次服,渣再煮一杯服。

本证乃血热瘀阻、耗血动血之证,正如叶桂所说"入血就恐耗血动血,直须凉血散血"。病机涉及血热、血耗、血瘀三个方面,治疗当清热凉血、滋养阴液、消散瘀血三者结合。犀角地黄汤因清、养、散三法合用,而成治疗血分证的代表方剂。方中以犀角清心凉血,解血分热毒;生地黄凉血养阴,与犀角相配凉血止血,滋养阴血;生白芍、牡丹皮清热凉血,活血散瘀。四药合用,共奏清热解毒、凉血散血之功。

【临床运用】 应根据出血部位的不同,灵活选用不同归经的凉血止血药。如吐血,可加侧柏叶、白茅根、三七等;衄血,可加白茅根、黄芩、焦栀子等;便血,可加槐米、地榆炭等;尿血,可加小蓟、琥珀、白茅根等。若热毒较甚,瘀热内而见昏狂,斑色紫者,可加水蛭、大黄、神犀丹等活血祛瘀解毒。如热盛伤阴,出血不止,舌紫绛而干者,可加紫草、玄参、三七、西洋参等清热凉血,益阴止血。

3. 热与血结

【证候】 身热,少腹坚满,按之疼痛,小便自利,大便色黑,神志如狂,或清或乱,口干而漱水不欲咽,舌紫绛色暗或有瘀斑,脉沉实而涩。

【病机】 本证为热毒内陷血分,热与血结,蓄于下焦所致。热与血结,蓄于下焦,故少腹坚满、按之疼痛、大便色黑而小便自利;血分瘀热上扰心神,故神志如狂,或清或乱;热灼营血,津液耗伤,故口干;热蒸营阴上潮,故口干而漱水不欲咽;瘀热相结,气血运行不畅,故舌绛紫色暗或有瘀斑、脉沉实或涩。

【治法】 泄热通结,活血逐瘀。

【方药】 桃仁承气汤(《温病条辨》)。

大黄五钱　芒硝二钱　桃仁三钱　当归三钱　芍药三钱　牡丹皮三钱

水八杯,煮取三杯,先服一杯。得下,止后服,不知,再服。

本证为热与血结,蓄于下焦之证。热瘀互结,若独清热则瘀不去,独祛瘀则热不解,治疗须重视清热凉血和活血散血两方面,故治以桃仁承气汤泄热通结,活血逐瘀,清热祛瘀并用。本方是《伤寒论》桃核承气汤去辛温之桂枝、甘缓之甘草,加牡丹皮、芍药、当归而成。方中以大黄、芒硝泄热软坚,攻逐瘀结;桃仁、牡丹皮、赤芍清热凉血消瘀;当归和血养血,并行血中之气。

【临床运用】　若兼见昏谵、斑疹、吐衄者,为血分热盛血瘀,宜与犀角地黄汤合用,兼以凉血解毒化瘀;若少腹疼痛较甚者,可加生蒲黄、五灵脂等以增强活血化瘀止痛之功。

(四) 热陷心包

1. 邪热闭窍　春温邪热闭窍证治与风温热入心包相类,可以互参。

2. 内闭外脱

【证候】　身体灼热,神志昏愦不语,汗多,蜷卧,气息短促,舌红绛少苔,脉细数无力或散大;甚者身热骤降,躁扰不安,呼吸浅促,面色苍白,冷汗淋漓,四肢厥冷,脉细欲绝。

【病机】　本证因邪盛正虚,或邪入心包,热毒内闭,热炽津耗,气随津脱,甚则亡阳气脱所致。邪热闭遏于内,故身热;热灼津液为痰,痰热闭阻包络,故神志昏愦不语;气脱失神,则蜷卧;气阴两伤,正气欲脱,失于固摄,故汗多、气息短促、脉细微无力。若阴液亏虚太甚,致阳气暴脱,心主血脉之功能失司,机体失于温煦,故身热骤降、面色苍白、冷汗淋漓、四肢厥冷;阳脱则神无所守,则躁扰不安;阳脱肺主呼吸功能失司,故呼吸浅促;阳脱固摄无权,故冷汗淋漓;正气暴脱,故脉细欲绝。

【治法】　清心开窍,固脱救逆。

【方药】　生脉散或参附汤合“三宝”(方均见风温章)。

【临床运用】　偏于气阴外脱者,以生脉散为主;偏于阳气暴脱者,以参附汤为主。但临床上两者常配合使用。上述方药与温病“三宝”同时服用,以扶正祛邪,开闭固脱。回阳固脱之法用于急救,用药当适可而止,待阳回脱止,不可再用,恐助热恋邪,须视具体证情辨治。可酌情配合使用清开灵注射液、醒脑静注射液、参麦注射液、参附注射液等。

(五) 阳气暴脱

【证候】　身热骤降,四肢逆冷,面色苍白,冷汗淋漓,皮肤出现花纹,斑疹成片,色紫暗,或肢端青紫,呼吸短促或微弱,舌淡,脉微细欲绝。

【病机】　本证为邪陷正衰而致阳气暴脱之危重病证。阳气暴脱,故身热骤降;阳气外亡,不能布达于外,则四肢逆冷、面色苍白、冷汗淋漓;阳气外脱,无力行血,脉络凝滞不通,或阳气外脱不能摄血,血行脉外,故皮肤出现花纹、斑疹成片、色紫暗,或肢端青紫;阳气脱而肺主呼吸和心主血脉之功能失司,故呼吸短促或微弱、舌淡、脉微细欲绝。

【治法】　回阳救逆。

【方药】　参附汤(方见风温章);回阳救急汤。

回阳救急汤(《伤寒六书》)

熟附子五分　干姜五分　人参五分　甘草一钱　白术一钱　肉桂　陈皮　五味子　茯苓　制半夏

水二盅,姜三片,煎之。临卧入麝香三厘调服。中病以手足温和即止,不得多服。

本证乃邪陷正衰、阳气暴脱、病情危重之证,故治以回阳救急汤温阳固脱,回阳救逆。本方由四逆汤合六君子汤加五味子、肉桂、麝香而成。方中以麝香芳香辛窜,开窍醒神,并鼓舞阳气之运行,可助参、附、姜、桂温阳之用,亦可借其辛散之性,透散内陷之热毒;熟附子、干姜、肉桂回阳救逆;人参、茯苓、甘草补益心气,温壮心阳;五味子固脱救逆;白术、陈皮、生姜助运以温壮脾阳。

【临床运用】 参附汤为温阳固脱之剂,若汗出淋漓不止,加龙骨、牡蛎以止汗固脱;若气阴两竭,可加服生脉散以育阴潜阳救逆。回阳救急汤为大温大热之剂,运用后厥回脱止,手足转温,即当停用,以防温热之品助热生变。本证病情危重,临证时可配合使用生脉注射液、参附注射液等。若冷汗淋漓者,可加煅龙骨、煅牡蛎等固脱救逆;若为内闭外脱,应配合清心开窍之品,如安宫牛黄丸等,也可用清开灵注射液、醒脑静注射液等;若兼有明显的瘀血阻络者,可加丹参、赤芍、桃仁、红花等活血化瘀,或用丹参注射液静脉点滴。

(六)热盛动风

【证候】 高热不退,头晕胀痛,烦渴,烦闷躁扰,甚则狂乱,神昏,手足抽搐,或见颈项强直,角弓反张,舌干红绛,脉弦数。

【病机】 本证为热陷厥阴,肝风内动所致。热毒内盛,故高热不退;热极生风,厥气上逆,上扰清窍,则头晕胀痛;津液损伤,则烦渴;热扰心神,故烦闷躁扰,甚则狂乱、神昏;热盛引动肝风,筋脉拘急,故手足抽搐,甚则颈项强直、角弓反张;舌干红绛,脉弦数,为邪热内盛灼伤肝阴、伤及营血之征。

春温在病变的不同阶段,如因邪热亢极,均可引动肝风而致痉厥:若外邪郁闭在表,加之里热内蕴而引动肝风者,可兼有恶寒、无汗或少汗、头晕痛等卫表见症,尤多见于小儿;如气分邪热亢盛而动风,可兼有壮热、烦渴引饮、舌红苔黄燥、脉洪大或弦数等症;营热动风,则兼有身热夜甚、心烦、舌红绛、脉弦细而数等症;血热动风,则兼有灼热躁扰、肌肤发斑或窍道出血、舌干绛等症。

【治法】 清热凉肝息风。

【方药】 羚角钩藤汤(《通俗伤寒论》)加味。

羚羊角片(先煎)一钱五分　霜桑叶二钱　川贝(去心)四钱　鲜生地黄五钱　双钩藤(后入)三钱　滁菊花三钱　茯神木三钱　生白芍三钱　生甘草八分　鲜竹茹(与羚角片先煎代水)五钱

本证因热陷厥阴,引动肝风,而致痉厥,故治以羚角钩藤汤加味清热凉肝,息风止痉。方中以羚羊角、钩藤凉肝息风止痉;桑叶、菊花轻清宣透,助羚羊角、钩藤息风透发;热炽阴伤,阴伤风动,故重用生地黄滋养阴液,生白芍养阴柔肝,缓解挛急,配以甘草又可酸甘化阴;热盛煎熬津液成痰,热夹痰浊,瘀阻络窍,扰乱神明,故用茯神宁心安神镇惊;贝母、竹茹清肝胆郁热而化痰通络。

【临床运用】 温病卫气营血各个阶段,只要热盛引动肝风,都可出现动风证候,故治疗之时,既要息风止痉,以治其标,更应重视清除引起肝风内动的邪热,以治其本。如痉厥兼表气郁闭者,可加入僵蚕、蝉蜕、金银花等清透表邪,祛风止痉;如气分热盛者,可加石膏、知母等大清气热;若营血分热盛见肌肤发斑者,可加犀角、板蓝根、牡丹皮、紫草等凉血解毒;项强者,可加葛根以解痉;角弓反张或抽搐较重者,可加全蝎、地龙、蜈蚣等息风止痉;若见神志昏狂,可加用安宫牛黄丸,或紫雪丹、至宝丹;腑实便秘者,可加大黄、芒硝等攻下泄热;痰涎壅盛者,可加石菖蒲、郁金、竹沥、姜汁等清热涤痰开窍。

(七)热灼真阴

1. 肾阴耗损

【证候】 身热不甚,日久不退,手足心热甚于手足背,咽干口燥,齿黑,舌质干绛或枯痿,甚则紫晦,或神倦,耳聋,脉虚软或结代。

【病机】　本证为邪热久羁，深入下焦，耗损肝肾真阴所致。阴虚内热，故身热不甚、日久不退、手足心热甚于手足背；肾精亏损，不能上荣，则咽干口燥、齿黑；肝肾精血不足，不能上承于耳，故耳聋；肝肾亏耗，精不化气，神失所养，则神倦；阴精亏耗，脉络凝滞，故舌质干绛或枯痿，甚则紫晦，脉虚软或结代。

邪热在少阳的耳聋，须与本证鉴别：少阳证耳聋，因少阳风热上扰，清窍不利所致，其证属实，症见突然发作，耳鸣声如钟，迅即听觉失聪，甚则全不能听，多有胀闷感，并兼有口苦咽干、头目胀晕等少阳见症；本证之耳聋乃因肾精亏耗、耳窍失养所致，其证属虚，症见耳聋逐渐加重，其声较低，并伴有低热盗汗、口燥咽干等真阴亏损之证，且见于温病后期。

【治法】　滋补肝肾，润养阴液。

【方药】　加减复脉汤(《温病条辨》)。

炙甘草六钱　干地黄六钱　生白芍六钱　麦冬(不去心)五钱　阿胶三钱　麻仁三钱

水八杯，煮取八分三杯，分三次服。剧者加甘草至一两，地黄、白芍各八钱，麦冬七钱，日三服，夜一服。

本证乃春温后期热毒深入下焦，余邪久羁，耗损真阴，以致精血耗伤，虚热不退，属邪少虚多之候，故治以加减复脉汤滋补肝肾，润养阴液。本方由《伤寒论》炙甘草汤去参、桂、姜、枣加白芍而成，方中以白芍、地黄、阿胶、麦冬滋养肝肾真阴；炙甘草、麻仁扶正润燥。全方共奏滋阴退热、养液润燥之功，为治疗温邪深入下焦、肝肾阴伤之主方，故《温病条辨》说："热邪深入，或在少阴，或在厥阴，均宜复脉。"

【临床运用】　因误汗耗伤心气，以致汗自出，心无所主，震震悸动者，宜去麻仁加生牡蛎、生龙骨，名救逆汤，以滋阴敛汗，摄阳固脱；兼见大便溏者，宜去麻仁加生牡蛎，名一甲复脉汤，以滋阴固摄；如虚风将起而见手指蠕动者，加生牡蛎、生鳖甲，名二甲复脉汤，以防痉厥。如虚衰至极而见脉虚大欲散者，更加人参以补益元气，增加固脱之力。

2. 虚风内动

【证候】　低热，手足蠕动，甚或瘛疭，两目上视或斜视，筋惕肉瞤，心悸或心中憺憺大动，甚则心中痛，时时欲脱，形消神倦，齿黑唇裂，舌干绛或光绛无苔，脉虚细无力。

【病机】　本证多见于春温后期，由肾阴耗损证发展而来，为邪热久耗真阴，水不涵木，以致虚风内动之候。肝肾阴虚，虚热内盛，故低热；肝为风木之脏，藏血而主筋，赖肾水滋养，热邪深入下焦，灼烁肝肾阴血，筋脉失于濡养，故手足蠕动，甚或瘛疭，筋惕肉瞤；阴虚水亏，心失所养，故心悸或心中憺憺大动，甚则心中痛；神失所养，则神倦；阴液枯涸，肌肤失养，故形体消瘦；肝开窍于目，肝风内动，故两目上视或斜视；真阴竭极，阴阳离决，故时时欲脱；齿黑唇裂，舌干绛或光绛无苔，脉虚细无力，皆为肾阴耗损之征。

本证与热盛动风证虽均为肝风内动，但病机有虚实之别，证情亦有差异。热盛动风证多见于温病极期阶段，为"热极生风"，其证属实，其发痉一般力量强，幅度大，多伴有壮热、肢厥、神昏、头胀痛、渴饮、苔燥、脉弦数等症状；本证多见于温病后期阶段，为"阴虚生风"，其证属虚，故呈现一派虚象。

【治法】　滋阴息风。

【方药】　三甲复脉汤或大定风珠。

(1) 三甲复脉汤(《温病条辨》)

炙甘草六钱　干地黄六钱　生白芍六钱　麦冬(不去心)五钱　阿胶三钱　麻仁三钱　生牡

蛎五钱　生鳖甲八钱　生龟板一两

水八杯,煮取八分三杯,分三次服。

本证是在肾阴耗损证的基础上发展而来,属水不涵木的虚风内动,故治以三甲复脉汤滋阴息风。本方为加减复脉汤加牡蛎、鳖甲、龟板而成,旨在滋养肝肾之阴的基础上,加三甲以潜阳息风,养心安神。

(2) 大定风珠(《温病条辨》)

生白芍六钱　阿胶三钱　生龟板四钱　干地黄六钱　麻仁二钱　五味子二钱　生牡蛎四钱
麦冬(连心)六钱　炙甘草四钱　鸡子黄(生用)二枚　生鳖甲四钱

水八杯,煮取三杯,去渣,再入鸡子黄搅令相得,分三次服。喘加人参;自汗者,加龙骨、人参、小麦;悸者,加茯神、人参、小麦。

本证乃温病后期,纯虚无邪,真阴虚损至极,正气时时欲脱之虚风内动重证,故治以大定风珠滋阴息风,敛阳固脱。本方为三甲复脉汤加鸡子黄、五味子而成,为治疗肝肾阴虚、虚风内动重证之主方。方中以加减复脉汤滋补肝肾之阴;三甲滋阴潜阳息风;加鸡子黄血肉有情之品,滋补心肾,以增强滋阴息风之效;五味子补阴敛阳固脱以防厥脱之变。

【临床运用】　三甲复脉汤和大定风珠是针对真阴损伤严重、虚风内动而设,对邪热已去,纯属阴虚风动者方可使用,若邪热尚盛者,不得予之,以防滋腻恋邪难解。正如吴瑭所说:“壮火尚盛者,不得用定风珠、复脉。”在临床上,若兼肺气将绝而喘息气促者,急加人参培元固本;若将成阴阳两脱之势而兼见自汗者,加龙骨、人参、浮小麦等益气敛汗固脱;若心阴心气大伤而兼见心悸者,加人参、茯神、炒枣仁、浮小麦等益气养心安神。

3. 阴虚火炽

【证候】　身热不甚,心烦不得卧,口干咽燥,舌红,苔黄或薄黑而干,脉细数。

【病机】　本证为春温后期,邪热久羁,耗伤肾阴,心火亢盛所致的心肾不交之证。邪热久羁,水亏火旺,水火不能相济,火愈亢而阴愈伤,阴愈亏而火愈炽。阴虚火炽,故身热,但因邪热已衰,故热势不甚;心火上炎,扰乱心神,则心烦不得卧,此即吴瑭所说的“阳亢不入于阴,阴虚不受阳纳”;口干咽燥,舌红,苔黄或薄黑而干,脉细数,亦是阴虚火炽之象。

热郁胸膈证也可见心烦不寐,须与本证鉴别:两者在症状表现和病机上有明显区别。热郁胸膈为膈热扰心所致,可见于温病后期余热未净者,也可见于温病初起,但无肾阴耗伤和心火上炎之象;本证则系温病后期心肾不交、水火失济所致,有肾阴耗伤和心火上炎的表现。

【治法】　清热降火,育阴安神。

【方药】　黄连阿胶汤(引《温病条辨》)。

黄连四钱　黄芩一钱　阿胶三钱　白芍一钱　鸡子黄二枚

水八杯,先煮三物,取三杯,去渣,纳胶烊尽,再纳鸡子黄搅令相得,日三服。

本证因春温后期,邪热久羁,耗伤肾阴,以致肾水亏于下,心火亢于上,而成阴虚火炽之心肾不交证,故治以黄连阿胶汤清热降火,育阴安神。本方是在《伤寒论》黄连阿胶汤的基础上变化用量而成。方中以黄连、黄芩苦寒清热,泻心火而坚真阴;鸡子黄为血肉有情之品,交通心肾,养心而滋肾,安中焦,补精血;阿胶、白芍滋肝肾,养真阴,抑亢阳。诸药合用,刚柔相济,下滋肾水,上泄心火,为泄火育阴、攻补兼施之方。正如吴瑭所说:“以黄芩从黄连,外泻壮火而内坚真阴;以芍药从阿胶,内护真阴而外捍亢阳。名黄连阿胶汤者,取一刚以御外侮,一柔以护内主之义也。”

【临床运用】　若口渴者,可加麦冬、北五味等滋阴生津;若更兼气短,可加生脉散。

(八) 邪留阴分

【证候】 夜热早凉,热退无汗,能食形瘦,舌红苔少,脉沉细略数。

【病机】 本证多见于春温后期,由余邪留伏阴分所致。人体卫气昼行于阳,夜行于阴,余邪留于阴分,卫气夜入阴分,与邪相争,故夜热;天明卫气行于阳,不与邪争,则早凉;留伏之余热未能随卫气外出,故热虽退而身无汗;余邪久留,营阴耗损,肌肤失于充养,故形瘦;但病在阴分,不关脾胃,故能食;舌红苔少,脉沉细略数,均为邪热内留、耗损阴液之象。

肾阴耗损证、阴虚火炽证与本证均属温热类温病后期病证,但三者病机不同,证候有异:肾阴耗损证属肾阴亏损,虚热内生,虚多邪少之候,以低热、咽燥、齿黑、舌干绛、脉虚细或结代为主症,病情较重;阴虚火炽证乃阴伤而邪火仍盛之证,以身热、心烦不寐、舌红、脉数为主症;本证为肾阴亏损,余邪深伏阴分,亦属邪少虚多之候,以夜热早凉、热退无汗、舌红少苔为主症。

【治法】 滋阴清热,搜邪透络。

【方药】 青蒿鳖甲汤(《温病条辨》)。

青蒿二钱 鳖甲五钱 细生地黄四钱 知母二钱 牡丹皮三钱

水五杯,煮取二杯,日再服。

本证为肾阴亏损,余邪深伏阴分,亦属邪少虚多之候,若纯用养阴恐滋腻恋邪,单用清热又惧苦燥伤阴,故治以青蒿鳖甲汤养阴透热并举。方中以鳖甲咸寒滋阴,入络搜邪;青蒿芳香,透络清热;两药相配,导邪从阴分而出。本方之用,妙在青蒿与鳖甲的配伍,吴瑭指出:“此有先入后出之妙,青蒿不能直入阴分,有鳖甲领之入也;鳖甲不能独出阳分,有青蒿领之出也。”两药相合,搜剔阴分邪热,使之透达于外。生地黄滋阴养液;牡丹皮凉血,并散血中余热;知母清热生津润燥,并清气分之邪热。诸药合用,滋阴清热,搜邪透络,使阴分邪热得以透解。

【临床运用】 若兼肺阴虚者,可加沙参、麦冬、川贝母等滋养肺阴;若兼胃阴虚者,可加玉竹、石斛、山药等滋养胃阴,适当佐以食疗,如进食雪梨汁、荸荠汁、石斛茶等;若虚热明显而呈五心烦热者,可加地骨皮、白薇、胡黄连等清退虚热。

医 案 类 举

1. 春温过汗变症案

城东章某,得春温时病。前医不识,遂谓伤寒,辄用荆、防、羌、独等药。一剂得汗,身热退清,次剂罔灵,复热如火,大渴饮冷,其势如狂。更医治之,谓为火证,竟以三黄解毒为君,不但热势不平,更变神昏瘛疭,急来商治于丰。诊其脉,弦滑有力;视其舌,黄燥无津。丰曰:“此春温病也,初起本宜发汗,解其在表之寒,所以热从汗解。惜乎继服原方,过汗遂化为燥,又加苦寒遏其邪热,以致诸变丛生。当从邪入心包,肝风内动治之。”急以祛热宣窍法(连翘、犀角、川贝母、鲜菖蒲、至宝丹),加羚角、钩藤。服一剂,瘛疭稍定,神识亦清,惟津液未回,唇舌尚燥,守旧法,除去至宝、菖蒲,加入沙参、鲜地黄,连尝三剂,诸恙咸安。

按语:此为春温病救误之病例。前医误用辛温过汗,致热炽津伤,继又误用苦寒沉降,致邪遏热陷。本例连续经过两逆,以致神昏瘛疭。雷氏紧扣其脉舌表现而断为“邪入心包,肝风内动”之证,投以祛热宣窍之法,并加入羚角、钩藤等凉肝息风药,热清则昏痉自解。后因津伤未复,故加用沙参、鲜地等以养阴液,终于收功。(雷丰著.时病论.方力行整理.北京:人民卫生出版社,2007:13.)

2. 春温热结阳明案

王皱石弟患春温,始则谵语发狂。连服清解大剂,遂昏沉不语,肢冷如冰,目闭不开,遗溺不饮,医者束手。孟英诊其脉弦大而缓滑,黄腻之苔满布,秽气直喷。投承气汤加金银花、石斛、黄芩、竹茹、玄参、石菖蒲,下胶黑矢甚多,而神稍清,略进汤饮。次日去硝、黄,加海蜇、莱菔、黄连、石膏,服二剂而战解,肢和,苔退,进粥……不劳余力而愈。

按语:此为春温邪结阳明,热厥似脱之例,证极险恶,阴阳疑似。孟英辨此,是从脉之弦大缓滑,苔之黄腻满布,更加口秽喷人等里实征象得以把握其病机本质,而排除了昏沉肢冷如冰、目闭遗尿、口不渴等寒厥似脱之假象。可见,舌脉在阴证辨证中的重要。再者,病初起即谵语发狂,不是邪气直中心包,就是热浊熏蒸上蒙。如是前者治应清心开闭,是后者则须清热涤浊。前医大剂清解而变证生,以为后医审辨之借鉴,且苔黄、脉滑、口秽,邪结阳明、秽浊壅闭之象已明,故王氏治用承气涤腑,加玄参、石斛生津,金银花、黄芩解毒,菖蒲辟秽,证药相投,其效自捷。不过,从苔黄腻、脉缓滑、口不渴、药后大便胶滞看,此证之因是夹秽浊较甚,方中菖蒲辟秽力弱,若加用紫金片,效果更佳。(王孟英.王氏医案续编//盛增秀.王孟英医学全书.北京:中国中医药出版社,1999:342.)

3. 春温夹湿动风案

李某,女,4岁半。初诊1984年2月27日。

主诉:患儿于1983年11月2日始发热,伴小便频数,短涩疼痛,某医院诊为急性肾炎、急性尿路感染,经中西医治疗,症状稍缓,但未痊愈。1984年2月23日夜间突发神昏、失语、摇头等症状,经中西医药治疗无效,于2月27日请张老会诊。

诊查:身热不退,朝轻暮重,神识昏蒙,时清时昧,失语,摇头,呵欠频作,肢体萎软,呕恶厌食,二便失禁,舌淡红,苔白腻,脉细弦。

辨证:湿热内蕴,上蒙心包,下流膀胱,弥漫三焦,引动肝风,为春温夹湿。

治法:清热除湿,化浊开窍,镇痉息风。

处方:青蒿10g,茯苓10g,陈皮6g,半夏6g,石菖蒲6g,郁金6g,远志6g,蝉蜕6g,僵蚕9g,竹叶菜20g,牛筋草15g。1剂。另予牛黄至宝丹1丸,用太子参15g煎汤,分3次化服。

二诊:2月28日。服药后体温降至37.7℃,诸症稍减,舌淡苔白腻,脉濡。此乃湿重热轻,宜予清热利湿之剂。

处方:杏仁6g,川朴6g,法半夏6g,木通6g,石菖蒲6g,郁金6g,薏苡仁10g,玉竹10g,南沙参10g,麦芽10g,谷芽10g,白蔻3g。另予石斛露1瓶,每次1匙,日3次。

三诊:3月5日。药后神志清楚,能断续吐字,可站立,咳嗽痰鸣,纳呆,苔腻,脉滑。仍予第一方加减出入8剂。另予蛇胆川贝散3支,每次半支,日3次。

四诊:3月13日。服药后诸症继续好转,但于3月12日夜间病情突然加重,患儿吵闹烦躁,下肢瘫痪,西医诊断为"脑炎后遗症""小儿麻痹症""精神异常症"。此乃湿热久羁,损伤肝阴,虚火内扰心神所致。治宜养血安神,清热除烦,予酸枣仁汤加减。

处方:炒枣仁10g,知母10g,莲子心10g,栀子10g,郁金10g,川芎9g,茯苓12g,琥珀粉3g(冲)。

五诊:3月18日。4剂药后神志清楚,能正确回答问题,但稍迟缓,口腔内有少许溃疡点,纳差,舌红苔黄腻,脉滑数。

处方:杏仁9g,川朴9g,法半夏9g,石菖蒲9g,郁金9g,僵蚕9g,白蔻3g,薏苡仁15g,木通9g,枣仁9g,萆草24g。3剂。另予薄荷10g,月石5g,煎汤漱口。

3月29日,神志正常,食纳增加,诸症悉除,予健脾和胃之剂善后。

按语:本例从发病到治愈历时5个月。张老认为本案有如下特点:① 病初有发热、鼻流清涕、咳嗽等表证之象。② 发热夜甚,体温长期波动在38.5～39.2℃,此乃湿热内蕴、稽留不退之征。③ 神识昏蒙,失语,摇头,小便频数短涩,此属湿热蒙蔽心窍,下流膀胱,弥漫三焦,引动肝风。④ 下肢萎软,呕恶纳呆,苔腻脉缓,为湿热留恋气分,病变在脾胃之征象。综上所述,本案属中医温病范畴,治疗时应先以豁痰开窍、清热利湿、化浊息风之法以治其标,再予清化湿热、养血安神、清热镇惊之剂以治其本,最后以益气健脾之法收功。(董建华.中国现代名中医医案精华:第二集.北京:北京出版社,1990:1224－1225.)

学 习 小 结

春温是由温热病邪郁伏所致,初起以气分或营分里热证为主要证候的急性外感热病。多发生在春季,临床上以起病急骤、病情严重、变化较多、初起里热较盛、后期易耗伤肝肾阴液为其特点。既可伏邪自发,亦有新感引发;有病发于气分和病发于营分之不同。整个病程以里热炽盛、阴精亏损为基本病理特点,每因阴液耗损严重而呈现虚实错杂之候,但病变初期以邪实为主;病至极期,邪热盛极,阴伤渐重,甚或出现气阴两伤,或动风、动血、闭窍等病理变化;病至后期,因素体阴精亏损,更加邪热久羁不退,耗损阴精,故易致肝肾阴亏,甚或虚风内动之候。在邪热衰退之后,每有余邪久留阴分不去,恢复较慢。

治疗上,以清泄里热、护阴透邪为主要原则。初起热郁胆腑,可选用黄芩汤加豆豉玄参方;热在营分,可选用清营汤。如兼表邪,若为卫气同病,可选用增损双解散;若为卫营同病,可选用银翘散去豆豉加细生地黄、牡丹皮、大青叶,倍玄参。邪在气分,若热灼胸膈,可选用凉膈散;阳明热炽,可选用白虎汤;热结肠腑,治宜通腑泄热,并辨别兼症灵活治疗,若阳明热结,阴液亏损,可选用增液承气汤;阳明热结,气液两虚,可选用新加黄龙汤;阳明热结,小肠热盛,可选用导赤承气汤。热邪从气分传入营分,若见气营(血)两燔,可选用加减玉女煎、化斑汤或清瘟败毒饮;热盛动血,迫血妄行,可选用犀角地黄汤;热与血结,可选用桃仁承气汤。若热入心包,可选用清宫汤送服安宫牛黄丸或紫雪丹、至宝丹;若内闭外脱者,可选用生脉散或参附汤送服凉开"三宝"。阳气暴脱者,可选用参附汤或回阳救急汤。热盛动风,可选用羚角钩藤汤加味。春温后期,热灼真阴,若真阴亏损,可选用加减复脉汤;阴虚风动,可选用三甲复脉汤或大定风珠;阴虚火炽,可选用黄连阿胶汤。如若余邪深伏阴分,可选用青蒿鳖甲汤。

第十章 暑 温

导学

（1）掌握暑温的概念、主要证候类型及其辨证治疗。

（2）熟悉暑温的病因、发生机制、诊断、初起证候特点和传变规律。

（3）了解暑温与冒暑、中暑、湿温、暑湿的区别。

暑温是夏暑当令之时，感受暑热病邪引起的初起即可见阳明气分证为主要证候的急性外感热病，具有起病急骤、传变迅速、易耗伤津气的特点。又因夏季气候炎热，雨水较多，暑热下逼，地湿蒸腾，暑热病邪易夹湿为患，故暑温往往兼夹湿邪而成暑热夹湿之证，但以热为主，湿为客。此外，由于暑热亢盛，易贪凉喜饮，若乘凉饮冷太多，暑热之邪易为寒湿所遏，见暑兼寒湿证。

古代文献中很早就有关于暑病的记载，如《素问·热论》说："凡病伤寒而成温者，先夏至日者为病温，后夏至日者为病暑。"《素问·生气通天论》还进一步指出了暑病的临床特点，"因于暑，汗，烦则喘喝，静则多言，体若燔炭，汗出而散。"汉代张仲景在《金匮要略》中所论述的中暍，即是暑病，并论述了其因证脉治，提出了用白虎加人参汤等方治疗。宋代陈言在《三因极一病证方论》中提出：冬伤寒至夏而发为热病，夏间即病者即伤暑，两者不同。他还认为：伤暑中暍，其实一病，但轻重不同。元代戴思恭在《丹溪心法》中把暑病进一步分为冒暑、中暑、伤暑三类，从而使暑病的分类及证治更趋全面。张元素以动静分阴暑和阳暑，认为："静而得之为中暑，动而得之为中热，中暑者为阴证，中热者为阳证。"张景岳则以受寒受热分阴暑和阳暑，认为："阴暑者，因暑而受寒者也。""阳暑者，乃因暑而受热者也。"王纶《明医杂著》中提出暑邪可自口齿而侵犯人体，伤于心包络之经，为后世温病邪入心包理论开了先河。明末王肯堂《证治准绳》中提出，发于夏季的热病，既有伏寒化热者，也有暴感暑邪为病者。清初喻昌提出，暑病均为新感暑邪所致，而非伏寒化热引起。叶桂更明确提出了"夏暑发自阳明""暑必兼湿"的见解，突出了暑病的病理特点。吴瑭则在《温病条辨》中首次提出："暑温者，正夏之时，暑病之偏于热者也。"至此确立了暑温的病名。其后，关于暑温的证治内容不断丰富，并成为四时温病中的重要病种之一。

根据暑温发病的季节特点和临床表现，西医学中发生于夏季的流行性乙型脑炎、登革热和登革出血热、钩端螺旋体病、流行性感冒、热射病，以及小儿疱疹性咽峡炎等，可参考本病辨证论治。

第一节 病 因 病 机

一、病因与发病

暑温因感受夏令暑热病邪所致。夏月暑气当令,气候炎热酷烈,正如朱丹溪所说:"暑乃夏月炎暑也,盛热之气者火也。"在此季节,人体若睡眠不足,过度疲劳,汗出过多,或饮食不调,伤及脾胃,或素体禀赋不足,正气虚弱,机体抗御外邪能力减弱,暑热邪气易乘虚而入。王安道《医经溯洄集》:"暑热者,夏之令也,大行于天地之间,人或劳动,或饥饿,元气亏乏,不足以御天令亢极,于是受伤而为病。"

夏季气候炎热,雨水较多,暑热下逼,地湿蒸腾,暑湿之邪易于相伐为患,故暑温往往兼夹湿邪而成暑热夹湿之证,但以热为主,湿为客。炎暑之季,贪凉喜饮,暑热之邪易于为寒湿所遏,表现为暑兼寒湿之证。

二、病机演变

暑热乃火热之邪,其性酷烈。病机特点为:起病急骤,传变迅速,易耗伤津气。病理特点为:暑伤津气,极易内陷。暑热病邪伤人极速,径入阳明,发病初起即见壮热、烦渴、汗多、脉洪大等阳明气分热盛证候,一般无卫分证表现,叶桂曰:"夏暑发自阳明。"由于暑性炎热酷烈,易灼伤津液,逼津外泄,致耗气伤津,甚则出现津气欲脱之证,见汗出不止,喘渴欲脱;暑热内盛阳明,耗伤胃肠津液,津亏肠燥,致大便干结;暑热煎熬津液成痰,痰热互结,蒙蔽心窍,见神昏谵语。若阳明气分邪热不能及时清解,又暑热通于心,故易内陷心营;亦可引动肝风,风火相煽,发生痉厥、抽搐;暑热之邪易燔灼营血,损伤脉络,破血妄行,出现各种出血证。若患者正气虚弱,或小儿脏腑娇嫩,暑热之邪可直中心包,而猝然神昏肢厥,名为"暑厥";若暑热邪气直中肝经,见突发痉厥,名为"暑痫",或"暑风";若暑热犯肺,损伤肺络,见骤然咯血、衄血和咳嗽、气促,名为"暑瘵"。暑温常兼夹湿邪,故见暑湿困阻中焦和弥漫三焦证,出现身热面赤、壮热烦渴、身重脘闷、下利、小便黄赤等。

暑温后期,邪热渐退,而津气未复,多表现为正虚邪恋之候。暑伤心肾,气阴亏虚,水不济火,见烦热躁扰、消渴;或水不涵木,虚风内动,见手足蠕动、抽搐。病程中因闭窍、动风而发生神昏、痉厥持续时间较长者,可出现痴呆、失语、失明,耳聋;或因痰瘀阻滞经络,筋脉失利,出现手足拘挛、肢体强直或瘫痪等后遗症。

第二节 诊 断

一、诊断依据

1. **发病季节** 有明显的季节性,多发生于夏暑当令、暑热当盛之时,即夏至到处暑期间。

2. **发病特点** 起病急骤,初起即见高热、汗多、烦渴、脉洪大等阳明气分证候,一般较少有卫分表现,或卫分证短暂即失。疾病传变迅速,变证较多,易见津气欲脱、神昏、痉厥、出血等危候。后期多见气阴亏虚,正虚邪恋证候。部分因闭窍、动风持续时间长,痰瘀阻滞,而留下后遗症。暑热多兼夹湿邪,但热为主,湿为客。

二、鉴别诊断

1. **冒暑** 即夏月感冒,病情较轻,以卫表证为主要表现,很少出现气分里热证,更不会向营血分传变。

2. **中暑** 同样发病于夏季,多因卒中暑热或暑湿秽浊之气,猝然昏倒,不省人事或突发神昏烦躁,但经合理处理后,症状可改善。

3. **湿温** 见于夏季,系感受湿热邪气所致,起病缓,初起湿重而热象不显著,湿热邪气留恋气分,病势缠绵,病程较长,须与暑温夹湿相鉴别。

第三节 辨 证 论 治

一、辨治要点

(一)辨证要点

1. **辨病邪兼夹** 辨病邪兼夹对本病的诊断和治疗颇为重要,诊断时须根据临床症状仔细辨析。本病起病急,传变迅速,初起即可见阳明气分证候,也可见发热恶寒、头痛身痛、苔薄白、脉浮数等卫表症状,但为时短暂,随即传入气分。初起即见阳明气分证者,为单纯感染暑热病邪;若兼见脘闷、身重、苔腻等症状者,为兼夹湿邪;若初起见发热恶寒,头痛无汗,心烦口渴,胸闷苔腻者,应考虑是否因贪凉喜饮,兼夹暑、湿、寒三气。

2. **辨病情轻重** 辨病情轻重对本病治疗及预后至关重要,应抓住时机,截断病势,防止恶化。暑热之邪易耗气伤津,导致多种危重证候,故津液的耗损程度可以辨别病情的轻重。若见口渴引饮,舌干少津,为津伤;若见神倦脉虚,为气虚;若两者并见,为津伤气耗;若见消渴不已或渴不咽水,舌光绛而干,脉细数,为真阴耗损;若见咯血,鼻衄,为肺阴灼伤,肺络受损;若汗出淋漓,喘促脉散,为津气欲脱之危候。

3. **辨昏痉先兆** 暑通于心,病邪易直入心营、厥阴,出现闭窍、动风危候,临床上应尽早辨析其先兆症状,控制病情。若出现嗜睡,或烦躁不寐,静而多言者,多为暑热之邪蒙蔽心包、神昏闭窍之先兆;若出现手足或面部肌肉不自主微微抽动,或筋惕肉𥆧、项强者,多系暑热之邪引动肝风痉厥之先兆。

(二)治则治法

1. **治则** 清暑泄热,顾护津液。

2. **治法** 根据病程的不同阶段、病理变化,以及证候表现来确定治法。初起阳明气分热盛,治以辛寒之剂,清泄暑热;进而暑伤津气,治以甘寒之剂,清热涤暑,益气生津;若暑热渐退,津气耗损,治以甘酸之品益气敛津,酸苦之品泄热生津。正如叶桂在《临证医案指南》(《三时伏气外感篇》)中引用张凤逵所云"暑病首用辛凉,继用甘寒,再用酸泄酸敛",总结了暑温在气分阶段的治疗大法,但须注意此处所指辛凉,并非辛凉解表之剂,乃辛凉重剂,辛寒泄暑。若暑热化火,生痰生风,内传心营,引起闭窍、动风、入营、动血等病变时,则须根据病情而采取清心开窍、凉肝息风、凉血止血等法。暑温后期多正虚邪恋,余邪未清,气阴未复,在益气养阴的同时,要注意祛除余邪。对后遗症者,应辨明余邪留滞部位和是否兼夹其他病邪,予以辨证施治,并配合针灸、推拿等康复治疗。

本病为暑热病邪所致,"暑气通于心",心与小肠相表里,故治疗时需兼以清心涤暑,导热下行,给暑热外出之机,如王纶在《明医杂著》中所说:"治暑之法,清心利小便最好。"特别是兼夹湿邪者,更应注意导湿下行。

对于暑热兼湿邪之证,则应在清暑之中兼以祛湿,予以芳香化湿、苦温燥湿、淡渗利湿。若属寒邪遏伏暑湿,则又宜在清暑化湿的同时兼以解表散寒。

(三)治疗禁忌

本病多不用下法,虽有暑热盛于内,但未成腑实证。若有热结肠腑者,亦当用之。因暑多夹湿为患,故本病治疗中当慎用滋腻之品,以防助湿而致病势缠绵。

二、常见证候辨治

(一)气分证治

1. 暑入阳明

【证候】　壮热口渴,汗多,心烦,头痛且晕,面赤气粗,或背微恶寒,苔黄燥,脉洪数或洪大而芤。

【病机】　本证见于暑温初起,为暑热之邪侵入阳明气分,邪正剧烈交争所致。邪热炽盛、阳明里热蒸腾于外,则体表壮热;邪热炽盛耗伤津液,故口渴引饮;暑热内蒸,迫津外泄,则汗多;暑邪内扰于心,则心烦不安;热邪上蒸头目,则头痛且晕、面目红赤;热壅气机,则呼吸气粗而似喘;苔黄燥、脉洪数为阳明热盛之征。若汗泄过多,津气耗伤,腠理疏松,则背微恶寒。若汗多津气耗伤过甚,则可见脉洪大而芤。

本证的背微恶寒、头痛且晕须与邪在肌表证相鉴别:本证为里热蒸迫伤及津气使然,伴壮热汗多,烦渴,苔黄燥,脉洪数;邪在肌表证为邪侵肌表,卫阳被郁而致,伴见无汗或少汗,苔薄白,脉浮等症。两者一属里证一属表证,不可混淆。

本证面赤须与肾阴虚而两颧潮红相鉴别:本证乃暑热上蒸,面部红赤,伴见壮热,汗多;肾阴虚者,两颧红色娇嫩,伴见夜间盗汗。两者有虚实之别。

【治法】　清泄暑热;津气受伤者,兼以益气生津。

【方药】　白虎汤;白虎加人参汤。

(1)白虎汤(方见风温章)

(2)白虎加人参汤(引《温病条辨》)

生石膏(研)一两　知母五钱　生甘草三钱　白粳米一合　人参三钱

水八杯,煮取三杯,分温三服。病退,减后服,不知,再作服。

暑入阳明,热盛于内而蒸腾于外,内外俱热,故治以白虎汤清暑泄热,透邪外达。吴瑭曰"白虎本为达热出表",即含此意。若阳明热盛而津气耗伤者,则须于清热中佐以益气生津之品,在白虎汤中加人参,即白虎加人参汤。本证治疗以透泄热邪为主,不宜滥用苦寒之品。

【临床运用】 若暑热较盛,可酌情加入金银花、连翘、竹叶、荷叶、西瓜翠衣等药以增强清暑透泄热邪之力。若发病之初兼有暑湿而见微恶寒、胸痞、呕恶、苔腻者,可酌加藿香、佩兰、滑石或六一散等芳化渗利之品。若兼邪遏卫表而见微恶风寒、身灼热无汗者,可加香薷、大豆卷、金银花、连翘等以疏解表邪。

2. 暑伤津气

【证候】 身热心烦,小溲色黄,口渴自汗,气短而促,肢倦神疲,苔黄干燥,脉虚无力。

【病机】 本证为暑热亢盛、津气两伤之候。暑热郁蒸,故身热、心烦、小溲色黄;暑为阳邪,主升主散,迫津外泄,故腠理开而汗多。汗泄太过,伤津耗气,故口渴、苔燥、气短而促、肢倦神疲、脉虚无力。与前证比较,其邪热较轻,而津伤较重。

【治法】 清热涤暑,益气生津。

【方药】 王氏清暑益气汤(《温热经纬》)。

西洋参三钱   石斛三钱   麦冬二钱   黄连八分   竹叶三钱   荷梗三钱   知母三钱   甘草一钱   粳米三钱   西瓜翠衣四钱

本证为暑热仍盛而津气两伤,故治疗时宜清热涤暑与益气生津并施。方中西瓜翠衣、黄连、竹叶、知母、荷梗清涤暑热;西洋参、石斛、麦冬、甘草、粳米益气生津。

【临床运用】 本方与白虎加人参汤均为清热解暑、益气生津之剂,临床运用时应注意区别其适应证。白虎加人参汤证适用于暑入阳明、暑热较盛而津气耗伤较轻之证,清暑泄热之力较强;本方则适用于暑热稍轻、津气耗伤较甚之证,其清泄暑热之力不及前方,但养阴生津益气之力较强。

本方在临床使用时当权衡暑热与津气耗伤两个方面的轻重而予以灵活加减。若暑热较重者,当加重清透暑热药的用量,或加用石膏、金银花之类以清涤暑热;如津气耗伤较甚者,当加重益气生津药的用量,并酌减黄连或不用,防其化燥伤阴。方中西洋参亦可用沙参60 g代之。如久热不退,可去黄连、知母,加白薇、地骨皮、青蒿以退虚热。

3. 津气欲脱

【证候】 身热骤退,汗出不止,喘喝欲脱。脉散大。

【病机】 本证为津气耗伤过甚所致的津气欲脱之候。暑热渐去,故身热已退;正气耗散过甚,固摄无权,津不内守,故汗出不止;津气耗伤太过,气少不足以息,则见喘喝欲脱;津气势欲外脱,则脉散大而无力。本证汗出愈多则津气愈耗,正气愈伤则汗泄愈甚。此与阳气外亡而汗出肢冷、面色苍白、脉微细欲绝者有所不同,但病势亦属重险。若病情进一步发展,亦可出现阳气外亡之危候。

【治法】 益气敛津,扶正固脱。

【方药】 生脉散(方见风温章)。

本证属津气欲脱的危重之候,故治疗应急予益气敛津固脱之法。方中人参补益元气,麦冬、五味子酸甘化阴,守阴留阳,使元气得固。元气固则汗不外泄,阴液内守,则阳留而不外脱,此即“再用酸敛”之意。可见本方功在补气敛阴,并非治暑之剂,故只适用于津气欲脱而邪热已去的病证。若暑热未尽者,则不宜单投本方,以免留邪。正如《温热经纬》中引用徐灵胎所说:“此伤暑之后,存其津液之方也……用此方者,须详审其邪之有无,不可徇俗而视为治暑之剂也。”

【临床运用】 本证亦可用生脉注射液静脉注射。如邪热未尽,可加入金银花、连翘、石膏、知母等清暑泄热。如兼见阳气外脱之四肢厥冷、面色苍白、脉微细欲绝等症,则应加入附子、干姜等以回阳固脱,或选用参附龙牡汤,也可用参附注射液静脉注射。

4. 热结肠腑

【证候】　身灼热,日晡为甚,腹胀满硬痛,谵语狂乱,大便秘结或热结旁流,循衣摸床,舌卷囊缩,舌红,苔黄燥,脉沉数。

【病机】　此为暑热伤津,热结阳明腑实之证。暑热与糟粕郁蒸肠腑,不能透达于外,故身热日晡为甚;肠中热结,传导失司,腑气不通,故大便秘结而腹满硬痛;若大便虽结,热迫于中,津液下夺,从旁而出,则见大便稀水、色黄臭秽等"热结旁流"之症;邪热循经上扰心神,神不守舍,则谵语狂乱、循衣摸床;热邪炽盛,淫于厥阴,则舌卷囊缩;舌红苔黄燥,脉沉数,为暑热灼伤津液、热结肠腑之象。本证除具有痞、满、燥、实、坚外,尚有火毒炽盛之象,病情较为深重。

【治法】　通腑泄热,清热解毒。

【方药】　解毒承气汤(《伤寒瘟疫条辨》)。

白僵蚕(酒炒)三钱　蝉蜕(全)十个　黄连一钱　黄芩一钱　黄柏一钱　栀子一钱　枳实(麸炒)二钱五分　厚朴(姜汁炒)五钱　大黄(酒洗)五钱　芒硝(另入)三钱

本方为黄连解毒汤、升降散合大承气汤加味而成,适用于腑实而热毒盛者。方中以大承气汤通腑泄热,荡涤肠腑热结,使邪热随攻下而外泄;用黄连解毒汤清暑解毒;升降散中的白僵蚕、蝉蜕入厥阴肝经,有息风镇痉之力,可防热盛动风之患,配合黄连解毒汤能透解暑邪外达,配大黄后又有升清降浊之功。诸药合用,使暑热火毒得去,热结肠腑之证可除,津液可保而诸症得愈。

【临床运用】　如热毒炽盛者,可加大青叶、石膏清泄热毒;动风抽搐者,可加羚羊角、钩藤等凉肝息风;兼气虚者,可加人参以益气。目前临床上,对属暑温的流行性乙型脑炎的治疗,有主张即使未表现有明显阳明腑实者,亦可适当配合大黄等攻下之品,使邪热有外泄之机,可以提高疗效。

(二)营血分证治

1. 暑入心营

【证候】　心烦口干,夜寐不安,时有谵语,舌红绛,脉细数;或猝然昏倒,不知人事,身热肢厥,气粗如喘,牙关微紧。舌绛,脉数。

【病机】　暑属火热之邪,"暑气通于心",中人最速,极易内陷心营。因此,暑入心营证候,除可从气分证发展而来外,还可因暑热之邪直中心营,内闭心包而致,以突发昏厥为特征,临床上称之为"暑厥",又称"中暑"。暑热内盛,则身灼热;暑入心营,心神被扰,则烦躁不宁、夜寐不安、时有谵语;热陷心包,清窍堵闭,则神昏谵语或昏愦不语。舌红绛,脉细数,为热扰心营、营阴被灼之征。若暑邪猝中心营而内闭心包,则表现为猝然昏倒、不省人事。本证发病急骤,猝然昏倒,与中风相似,但中风多有口眼㖞斜、半身不遂,且一年四季均可发生,本证则无此表现,且发于夏暑之令。故两者一般不难鉴别。

【治法】　清营泄热,清心开窍。

【方药】　清营汤(方见春温章);安宫牛黄丸、紫雪丹(方见风温章)等。

本证为暑热犯于心营而致,故用清营汤清心凉营。若邪热内闭心包,出现神昏谵语等神志症状时,则用清营汤送服安宫牛黄丸、紫雪丹清心开窍。

【临床运用】　如因猝中暑邪而骤然闭窍昏厥,除服上述清心开窍剂外,还可服用行军散(市售成药),同时配合针刺水沟、十宣、曲池、合谷等穴位以加强清泄邪热、苏醒神志的效果。同时还应注意环境的通风降温。

若依法施治后神清厥回而暑热仍未尽除者,应按病机之在气在营,选择不同的治法。并且,对暑热内闭而神昏者,不可滥用寒凉之法,以免暑邪愈遏愈深难以外解。在治疗时应注意透热与芳化之法合用,使暑热有外泄之机。如兼见腹满硬痛、大便秘结等症状,应酌情配合通下,使热有外出之路。

2. 气营两燔

【证候】 壮热,头痛如劈,口渴饮冷,心烦躁扰,甚或谵语、神昏,或有斑疹隐隐,舌绛,苔黄燥,脉数或洪大有力。

【病机】 本证为气分暑热未解,继而营热又盛,热邪炽于气营,为气营合病,故名"两燔"。邪热炽盛,燔灼气分,则壮热、口渴饮冷或大渴引饮;火热炎上,则头痛剧烈;热灼营阴,热扰心神,故心烦躁扰,甚或谵语神昏;如热伤血络,溢于肌肤,则可见斑疹隐隐;舌绛是热在营分之征,苔黄燥、脉数为气分邪热亢盛之象。

【治法】 清气凉营,解毒救阴。

【方药】 玉女煎去牛膝、熟地黄,加细生地黄、玄参方(方见春温章)。

【临床运用】 如热毒较甚,可加入水牛角、大青叶、板蓝根等清热解毒。如见便秘、腹胀满者,可加入大黄攻下泄热。如兼有神昏痉厥者,可配合安宫牛黄丸等清心息风之品,方中可加僵蚕、全蝎、地龙、蝉衣、郁金、菖蒲等,并可静脉点滴醒脑静注射液。也可参"暑入心营""暑热动风"等证施治。

3. 暑热动风

【证候】 身灼热,四肢抽搐,甚则角弓反张,神志不清,或喉有痰壅,脉弦数或弦滑。

【病机】 本证为暑热亢盛、引动肝风之证,以痉厥为特征。暑为阳邪,火热鸱张,最易内陷厥阴,引动肝风而致痉厥。暑热亢盛,引动肝风,则身灼热,四肢抽搐,角弓反张,牙关紧闭,脉弦数或弦滑;风火相煽,扰乱神明,则见神迷不清;暑热煎熬津液成痰,故见喉间痰壅。本证病机关键在于风、火、痰交炽为患。本证既可见于暑温的病变过程中,亦可因暑热邪气直中肝经而突然发生,尤多见于小儿患者,如病初即见本证,则称之为"暑风"。吴瑭说"小儿暑温,身热,卒然痉厥,名曰暑痫",暑痫即是暑风。

【治法】 清泄暑热,息风定痉。

【方药】 羚角钩藤汤(方见春温章)。

【临床运用】 本方在临床运用时,还应结合具体证情灵活加减。若心营热盛者,可加玄参、牡丹皮等清营泄热。阳明邪热亢盛者,加石膏、知母等辛寒之品以清泄气分邪热。若兼有腑实燥结者,可加大黄、芒硝、全瓜蒌通腑泄热。若热毒炽盛者,加板蓝根、大青叶等清热解毒。如抽搐频繁,难以控制者,加全蝎、蜈蚣、地龙、僵蚕等加强息风定痉之功,或加用羚羊角粉口服。若兼邪陷心包者,称为邪陷手足厥阴,可加紫雪丹、至宝丹等清心化痰、息风开窍。痰涎壅盛者,可加胆星、天竺黄、竹沥等清化痰热。

4. 暑入血分

【证候】 灼热躁扰,神昏谵妄,斑疹密布,色呈紫黑,吐血、衄血、便血,舌绛苔焦。

【病机】 此为暑热邪毒极盛,深入血分证。热邪极盛,阴血大伤,则灼热烦躁;暑热火毒燔灼血分,迫血妄行,则见斑色紫黑,吐血、衄血、便血;心主血,血热内陷心包,心神被扰,故神昏谵语;舌绛苔焦为血分热毒极盛的表现。

【治法】 凉血解毒,清心开窍。

【方药】 神犀丹合安宫牛黄丸(方见风温章)。

神犀丹(《温热经纬》)

犀角尖(磨汁) 石菖蒲 黄芩各六两 粪清 连翘各十两 真怀生地黄(冷水洗净绞汁)
金银花各一斤(如有鲜者捣汁用尤良) 板蓝根九两(无则以飞净青黛代之) 香豉八两玄参七两
花粉 紫草各四两

各药生晒研细(忌用火炒),以犀角、地黄汁、粪清和捣为丸(切勿加蜜,如难丸,可将香豉煮烂),每丸重三钱。

本证属血分热毒炽盛,故方用神犀丹凉血解毒。方中犀角、粪清、金银花、连翘、玄参、黄芩、板蓝根、生地黄、紫草凉血解毒;佐天花粉与生地黄、玄参共奏生津养阴之功;又加豆豉,配合生地黄、紫草凉血透斑;石菖蒲芳香开窍醒神。王士雄在《温热经纬》中论及该方功效时说:"温热暑疫诸病,邪不即解,耗液伤营,逆传内陷,痉厥昏狂,谵语发斑等证,但看病人舌色干光,或紫绛,或圆硬,或黑苔,皆以此丹救之。"若窍闭较甚,该方清心开窍力较弱,故又配合安宫牛黄丸,既可加强开窍醒神之力,又可加强清热凉血解毒之效。

【临床运用】 若见动风抽搐,则加入羚角、钩藤凉肝息风,或加服止痉散增强止痉之效。痰涎壅盛者,加天竺黄、胆星、竹沥或送服猴枣散清化痰热。若伴气分热盛者,加生石膏、知母等清气药,或用清瘟败毒饮加减。若发斑兼吐血者,加茅根、知母、茜草。斑色紫黑加生地黄、紫草、大青叶。

5. 暑伤肺络

【证候】 灼热烦渴,咳嗽气粗或喘促,咯血或痰中带血丝、衄血,舌质红,苔黄而干,脉象细数或浮取则洪,中取则空,沉取复有。

【病机】 本证为暑热犯肺,损伤阳络所致。临床上常见骤然咯血、咳嗽等症,其表现颇似痨瘵,故有"暑瘵"之称。由于暑热损伤肺络,血从上溢,故见咯血或痰中带血丝,甚则可出现口鼻鲜血外涌;暑热内盛,消灼津液,则灼热烦渴;暑热迫肺,肺气失于宣降,则咳嗽气粗或喘促;舌质红,苔黄而干,为暑热内盛而气阴受伤之象;热蒸于里,故脉形浮取则洪,而又因吐衄失血,故中取则空,虽吐衄而正气未太虚,故沉取复有。

【治法】 凉血解毒,清暑安络。

【方药】 犀角地黄汤(方见春温章)合黄连解毒汤。

黄连解毒汤(《外台秘要》)

黄连三钱 黄柏二钱 黄芩二钱 栀子二钱

本证由暑热化火生毒、灼伤肺络所致,治疗当清暑凉血解毒以安肺络而止血。故选犀角地黄汤以凉血止血,黄连解毒汤以清暑解毒。

【临床运用】 若肺热尚轻,亦可用银翘散去豆豉、芥穗、薄荷,合犀角地黄汤清肺宁络止血。若兼气分热盛而烦渴甚者,属气血两燔之证,加石膏、知母等清气泄热,热毒甚者可投清瘟败毒饮大清气血热毒。若出血较多者,加参三七、茅根、侧柏叶炭、藕节炭等清热泻火、凉血止血;若出现气随血脱之证,须急投独参汤、参附汤等益气固脱之剂,或急予生脉注射液或参附注射液益气敛阴、固脱救逆。

(三)后期证治

1. 暑伤心肾

【证候】 心热烦躁,消渴不已,肢体麻痹,舌绛,苔薄黄或薄黑而干,脉细数。

【病机】 本证为暑热久羁,耗伤肾阴,致水火不济之候,多见于暑温的后期。水不济火,则心热烦躁;暑热灼耗肾水,肾水不能上济,则见消渴不已;肾阴耗伤,肝阴失养,不能濡养筋脉,则肢体麻痹;舌红绛,苔薄干,为阴虚里热之证。

【治法】 清心泻火,滋肾养液。

【方药】 连梅汤(《温病条辨》)。

黄连二钱 乌梅(去核)三钱 麦冬(连心)三钱 生地黄三钱 阿胶二钱

水五杯,煮取二杯,分二次服。脉虚大而芤者,加人参。

本证以肾水亏、心火旺为主要病机。两者可互为影响:肾水不足,不能上济于心,则心火愈亢;心火亢炽,则下劫肾水,致肾水愈虚,故投以连梅汤清心火,滋肾水。方由《伤寒论》黄连阿胶汤去黄芩、芍药、鸡子黄加乌梅、生地黄、麦冬而成。方中以黄连苦寒清心火,阿胶、生地黄滋肾液,麦冬甘寒滋阴;乌梅与黄连相合,有酸苦泄热之效;乌梅与生地黄、麦冬相合,有酸甘化阴之功,充分体现了暑温后期"终用酸泄酸敛"的治疗原则。诸药合用,可使心火清而肾水复,即所谓"泻南补北"之法。

【临床运用】 若因气阴不足、脉象虚大而芤者,可加人参益气养阴;若口干渴饮者,加石斛、花粉、玉竹生津养液;心烦不寐可加远志;心火旺可加莲子心;头晕目眩则加天麻、白芍、何首乌;大便干结者,重用生地黄、麦冬,并加入玄参以"增水行舟";低热者,可加白薇、地骨皮等。

2. 暑热未净,痰瘀滞络

【证候】 低热不退,心悸烦躁,手足颤动,神情呆钝,默默不语,甚则痴呆、失语、失明、耳聋,或见手足拘挛,肢体强直,瘫痪等,舌质暗淡。

【病机】 本证见于暑温后期,尤其多见于病程中有动风、闭窍等危候,并持续时间较久者。由于病势迁延,余热夹痰、夹瘀留滞络脉,导致气钝血滞,机窍阻闭所致。余热未净,阴虚内热,故低热不退。肾阴亏损,心肾不交,虚风内动,则心悸、烦躁、手足颤动;痰热阻滞包络,清窍失灵,则见神情呆钝,甚或痴呆,默默不语;痰瘀留滞经络,筋脉失利,则见手足拘挛、肢体强直、瘫痪;如痰瘀留滞日久不去,气血日耗,以上诸症可能难以恢复,从而留下后遗症。

【治法】 清透余热,化痰祛瘀搜络。

【方药】 三甲散(《湿热病篇》)加减。

醉地鳖虫 醋炒鳖甲 土炒穿山甲 生僵蚕 柴胡 桃仁泥

本证为热、痰、瘀阻滞经络,灵机失运而致,故治用薛雪仿吴有性三甲散而制定的加减方,涤除余热、破滞通瘀、化痰通络以灵动心机。方中柴胡配鳖甲透散阴分邪热,桃仁配地鳖虫破瘀活血,僵蚕配山甲片入络而搜邪。全方共奏络通脉和、清热化瘀之效。

【临床运用】 如余热未清而低热难退者,可酌加青蒿、地骨皮、白薇等。如痰浊蒙闭清窍而致意识不清、神呆、失语、失聪、舌苔腻浊而无热者,可酌用苏合香丸豁痰开窍。如见痰瘀阻络而肢体拘急、强直或手足震颤、不时抽动者,除可加止痉散(全蝎、蜈蚣、地龙、僵蚕)外,还可配合白附子、陈胆星、乌梢蛇、红花、白芥子等化痰祛瘀通络,或用华佗再造丸等加强活血通络之效,同时还应注意选用生地黄、当归、赤白芍等养血活血之品,既有行血息风之效,又有养血护正之功。如肝肾阴亏而致虚风内动者,可用大定风珠滋补肝肾、潜镇虚风。

(四) 暑温兼证

1. 暑湿在卫

【证候】 身热,微恶风寒,头痛胀重,身重肢节酸楚,无汗或微汗,脘痞,口不渴,舌光红,苔白腻或微黄腻,脉浮滑数或濡数。

如感受暑湿又兼有寒邪在表者,可见发热无汗,恶寒,甚则寒战,身形拘急,胸闷脘痞,心中烦,时有呕恶,舌苔薄腻,脉浮弦。

【病机】　此为暑湿之邪郁遏肌表之候。暑湿袭表,闭阻卫分,则见发热、恶寒;暑性炎热,故身热较甚;腠理郁遏,则无汗或微汗;清阳之气为暑湿闭阻,则头痛胀重;暑湿遏阻经络肌肤,则身重肢体酸楚;湿郁于内,气机不畅,故脘痞而口不渴;舌尖红、苔白腻或微黄腻,脉浮滑数或濡数,乃暑湿在表之证。

如先受暑湿病邪再感寒邪,以致暑湿内阻,寒邪外束,卫气郁闭,表气不通,则发热而恶寒较著,无汗,身形拘急。如邪正剧争,则可发生寒战。湿邪内阻,则胸脘痞闷,时有呕恶。暑热内郁则心烦。舌苔薄腻,脉象浮弦,皆为暑湿内蕴、邪束于表之证。

【治法】　透表祛邪,涤暑化湿。

【方药】　卫分宣湿饮,新加香薷饮。

(1) 卫分宣湿饮(《暑病证治要略》)

西香薷一钱　全青蒿钱半　滑石四钱　浙茯苓三钱　通草一钱　苦杏仁钱半　鲜荷叶一角　鲜冬瓜皮一两　淡竹叶三十片

水煎服。

方中香薷解表散寒、涤暑化湿,青蒿清解暑热,两药皆为芳香之品,合用则可透达肌表暑湿;杏仁宣通上焦气机,鲜荷叶芳香涤除暑热,更助其宣透之力;滑石、茯苓、通草、冬瓜皮、淡竹叶等清暑利湿,可渗湿于热下。诸药合用,共奏透表祛邪、涤暑化湿之功。如恶寒不重,辛温之香薷可减量使用。为保芳香透达之效,青蒿当后下,取轻可去实之效。

(2) 新加香薷饮(《温病条辨》)

香薷　金银花　鲜扁豆花　厚朴　连翘

水煎服。

本方为三物香薷饮加金银花、连翘,以扁豆花易扁豆而成。方中香薷芳香可祛除暑湿,辛温以解在表之寒,正如李时珍所说:"盖香薷乃夏月解表之药,如冬月之用麻黄。"再合金银花、扁豆花、连翘以辛凉清热涤暑。吴瑭称此法为辛温复辛凉法,药虽仅五味,却合散寒、化湿、清暑于一方。

卫分宣湿饮和新加香薷饮同治暑湿在卫,但前方辛温和以甘淡,意在透邪达表而化湿,适用于暑湿在表而热象较轻者,后者辛温配伍辛凉,重在解表寒、清暑湿,适用于寒邪外束而暑湿内郁之证。

【临床运用】　若湿邪较重,可加藿香、佩兰、白豆蔻等;若暑热较甚,可酌加淡竹叶、石膏、西瓜翠衣等。外寒甚而见恶寒明显、头痛、脉象浮紧者,可加荆芥、蔓荆子疏风散寒。如尿黄赤短少,可加用芦根、生甘草等,以导湿下行,并使暑热有出路。若药后汗出恶寒解,香薷即应停用,以免其发散太过而耗伤正气。

2. 邪干胃肠

【证候】　发热,腹痛,心烦躁扰,口渴喜饮,呕吐频作,大便泄泻,泻下急迫臭秽,小便短赤,舌红,苔腻,脉濡数。

【病机】　本证为暑湿之邪直趋中道,邪干胃肠而致升清降浊功能失常之候。暑湿之邪干于胃肠,正邪交争则发热;扰乱心神,则心烦躁扰;邪热灼伤阴液及吐泻伤阴,则口渴喜饮、小便短赤;暑湿内伤胃肠,胃失和降则呕吐;下迫大肠则大便泄泻,势急且便下臭秽;舌红、苔腻、脉濡数皆为暑湿盛于肠胃之证。

【治法】　清解暑热、化气利湿。

【方药】　苓桂甘露饮(《宣明论方》)。

茯苓一两　甘草二两　白术(炙)半两　泽泻一两　官桂(去皮)二两　猪苓半两　滑石四两　石膏二两　寒水石二两

水煎服。

本方由六一散合五苓散,再加石膏、寒水石而成。方中六一散合二石清暑利湿;佐以五苓散化气行水、健脾渗湿。共奏清解暑热、化气利湿之功。

【临床运用】　若见呕吐较剧者可加生姜、竹茹和胃止呕,甚则可加用玉枢丹。小便短少者加车前草渗湿利水。四肢酸楚,筋脉拘急者,加川木瓜、白芍舒筋缓急。

3. 暑湿困阻中焦

【证候】　壮热烦渴,汗多溺短,脘痞身重,脉洪大。

【病机】　本证属暑湿困阻中焦,以暑热盛于阳明为主,兼有湿困太阴之候。因阳明胃热亢盛,故见壮热烦渴、汗多溺短、脉洪大;因太阴脾土蕴湿,故见脘痞身重。

【治法】　清热祛湿。

【方药】　白虎加苍术汤(《类证活人书》)。

石膏一斤　知母六两　甘草(炙)二两　粳米三两　苍术三两

水煎服。

本方由白虎汤加苍术而成,以白虎汤清阳明胃热,苍术燥太阴脾湿。暑热夹湿为患,徒清热则湿不退,而湿祛则热易清,故应清暑祛湿同施。

【临床运用】　如中焦湿邪较盛,可加藿香、佩兰、滑石、茯苓、大豆卷、通草等芳化渗利之品。若阳明热盛较著,可酌加竹叶、金银花等以清透暑邪。若热盛化火,可酌加黄芩、黄连、栀子以清热解毒。如属中焦暑湿俱盛而呈现湿热并重者,可取辛开苦降之法,药用厚朴、黄连、半夏、黄芩等。若肢体酸楚较甚者,可加桑枝、汉防己、丝瓜络等以化湿通络。

4. 暑湿弥漫三焦

【证候】　身热面赤,耳聋眩晕,咳痰带血,不甚渴饮,胸闷脘痞,恶心呕吐,大便溏臭或下利稀水,小便短赤,舌红赤,苔黄滑。

【病机】　本证为暑湿均盛,弥漫三焦之候。暑湿内盛则身热,上蒸则面赤,蒙蔽清窍,则耳聋眩晕。暑湿犯肺,肺气不利,肺络受损,则胸闷而咳痰带血。暑湿郁阻,中焦气机升降失调,则脘腹痞满、不甚渴饮、恶心呕吐。暑湿蕴结下焦,小肠泌别失职,大肠传导失司,则小便短赤、大便溏臭或下利稀水。舌红赤,苔黄滑为暑湿内盛之象。

【治法】　清热利湿,宣通三焦。

【方药】　三石汤(《温病条辨》)。

飞滑石三钱　生石膏(先下)五钱　寒水石三钱　杏仁三钱　竹茹(炒)二钱　金银花(花露更妙)三钱　金汁(冲)一酒杯　白通草二钱

水煎服。

本证邪在气分而病位涉及上、中、下焦。方中杏仁宣开上焦肺气,气化则暑湿易化;石膏、竹茹清泄中焦邪热;滑石、寒水石、通草清利下焦湿热;金银花、金汁涤暑解毒。

【临床运用】　应根据暑湿弥漫三焦部位的侧重不同而分别选择用药:如暑湿偏于上焦者,主用杏仁、荷叶、大豆卷、淡豆豉等;偏重于中焦者,主用石膏、竹叶、竹茹、苍术、半夏、厚朴等;偏重于下焦者,主用滑石、寒水石、猪茯苓、泽泻、通草等。此外,若见心胸烦闷较甚者,可加栀子皮、竹叶心;痰多带血者,可加川贝、竹沥、白茅根;小便赤痛明显者,可加车前草、薏苡仁等以加强清利暑湿之功。

5. 暑湿伤气

【证候】　身热自汗,心烦口渴,胸闷气短,四肢困倦,神疲乏力,小便短赤,大便溏薄,舌苔腻,脉大无力或濡滑带数。

【病机】　此为暑湿久羁,耗损元气之候,多见于暑湿之后期,但若暑湿较盛,亦可见于暑湿为患之极期。暑湿内郁,热迫津液外泄,则身热自汗;暑热扰心,损伤津液,故心烦口渴;暑湿困阻气机,伤及中气,元气亏损,则胸闷气短、四肢困倦、神疲乏力;暑热下迫,湿性下趋,水道清浊不分,则小便短赤、大便溏薄;舌苔腻,脉大无力,或濡滑带数,属暑湿内困之证。

【治法】　清暑化湿,益气和中。

【方药】　东垣清暑益气汤(《脾胃论》)。

黄芪一钱　苍术一钱　人参五分　升麻一钱　橘皮五分　炒白术五分　泽泻五分　黄柏二分或三分　麦门冬三分　青皮二分半　葛根二分　当归身三分　六曲五分　五味子九枚　炙甘草三分

水煎服。

本方用人参、黄芪、炙甘草益气固表,扶正敛汗;苍术、白术健脾燥湿,配泽泻利水渗湿;麦冬、五味子保肺生津,黄柏泻火存阴,当归养阴血;升麻、葛根升举清气;青皮、陈皮理气和中,六曲和胃消食。全方药味多而不杂,药力和而不峻,药性平而不偏,在清化暑湿的同时,又能助运和中、补益气阴。

本方与王氏清暑益气汤,虽然方名相同,但两者的适应证候有异。王氏清暑益气汤用于暑热未退,津气耗伤较甚之证;本方用于暑湿未尽,元气不足,气阴损伤之证。故王氏方清暑热之力较强,并在益气的同时注重养阴生津;而本方清暑生津之力较逊,在益气培中的同时,侧重于健脾燥湿。临床运用时应注意区别。

【临床运用】　本证见于暑湿为患的病证,在临床上当权衡暑湿与气虚之侧重而予变通加减。如暑湿尚盛者,加重清化暑湿之品;如气虚较甚,则当重用补气之品。

6. 余邪未尽

(1) 暑湿未尽,蒙扰清阳

【证候】　低热未除,头目不清,昏眩微胀,口渴不甚,舌淡红,苔薄腻,脉濡。

【病机】　此为暑湿余邪未尽之证。暑湿余邪留滞气分,故仍见低热不解;暑湿余邪蒙扰清阳,故见头目不清,昏眩微胀;阴伤未复,故口虽渴而不甚;舌淡红、苔薄腻、脉濡为微有余湿,病变轻浅之象。

【治法】　清化暑湿余邪。

【方药】　清络饮(《温病条辨》)。

鲜荷叶边二钱　鲜金银花二钱　西瓜翠衣二钱　丝瓜皮二钱　鲜竹叶心二钱　鲜扁豆花一枚

水煎服。

方中鲜金银花、西瓜翠衣、丝瓜皮清暑泄热,其中西瓜翠衣尚能生津止渴,并能导暑热由小便而去;鲜荷叶边、扁豆花清暑化湿;鲜竹叶心清心利水,令暑湿从下而泄。全方共奏清化暑湿、祛除余邪之功。

【临床运用】 本方能清暑利湿,但利湿之力较弱,若尿少而黄、苔腻者,可加薏苡仁、滑石、甘草梢泄热利湿;若兼见干咳无痰,咳声清高者,为暑湿余邪伤肺络,可加杏仁、桔梗、麦冬、知母、甘草等宣肺润燥。

由于本方有清暑化湿之效,故在夏暑季节感受暑湿之邪的初期,见发热、头目不清、胸痞、纳差等症状时,亦每可投用本方,不必拘于只用在暑温夹湿之后期。

附:冒暑、暑秽

一、冒暑

冒暑即暑月感受暑热或暑湿病邪,或外兼寒邪束,病情较轻,邪势轻浅,病程较短,极少发生传变,预后良好。临床上以肌表、肺卫证为主要表现。

1. 暑邪袭表,郁阻肺卫

【证候】 身热口渴,胸闷胁痛,咳嗽,两寸有力,或头晕,寒热汗出,咳嗽,苔薄白微腻。

【病机】 暑热较轻,不著阳明气分,而于手太阴肺。暑热在里,故身热口渴;邪热伤肺,故咳嗽、胸闷胁痛;邪在肺卫,故两寸有力;暑湿伤及肺卫,开合失司,见寒热汗出;暑湿上蒙清阳,清气不升,见头晕;肺气宣降失司,见咳嗽;所感暑湿较浅,故苔薄白微腻。

【治法】 暑热伤肺,宜清热宣肺,用雷氏清宣金脏法;暑湿袭于肺卫,宜清暑化湿,用雷氏清凉涤暑法。

【方药】 雷氏清宣金脏

(1)雷氏清宣金脏法(《时病论》)

牛蒡子一钱五分　川贝母(去心)二钱　马兜铃一钱　杏仁(去皮尖研)二钱　陈瓜蒌壳三钱　桔梗一钱五分　冬桑叶三钱　加枇杷叶(去毛蜜炙)三钱为引

暑热伤及肺卫,病位较浅,治疗以清解肺热,恢复肺气宣降之常。方中牛蒡子、川贝母、马兜铃、桑叶清宣肺热,杏仁、瓜蒌、桔梗、枇杷叶宣肺降气。

(2)雷氏清凉涤暑法(《时病论》)

滑石(水飞)三钱　生甘草八分　通草一钱　青蒿一钱五分　白扁豆一钱　连翘(去心)三钱　白茯苓三钱　加西瓜翠衣一片

暑热夹湿侵袭肺卫而致,病在上焦,邪势轻浅,治疗以轻清宣肺,清透湿热为主。方中青蒿、扁豆、连翘、西瓜翠衣清涤暑热,透邪外达;滑石、甘草、茯苓、通草利湿泄热。

【临床运用】 本证系暑伤肺卫所致,以卫表为主要见证,病位浅,病势轻,治疗以清宣肺热、涤暑利湿为主。若咳嗽较甚,可加杏仁、瓜蒌皮、枇杷叶等宣肺化痰止咳之品。如暑热较盛,可酌加金银花、丝瓜皮、荷叶等,以加强清热涤暑之力。若湿邪较重,可酌加车前子、泽泻等分利湿热。

2. 暑湿内蕴,寒邪束表

【证候】 发热恶寒,头痛无汗,身形拘急,心烦,胸闷脘痞,苔薄腻。

【病机】 本证为暑湿内蕴而又兼寒邪外束。多因夏月暑气当令,先受暑湿之邪蕴阻于内,复因起居不慎,贪凉过度,导致寒邪外侵,以致暑湿为寒邪所遏。寒邪束表,卫气郁闭,表气不通,则发热恶寒、头痛无汗、身形拘急;暑热内郁,则心烦不安;暑湿内阻,气机不畅,故胸闷脘痞、苔腻。

【治法】 疏表散寒,涤暑化湿。

【方药】 新加香薷饮(方见本章)。

【临床运用】 若外寒甚而见恶寒较重、脉象浮紧者,可加荆芥、蔓荆子温散表寒。若湿邪较重、卫阳郁遏较甚,可酌加藿香、佩兰、豆卷、滑石、通草等芳香化湿或淡渗利湿之品。若暑热较盛而心烦、口渴较显著者,可酌加淡竹叶、西瓜翠衣、荷叶、生石膏等清热解暑之品。此外,使用本方后,一旦汗出热退,香薷即应停用。因香薷性温发散,用之不当有助热耗气之弊。

二、暑秽

因感受暑湿秽浊之气,而致猝然闷乱、烦躁的病候,名为暑秽,俗称"发痧""龌龊"。

【证候】 头痛而胀,胸脘痞闷,烦躁呕恶,肤热有汗,甚则神昏耳聋。

【病机】 暑秽的病因是暑湿秽浊病邪。夏秋之间,天暑下迫,地湿升腾,暑湿交蒸,更兼秽浊之气交混于内,若素体脾虚湿盛,或起居不慎,暑湿秽浊之邪易侵犯人体,困遏气机而发为本病。秽湿阻遏清阳,则头痛且胀;暑湿秽浊交阻于中焦,困遏气机,则胸脘痞闷、烦躁呕恶;暑湿郁蒸,则肤热有汗,但汗出不畅;秽浊蒙蔽清窍,则神昏耳聋,此与热陷心包之神昏而见舌謇肢厥、灼热舌绛者,显然不同。本证暑热重者,苔多黄腻,且有心烦口渴;偏于湿浊重者,则舌苔白腻,而口多不渴。

【治法】 芳香辟秽,化湿涤浊。

【方药】 藿香正气散或雷氏芳香化浊法,通关散、玉枢丹。

(1) 藿香正气散(《太平惠民和剂局方》)

藿香三两 苏叶 白芷 大腹皮 茯苓各一两 白术(土炒) 半夏曲 陈皮 厚朴(姜制) 桔梗 炙甘草各二两

为末,每服三四钱,姜二片,枣一枚,水煎服。如欲汗出,衣被盖取汗。

方中以藿香辛散风寒,芳化湿浊;半夏曲燥湿降气,和胃止呕;厚朴行气化湿,宽胸除满;苏叶及白芷疏散表邪,芳化湿邪;茯苓、白术健脾运湿;并用大腹皮、陈皮理气化湿宽中,桔梗宣肺利膈;以生姜、大枣、甘草调和脾胃。全方有发散表邪、芳化辟秽、理气和中之效。

(2) 雷氏芳香化浊法(《时病论》)

藿香叶一钱 佩兰叶一钱 陈广皮一钱五分 制半夏一钱五分 大腹皮(酒洗)一钱 厚朴(姜汁炒)八分 加鲜荷叶三钱为引

方中以藿香、佩兰芳香辟秽,陈皮、半夏、大腹皮、厚朴理气化湿,鲜荷叶清透暑热。

(3) 通关散(《丹溪心法附余》)

猪牙皂 细辛等份

为细末取少许吹鼻取嚏。

(4) 玉枢丹(又名神仙解毒万病丸、太乙紫金锭)(《百一选方》)

山慈姑(洗)二两 文蛤(淡红黄色者,捶破,洗净)三两 红芽大戟(净洗)一两半 续随子(去壳秤,研细,纸裹压出油,再研如白霜)一两 麝香(研)三分

上将前三味焙干,为细末,入麝香、续随子研令匀,以糯米粥为丸,每料分作四十丸(于端午、七夕、重阳日合,如欲急用,辰日亦得)。

【临床运用】 藿香正气散性偏温燥,用于暑兼寒湿者更妥,若湿中蕴热,可加六一散清热利湿。雷氏芳香化浊法,用于除暑湿秽浊之邪,若暑热偏重者,可加滑石、甘草;若暑湿偏重者,可加神曲、苍术。除以上治法外,还可用救急十滴水(《北京市中药成方选集》,市售成药),每服一瓶,温开水送下。或用刮痧疗法,在患者背部自上而下,由内向外刮拭,以皮肤呈紫红色为度。若邪陷心包,以上方法即不合适。

医 案 类 举

1. 暑热留恋气分案

秦某,男,21岁。7月。昌化。

暑温汗出壮热不退,头昏而胀,渴欲冷饮,面垢烦闷,小溲短赤,脉来濡数,舌绛苔黄。暑热蕴蒸阳明,仿白虎汤法。

生石膏(杵,先煎)24克　知母9克　青连翘9克　金银花9克　鲜生地黄15克　天花粉9克　益元散(荷叶包)9克　淡竹叶6克　赤苓9克　淡子芩5克　广郁金5克

二诊:热退不多,口渴索饮,神烦不安,脉濡数,舌尖边绛,苔黄燥。阳明蕴热未清,而气津已伤,再以白虎加人参法继之。

西洋参(先煎)6克　生石膏(杵,先煎)30克　知母9克　金银花9克　连翘9克　天花粉9克　鲜生地黄15克　原干扁豆斛(劈,先煎)9克　淡竹叶6克　淡子芩6克　六一散(荷叶包)9克

三诊:热势已去其半,口干舌燥亦瘥,脉濡数,苔黄燥。阳明暑热有清泄之渐,再拟甘寒生津,并清余热。

西洋参(先煎)5克　金银花9克　鲜生地黄12克　知母9克　生石膏(杵,先煎)24克　鲜芦根1尺　连翘9克　天花粉9克　六一散(荷叶包)9克　广郁金5克　生苡仁12克

按:暑热留恋气分,初诊汗出不解,壮热烦渴,为白虎汤之主症;因邪势鸱张,气液两伤,故难速解,二诊原方加参,益气生津。服后正胜邪去,病即霍然。(浙江省中医学会、浙江中医药研究所编.叶熙春专辑.北京:人民卫生出版社,2006:44-45.)

2. 暑温邪入血分案

壬戌七月十四日,周,五十二岁。世人悉以羌防柴葛治四时杂感,竟谓天地有冬而无夏,不亦冤哉!以致暑邪不解,深入血分成厥,衄血不止,夜间烦躁,势已胶锢难解,焉得速功?

飞滑石三钱　犀角三钱　冬桑叶三钱　羚羊角三钱　元参五钱　鲜芦根一两　细生地黄五钱　牡丹皮五钱　鲜荷叶边一张　杏仁泥三钱　今晚一帖,明早一帖。

十五日　厥与热似乎稍缓,据云夜间烦躁亦减,是其佳处;但脉弦细沉数,非痉厥所宜,急育阴而敛阳,复咸以制厥法。

生地黄六钱　生鳖甲六钱　犀角三钱　玄参六钱　羚羊角三钱　牡丹皮三钱　麦冬(连心)八钱　生白芍四钱　桑叶三钱　日服二帖。

十六日　脉之弦刚者大觉和缓,沉者已起,是为起色。但热病本属伤阴,况医者误以伤寒温燥药五六帖之多,无怪乎舌苔燥如革也。议启肾液法。

玄参一两　天冬三钱　牡丹皮五钱　沙参三钱　麦冬五钱　金银花三钱　犀角三钱　鳖甲八钱　桑叶二钱　日服三帖。

十七日　即于前方内加细生地黄六钱　连翘一钱五分　鲜荷叶边三钱　再按:暑热之邪,深入下焦血分。身半以下,地气主之,热来甚于上焦,岂非热邪深入之明征乎?必借芳香以为搜邪之用。不然,恐日久胶锢之邪,一时难解也。一日热邪不解,则真阴正气日亏一日矣,此紫雪丹之必不可少也。紫雪丹一钱五分,分三次服。

十八日 厥已回,面赤,舌苔干黑芒刺,脉沉数有力,十余日不大便,皆下证也。人虽虚,然亦可以调胃承气汤小和之。

大黄(生)五钱 玄明粉(冲)三钱 甘草(生)三钱 先用一半煎一茶杯,缓缓服,俟夜间不便再服下半剂。服前方半剂,即解黑大便许多。便后用此方:

麦冬一两 大生地黄一两 鳖甲一两 白芍六钱

十九日 大下宿粪若许,舌苔化而未滋润,脉仍洪数,微有潮热,除存阴无二法。

沙参三钱 大生地黄一两 鳖甲五钱 麦冬六钱 生白芍六钱 牡蛎五钱 天冬三钱 炙甘草三钱 牡丹皮四钱 日服二帖。

廿一日 小便短而赤甚,微咳,面微赤,尺脉仍有动数之象。议甘润益下,以治虚热;少复苦味,以治不尽之实邪。且甘苦合化阴气而利小便也。按:甘苦合化阴气利小便法,举世不知,在温热门中诚为利小便之上上妙法。盖热伤阴液,小便无由而生,故以甘润益水之源;小肠火腑,非苦不通,为邪热所阻,故以苦药泻小肠而退邪热。甘得苦则不呆滞,苦得甘则不刚燥,合而成功也。

生鳖甲八钱 元参五钱 麦冬(连心)六钱 生白芍六钱 沙参三钱 麻仁三钱 古勇连一钱 阿胶三钱 牡丹皮三钱 炙甘草四钱 日二帖。

廿二日 已得效,仍服前方二帖。

廿三日 复脉复苦法,清下焦血分之阴热。

玄参五钱 鳖甲(生)五钱 阿胶(化冲)三钱 白芍(生)六钱 天冬二钱 牡丹皮三钱 麻仁五钱 麦冬(连心)五钱 甘草(炙)五钱 日服二帖。

按语:此为暑温邪入血分,暑温初起多为病发于里,故叶桂有"夏暑发自阳明"之说。暑热在里,不宜用解表之法治之,而前医以羌防柴葛辛温解表之剂治之,以致暑邪不解,深入血分成厥。吴氏治以凉血散血、滋阴、息风之法,后又以急育阴而敛阳,复咸以制厥法治之。对厥已回,因有日久胶锢之邪未解而阴虚之证,仍以调胃承气汤小和之。病情稳定后,投以滋补肾阴合以苦味以清泄尽之实邪。"甘得苦则不呆滞,苦得甘则不刚燥",对阴亏兼有邪热者,临床上常甘苦合用而收功。(吴瑭.吴鞠通医案.北京:人民卫生出版社,1981:1-2.)

3. 暑温兼泄泻案

天津估衣街西头万全堂药局,侯姓学徒,年十三岁,得暑温兼泄泻。

病因 季夏天气暑热,出门送药受暑,表里俱觉发热,兼头目眩晕。服药失宜,又兼患泄泻。

证候 每日泄泻十余次,已逾两旬,而心中仍觉发热懒食,周身酸软无力,时或怔忡,小便赤涩发热,其脉左部微弱,右部重按颇实,搏近六至。

诊断 此暑热郁于阳明之府,是以发热懒食,而肝肾气化不舒,是以小便不利致大便泄泻也。当清泻胃腑,调补肝肾,病当自愈。

处方 生怀山药两半 滑石一两 生杭芍六钱 净萸肉四钱 生麦芽三钱 甘草三钱

共煎汤一大盅,温服。

复诊 服药一剂泻即止,小便通畅,惟心中犹觉发热,又间有怔忡之时,遂即原方略为加减俾再服之。

处方 生怀山药一两 生怀地黄一两 净萸肉八钱 生杭芍六钱 生麦芽二钱 甘草二钱

共煎汤一大盅,温服。

效果 将药连服两剂,其病霍然全愈。

说明 初次所用之方,即拙拟之滋阴清燥汤加山萸肉、生麦芽也。

　　从来寒温之热传入阳明,其上焦燥热、下焦滑泻者,最为难治,因欲治其上焦之燥热,则有碍下焦之滑泻;欲补其下焦之滑泻,则有碍上焦之燥热,是以医者对之恒至束手。然此等证若不急为治愈,则下焦滑泻愈久,上焦燥热必愈甚,是以本属可治之证,因稍为迟延竟至不可救者多矣。惟拙拟之滋阴清燥汤,山药与滑石并用,一补大便,一利小便。而山药多液,滑石性凉,又善清上焦之燥热,更辅以甘草、芍药以复其阴(仲景谓作芍药甘草汤,以复其阴),阴复自能胜燥热,而芍药又善利小便,甘草亦善调大便,汇集四味为方,凡遇证之上焦燥热、下焦滑泻者,莫不随手奏效也。间有阳明热实,服药后滑泻虽止而燥热未尽清者,不妨继服白虎汤。其热实体虚者,或服白虎加人参汤,若虑其复作滑泻,可于方中仍加滑石三钱,或更以生山药代粳米煎取清汤,一次只饮一大口,徐徐将药服完,其热全消,亦不至复作滑泻。愚用此法救人多矣,滋阴清燥汤后,附有治愈多案可参观也。至此案方中加萸肉、生麦芽者,因其肝脉弱而不舒,故以萸肉补之,以生麦芽调之,所以遂其条达之性也。至于第二方中为泻止小便已利,故去滑石。为心中犹怔忡,故将萸肉加重。为犹有余热未清,故又加生地黄。因其余热无多,如此治法已可消除净尽,无须服白虎汤及白虎加人参汤也。(柳西河,李朝辉,董印宏,等.医学衷中参西录.北京:人民卫生出版社,2011:853-854.)

学 习 小 结

　　暑温是感受暑热病邪引起的初起即可见阳明气分证为主要证候的急性外感热病。有明显的季节性,起病急骤,传变迅速,因暑热之邪易伤津耗气,故病变过程中多见津气耗损之候,甚至发生津气欲脱之危候。暑性炎热,其性属火,火气通于心,故暑热最易内陷心营,加之暑热煎熬津液为痰,可迅速出现痰热闭窍之神昏,亦称"暑厥"。暑热引动肝风,风火相煽,又极易发生暑热动风之痉厥,亦称"暑风"。窍闭动风证既可由气分证迅速内陷而成,亦可因病邪猖獗,又恰逢人体正气不足时猝发,尤其小儿娇嫩之体,暑邪每可直中厥阴,而见暑厥、暑风之证。暑温后期,暑热渐退而津气未复,多表现为正虚邪恋之候,余热往往夹痰夹瘀,导致气钝血滞,机窍阻闭。亦可因动风、闭窍持续时间较长,出现痴呆、失语、失明,耳聋等后遗症。

　　治疗上,以清暑泄热、顾护津液为主要原则。初起阳明气分热盛,治以辛寒之剂,清泄暑热;进而暑伤津气,治以甘寒之剂,清热涤暑,益气生津;若暑热渐退,津气耗损,治以甘酸之品益气敛津,酸苦之品泄热生津。若暑入心营,内闭心包,可选用清营汤送服安宫牛黄丸、紫雪丹;暑热引动肝风,可选用羚角钩藤汤;暑热伤及血分,破血妄行,可选用神犀丹合安宫牛黄丸;后期余邪未净,正虚邪恋,可选用三甲散。若暑热夹湿,热炽于胃而湿困于脾者,可予以苍术白虎汤加减;暑湿弥漫三焦者,可予以三石汤,清宣上、中、下三焦暑湿之邪;若暑兼寒湿在卫者,可予以卫分宣湿饮,或新加香薷饮。

第十一章 湿 温

导学

(1) 掌握湿温的概念、主要证候类型、病机演变及辨证治疗。

(2) 熟悉湿温的病因、发生机制、诊断、初起证候特点和传变规律。

湿温是由湿热病邪引起的急性外感热病。初起以身热不扬、身重肢倦、胸闷脘痞、苔腻脉缓为主要特征。起病较缓,病势缠绵,病程较长。病变主要稽留于气分,以脾胃为病变中心。本病四时均可发生,但以夏秋季节雨湿较盛、气候炎热之时为多。

湿温病名首见于《难经·五十八难》,该书将其归属于广义伤寒范畴,并载其脉象特点为"阳濡而弱,阴小而急"。此后,晋代王叔和在《脉经》中记载了湿温的病因、证候和治疗,认为:"伤寒有湿温,其人常伤于湿,因而中暍,湿热相搏,则为湿温;病苦两胫逆冷,腹满又胸,头目痛苦,妄言,治在足太阴,不可发汗。"宋代朱肱在《伤寒类证活人书》中指出:湿温当用白虎加苍术汤主之。金元医家刘完素认为湿为土之气,因热而怫郁,不得宣行则化热化火,他在《素问病机气宜保命集》中提出:"治湿之法,不利小便,非其治也。"在《伤寒标本》中创制的"天水散"(即六一散)等方,开湿温病清热利湿法之先河。朱震亨则提出:"东南地卑弱,湿热相火为病十居八九。"其对湿热为患的论述,对后世产生了较深的影响。吴有性《温疫论》中所论者实为湿热相搏之温疫,创"邪在膜原"之说,主张用达原饮治湿热疫初起邪在膜原者。

至清代,随着温病学的迅猛发展,人们对湿温有了较为深刻、全面的认识。叶桂《温热论》中将温病分为"夹风""夹湿"两大类,并对湿热为病者做了精辟的论述。提出:"在阳旺之躯,胃湿恒多;在阴盛之体,脾湿亦不少,然其化热则一。"并主张对湿热之治应"渗湿于热下,不与热相搏,势必孤矣",认为湿温病"通阳不在温,而在利小便"等。薛雪撰写《湿热病篇》专著,对其发生发展、病因病机、辨证论治做了全面、系统的论述,并创按湿热在上、中、下三焦辨治的方法,被称为湿热病三焦辨证。此后,吴瑭《温病条辨》详细阐述了湿温三焦分证论治的规律,还记载有众多治疗湿温名方,如三仁汤、五加减正气散、黄芩滑石汤、薏苡竹叶散、三石汤等,均被后世沿用,是叶、薛之后湿温治疗经验的总结。后经王士雄、章楠、雷少逸、何廉臣、张聿青等医家不断补充,使湿温的辨治内容更加丰富、充实。

西医学中的伤寒、副伤寒、沙门菌属感染、钩端螺旋体病、某些肠道病毒感染等,与湿温的临床特征相似,多属于湿温的范围,可参考本病进行辨治。

第一节 | 病 因 病 机

一、病因与发病

湿热病邪是本病的主要致病原因。湿热病邪的感受与季节和地域等相关。夏秋季节,天暑下逼,地湿上蒸,人处气交当中,则易感受湿热病邪,如《伤寒指掌·伤寒类证》所说:"湿热证,因长夏每多阴雨,得日气煦照,则潮湿上蒸,袭人肌表,着于经络。"此外,江南地卑水湿,久居湿地,易感湿邪,湿邪郁热,湿热互结而致病。

湿热病邪虽然是湿温发病的主因,但发病与否尚与患者的脾胃功能密切相关。若素禀脾胃虚弱,或饮食失慎,恣食生冷,则脾胃受损而运化失司,导致内湿停聚。此时,若感受外界湿热病邪,则外来之湿与脾胃内湿相合而引发湿温。正如薛雪《湿热病篇》所说:"太阴内伤,湿饮停聚,客邪再至,内外相引,故病湿热。此皆先有内伤,再感客邪……或有先因于湿,再因饥劳而病者,亦属内伤夹湿,标本同病。"因此,湿温的发病是内因和外因两方面相互作用的结果,亦即叶桂所谓"外邪入里,里湿为合",吴瑭所说"内不能运水谷之湿,外复感时令之湿"。总之,只有内外合邪,才能引起本病的发生。

湿热病邪侵犯人体多由口鼻而入,由肌表伤者较少。正如薛雪所说:"湿热之邪,由表伤者十之一二,由口鼻入者,十之八九。"因湿为土之气,而脾为湿土之脏,胃为水谷之海,两者同属中土,湿土之气同类相召,故湿热致病多太阴、阳明受病,发展演变亦往往以脾胃为病变中心。由于湿为阴邪,其性重浊黏腻难以骤化,与热相合,更是蕴蒸不化,胶着难解。所以,本病传变较一般温热类温病缓慢,大多病程较长,缠绵难愈。

二、病机演变

湿温初起,以湿中蕴热、邪遏卫气为主要病理变化,即湿热外遏肌表,内蕴脾胃。其后,卫表见症逐渐消除,则病机以湿热郁蒸气分为主,病位重心在中焦脾胃。湿热蕴阻脾胃,其病有偏于脾和偏于胃之分。病偏于脾者,证候表现为湿重于热;病偏于胃者,则证候表现为热重于湿。一般而言,病程的前期阶段多以湿重热轻为主,随着病程发展,湿邪逐渐化热,则逐渐转化为热重湿轻。同时,脾胃阳气的盛衰也直接影响着湿热的转化。薛雪云:"中气实则病在阳明,中气虚则病在太阴。"即指素体中阳偏旺者,邪入中焦易从热化而病变偏于阳明胃,表现为热重湿轻;素体中阳较弱者,则邪入中焦易从湿化而病变偏于太阴脾,表现为湿重热轻。若中阳之盛衰无明显偏颇,则大多为湿热并重之证。何廉臣《全国名医验案类编》按:"湿温之为病,有湿遏热伏者,有湿重热轻者,有湿轻热重者,有湿热并重者,有湿热俱轻者。"

湿热之邪郁蒸气分,虽以中焦脾胃病变为主,但因湿邪有蒙上流下的特性,故病程中尚可因弥漫三焦而涉及其他脏腑,导致较为复杂的病证。石芾南《医原》指出:"湿之化气,为阴中之阳,氤氲浊腻,故兼证最多,变迁最幻,愈期最缓。"如湿热蒸腾,蒙蔽于上,清窍壅塞,可引起神志昏昧;如湿邪困阻肠道,气机不利,传导失司,可致大便不通;如湿热下注小肠,蕴结膀胱,可致小便不利;如湿热蕴毒,内聚肝胆,疏泄不利,可致身目发黄;如湿热外蒸肌腠,则可外发白痦等。湿温病变过程中,湿热郁蒸过久,既可因湿热化燥而伤阴,也可因湿盛困阻而伤阳。如邪热偏盛者易伤津液,湿邪偏盛者易伤阳气,但一般以伤阳为多见,正如吴瑭所说:"伤脾胃之阳者,十常八九,伤脾胃之阴者,十居一二。"若湿邪久留不去,可致阳气衰微,即"湿胜阳微",甚至可转化为寒湿。若气分湿热郁蒸不解,进而化燥化火,除了可以形成燥结阳明等证外,还可内迫营血,内陷厥阴,出现神昏谵语、斑疹、出血、动风发痉等重症,尤以热伤肠络、迫血外溢而大便下血为多见,严重者可因下血过多,气随血脱而危及生命。至恢复阶段,湿热渐消,以胃气未醒、脾虚不运等证候为多见,但应警惕余邪复盛而导致疾病复发。

第二节　诊　断

一、诊断依据

1. **发病季节**　发病以夏秋季节为多。特别是夏末秋初,雨湿较重的季节较易发生。

2. **发病特点**　起病较缓,初起虽有恶寒发热,但热势不扬,并有头身重痛,胸闷脘痞,舌苔垢腻,脉濡缓等。传变较慢,病势缠绵,湿热留恋气分阶段较长,病变以脾胃为中心,可涉及他脏。病程中易见白痦;后期邪热化火、损伤肠络,可见便下鲜血的严重证候。

二、鉴别诊断

1. **暑温兼湿**　暑温兼湿又称暑湿,与湿温均属湿与热相夹为患,且也发生于夏季。两者之鉴别可参见暑温章。

2. **湿阻**　湿温和湿阻均可见于夏秋季节雨水较多之时,均属外感湿邪而致病,但湿阻为湿邪郁阻中焦脾胃而引起,临床上以脾胃运化功能失调为主症。虽然也可见到身重肢倦、脘腹胀满、饮食无味、中满不饥、便溏、苔白腻等症,但一般不发热,无热象,更无卫气营血的演变过程。

3. **阴虚发热**　湿温起病较缓,病程较长,午后身热较甚,缠绵难解,"状若阴虚",故可能误诊为阴虚发热。但湿温午后潮热的同时伴有胸闷、脘痞、便溏、苔腻,属外感热病,初起可伴见发热恶寒等表证。而阴虚发热属内伤发热,多迁延日久而热势不转盛,常伴见五心烦热、口干咽燥、盗汗、舌质红、少苔等阴虚火旺见症。

4. **杂病湿热证**　各种内伤杂病亦可出现湿热证型,其与湿温的区别在于:杂病的湿热证虽有苔腻、脘痞、肢倦、便溏等症,但病因多由内伤而致,临床表现一般少见发热,无卫气营血的传变过程,并有各脏腑的兼证。

第三节　辨 证 论 治

一、辨治要点

(一) 辨证要点

1. 辨湿热轻重　湿为阴邪,热为阳邪,辨湿热轻重是湿温病辨证的关键,也是湿温病治疗的重要依据。湿温病气分阶段常有湿重于热、湿热并重、热重于湿三种病理类型,均可有胸痞、身重、苔腻等湿性黏腻秽浊为特征的主症;而湿重于热者,以伴见身热不扬、苔白腻、脉濡缓为特点;湿热并重者,以伴见发热较甚、苔黄腻、脉滑数为特点;热重于湿者,以伴见壮热、烦渴、苔黄腻偏干、舌质红、脉滑数为特点。其中,辨舌苔是辨别湿热轻重的重要依据。如何廉臣《重订广温热论》所说:"湿多者湿重于热也,其病多发于太阴肺脾。其舌苔必白腻,或白滑而厚,或白苔带灰兼黏腻浮滑,或白带黑点而黏腻,或兼黑纹而黏腻,甚或舌苔满布,厚如积粉,板贴不松。""热多者热重于湿也,其病多发于阳明胃肠。热结在里,由中蒸上,此时气分邪热郁遏灼津,尚未郁结血分,其舌苔必黄腻,舌之边尖红紫欠津,或底白罩黄混浊不清,或纯黄少白,或黄色燥刺,或苔白底绛,或黄中带黑,浮滑黏腻,或白苔渐黄而灰黑,伏邪重者苔亦厚且满,板贴不松。"在整个湿温病过程中,初期及前期阶段多表现湿重于热,随着病情的进展,湿渐化热,可转化为湿热并重和热重于湿。

2. 辨湿热所侵部位　湿温病虽以脾胃为中心,但湿邪有蒙上流下的特点。因此,辨湿热偏上焦、中焦、下焦以及三焦所属脏腑,对诊治也是至关重要。湿热偏于上焦肺卫,多见恶寒发热,头胀重,胸痞闷或咳嗽,耳聋;湿热蒙蔽心包,轻则神志淡漠,重则昏蒙谵语。若湿热阻于中焦胃脘,多见脘胀、恶心、呕吐;偏于中焦脾,则见腹胀、知饥不食、大便溏薄等症。若偏于下焦膀胱,则见小便不利、尿频尿急;若湿阻肠道,则见大便不爽、腹满、下利黏垢。

3. 辨证候的虚实　湿热病以邪实为主,初期的卫气同病,中期的湿热并重,化燥入营,动血均为实证;但湿邪如留恋日久,又常损伤阳气,出现湿胜阳微的虚实夹杂之证;湿热化燥动血,引起肠道出血,如出血过多,又可见气随血脱的虚脱之证。

(二) 治则治法

1. 治则　祛湿清热为本病的治疗原则。由于湿热病邪所引起的病证具有湿与热的两重性质,故湿与热必须兼治。正如吴瑭所说:"徒清热则湿不退,徒祛湿则热愈炽。"

2. 治法　在具体治法上须根据湿热之孰轻孰重、湿热所在部位以及证候的虚实而灵活运用。

一般来说,初起湿邪偏盛,宜芳化之品宣透表里之湿。中期湿热蕴蒸、湿邪偏重者,治以化湿为主,稍佐泄热,使湿去而热孤;热邪偏重者,则以清热为主,兼以化湿;湿热俱甚者,则应清热化湿并重。一旦湿热完全化燥化火,治疗则与一般温病相同。

湿邪在上焦者宜芳化,在中焦者宜苦燥,在下焦者宜淡渗。湿温病初期多邪遏卫表,以上焦气机被湿热之邪所困、肺气不能宣化湿邪为主,治疗上宜用芳香化湿为主,特别注意宣展肺气,因肺主一身之气,气化则湿亦得化。病在中焦,湿渐化热,多表现为湿热并重,此时当治以苦辛开降,即以苦寒清热燥湿，苦辛行气化湿。如湿邪进一步化热，出现热重于湿之证，则以清热为主，祛湿为次。病在中焦，不论湿热并重或热重于湿，苦寒清热燥湿是主要治法。如湿热下流下焦膀胱者，以淡渗清热利湿为主。

在湿温病的整个病变过程中，其病机性质大多以邪实为主，后期可出现邪退正虚之象。本病所出现的正虚，既有湿热化燥化火损伤阴液之证，又有湿邪损伤阳气之证。湿邪燥化，损伤津液，治疗时应根据伤阴的程度，适当配伍生津而不碍湿之品以滋补阴液。湿郁过久而阳气受损，或素体阳气不足，导致"湿胜阳微"的病机变化，病情往往可由实证骤然转化为虚证，此时应立即投用温阳固脱之剂，以急救回阳。

对湿温的治疗还应重视宣气机、利小便。湿性黏腻，易阻遏气机，湿阻气滞，气滞复加重湿阻。施治之法，祛湿与宣畅气机当并举，湿邪才易除之。另外，治疗湿未完全化燥者，不论邪在上、中、下焦，或在表、在里，均可配合利小便之法，使湿热之邪有外出之路，即刘完素所说的："治湿之法，不利小便，非其治也。"

（三）治疗禁忌

1. 湿温初起治疗"三禁"　湿温初起忌用辛温发汗、苦寒攻下、滋养阴液三法，即吴瑭在《温病条辨》提出的"汗之则神昏耳聋，甚则目瞑不欲言，下之则洞泄，润之则病深不解"。由于湿温初起多头痛、恶寒、口不渴、身重疼痛，易误认作伤寒而用辛温发汗之法，湿热之邪随辛温发表之药蒸腾上逆，多蒙蔽清窍，出现神昏、耳聋等清窍被湿邪壅塞之症；湿温若见胸闷脘痞，易误以为内有积滞而过早用苦寒攻下，而损伤脾胃之阳气，致脾气下陷，出现洞泄难止；若见午后热增，易误为是阴虚之证而用滋阴养液，致使湿邪滞着不化，病情迁延难愈。但随着病情的发展，如湿热化燥，内结阳明或湿热夹滞者，则不可不下；而热盛而阴液已伤者，则滋阴养液之品又每常使用。因此，湿温治法"三禁"是主要针对湿温初起而言的，而对湿温全过程的治疗则不可拘泥于"三禁"之说。

2. 慎用苦寒　苦寒之品是清除湿中热邪的重要方法，但运用时必须慎重。运用苦寒之品当注意辨舌苔。如苔白不燥或黄白相兼或灰白不渴，慎不可乱投苦泄。苔灰白或白而不燥者，为痰湿阻于胸膈，未见化热；苔黄白相兼为湿热之邪已内传而表邪未解，故均不可乱投苦泄。对体质阳虚而见面色白的患者，叶桂提出"不可过于寒凉"，恐过于寒凉损及脾阳而致湿伤脾阳之证。热伤津液者，过用苦寒每可损及阴血，叶桂提出阴血不足时"苦重之药当禁"，并认为妇人产后病温时也须慎用苦寒，恐伤其已亡之阴血。

二、常见证候辨治

（一）湿重于热

1. 湿遏卫气

【证候】　恶寒少汗，身热不扬，午后热甚，头重如裹，身重肢倦，胸闷脘痞，面色淡黄，口不渴，苔白腻，脉濡缓。

【病机】　本证病机为卫气同病，内外合邪，湿重热轻。本证见于湿温之初起，既有湿郁卫表的表证，又有湿郁气分、脾湿不运的里证。湿遏卫阳，腠理开合失常，故恶寒少汗；湿邪在表，卫气不得宣泄而发热，但热处湿中，热为湿遏，故身热不扬，午后热甚；湿性重着，蒙蔽清阳，故头重如裹；湿邪客于肌腠，故身重肢倦；湿阻中焦，气机升降不畅，故胸闷脘痞；面色淡黄，口不渴，苔白腻，脉濡缓等，均为湿邪偏盛的征象。

【治法】 芳香辛散,宣气化湿。

【方药】 藿朴夏苓汤或三仁汤。

(1) 藿朴夏苓汤(《医原》)

藿香二钱　姜半夏钱半　赤苓三钱　杏仁三钱　生苡仁四钱　蔻仁六分　猪苓钱半　泽泻钱半　淡豆豉三钱　厚朴一钱

方中淡豆豉、杏仁宣肺解表,肺气宣化则湿随气化。藿香、厚朴、半夏、蔻仁芳香化浊,燥湿理气,使里湿除而气机得畅。生苡仁、猪苓、赤苓、泽泻淡渗利湿,引湿邪从小便而去。石芾南说:"湿去气通,布津于外,自然汗解。"本方集芳香化湿、苦温燥湿、淡渗利湿于一方,以使表里之湿内外分解。

(2) 三仁汤(《温病条辨》)

杏仁五钱　飞滑石六钱　白通草二钱　白蔻仁二钱　竹叶二钱　厚朴二钱　生苡仁六钱　半夏五钱

甘澜水八碗,煮取三碗,每服一碗,日三服。

本方用杏仁宣开上焦肺气;白蔻仁、厚朴、半夏芳香化浊、燥湿理气;生苡仁、滑石、通草淡渗利湿;合用竹叶以轻清宣透郁热。吴瑭说:"惟以三仁汤轻开上焦肺气,盖肺主一身之气,气化则湿亦化也。"石芾南《医原》也指出:"治法总以轻开肺气为主,肺主一身之气,气化则湿自化,即有兼邪,亦与之俱化。"

藿朴夏苓汤和三仁汤两方组成相似,均有开上、运中、渗下的作用,能够宣化表里之湿,所以都适用于湿温初起湿遏卫气、表里合邪之证。但藿朴夏苓汤用豆豉配藿香疏表透邪,用生苡仁、猪苓、泽泻淡渗利湿,故芳化及渗湿作用较强,适用于湿邪较重、热象不显、表证较显著者;三仁汤用竹叶、滑石、通草泄热利湿,故更适用于湿中蕴热者。

【临床运用】 本证见发热恶寒,头痛少汗,类似风寒表证,但脉不浮紧而濡缓,且胸闷不饥,苔白腻,湿郁见症明显,可资鉴别。其胸膈痞满,不饥,有似食滞,但无嗳腐食臭,当可鉴别。其午后热甚,状似阴虚,但无五心烦热、颧红盗汗、舌红少苔之阴虚内热见症,故不难鉴别。

对湿温初起邪遏卫气证的治疗虽用开上、运中、渗下之法,但因病邪偏于上中焦,故用药主以芳香化湿之品以宣化湿邪,常用藿香、佩兰、大豆黄卷、白豆蔻、荷叶等。同时配伍宣展肺气之品,如杏仁、淡豆豉等,以取流气化湿之效。如湿中蕴热者,则伍以竹叶、连翘、黄芩等轻清之品。至于茯苓、滑石、通草、生苡仁等淡渗之品,也每配伍使用,既可通过利小便导湿外出,又有助于使邪热从小便外泄。

2. 邪阻膜原

【证候】 寒热往来如疟状,寒甚热微,身痛有汗,手足沉重,呕逆胀满,舌苔白厚腻浊,或如积粉,脉缓。

【病机】 本证为湿热秽浊郁伏膜原,阻遏阳气所致,是湿温初发的又一类型。膜原,外通肌肉,内近胃腑,为一身之半表半里。湿热秽浊之邪从口鼻而入,直趋中道,可归于膜原。湿热秽浊郁伏膜原,阻滞表里之气机,阳气被湿浊阻遏,不能布达于肌表故恶寒,至阳气渐积,郁极而通,则恶寒消失而发热汗出;邪正反复交争,故寒热往来,起伏如疟;因湿浊偏盛,阳气受郁,故寒甚而热微;膜原湿浊外渍肌肉,经络之气不通,则身体疼痛、手足沉重;湿浊内阻脾胃,中焦气机失调,胃气上逆,则呕逆胀满;舌苔白厚腻浊,或如积粉,脉缓,皆为湿浊内盛的征象。

【治法】 疏利透达膜原湿浊。

【方药】　达原饮或雷氏宣透膜原法。

(1) 达原饮(《温疫论》)

槟榔二钱　厚朴一钱　草果仁五分　知母一钱　芍药一钱　黄芩一钱　甘草五分

上用水二盅,煎八分,午后温服。

方中槟榔、厚朴、草果苦温燥湿,辛开气机,直达膜原,透达湿热秽浊;配知母滋阴清热,白芍敛阴和血,黄芩清湿中之蕴热,甘草和中。全方共奏疏利透达膜原湿浊之功。

(2) 雷氏宣透膜原法(《时病论》)

厚朴(姜制)一钱　槟榔一钱五分　草果仁(煨)八分　黄芩(酒炒)一钱　粉甘草五分　藿香叶一钱　半夏(姜制)一钱五分　加生姜三片为引

本方即达原饮去酸敛滋润之白芍、知母,加化湿泄浊之半夏、藿香。方中厚朴、槟榔、草果辛温燥烈,直达膜原,开泄透达膜原湿浊;辅以藿香、半夏芳香理气,化湿除秽;佐黄芩清湿中蕴热;甘草和中。另以生姜为引,目的在于和胃降逆,宣通气机,以利湿浊透化。

两方均为邪阻膜原的代表方,但达原饮方中有知母、黄芩,清热之力稍盛,适用于湿热邪阻膜原、湿遏热伏、苔如积粉而舌质绛者。雷氏宣透膜原法方中用藿香叶、半夏,燥湿化浊之力更盛,适用于湿浊阻滞膜原、苔厚腻如积粉、舌红者。

【临床运用】　本证湿浊郁结较甚,一般化湿之剂难以取效,须投以疏利透达之剂,以开达膜原湿浊之邪。达原饮和雷氏宣透膜原法药力均较峻猛,且药性偏于温燥,临床运用时必须辨证准确,并应注意中病即止。一旦湿开热透,热势转盛,即应转手清化,慎勿过剂使用,以免助热劫津而酿生他变。

3. 湿困中焦

【证候】　身热不扬,脘痞腹胀,恶心呕吐,口不渴,或渴而不欲饮,或渴喜热饮,大便溏泄,小便浑浊,苔白腻,脉濡缓。

【病机】　本证病机为湿浊偏盛,困阻中焦,脾胃升降失司。湿热病邪可直犯中焦,膜原湿浊亦可传归脾胃,章楠说:“始受于膜原,终归于脾胃。”身热不扬,为湿中蕴热,热为湿遏所引起;脾胃受湿所困,脾升胃降功能失常,则见脘痞腹胀、大便溏泄;湿阻于内,故口不渴;若湿阻清阳,津液失于上布,则口渴,但渴不欲饮,或喜热饮;因脾气升运受阻,胃气失于和降,故浊气上逆而见恶心呕吐;湿邪下趋,泌别失职,则见小便浑浊;苔白腻,脉濡缓,为湿邪偏重的征象。

【治法】　芳香化浊,燥湿运脾。

【方药】　雷氏芳香化浊法(《时病论》)。

藿香叶一钱　佩兰叶一钱　陈广皮一钱五分　制半夏一钱五分　大腹皮(酒洗)一钱　厚朴(姜汁炒)八分　加鲜荷叶三钱为引

方中藿香、佩兰芳化湿浊;陈皮、半夏、厚朴、大腹皮燥湿理气和中;佐以鲜荷叶透热升清化浊。全方具有芳香化浊、燥湿理气的功效。

【临床运用】　本证的表现与湿遏卫气证相似,其区别之处是本证的恶寒之症已消失,以中焦脾胃之证为主;本证的表现与湿热蕴阻中焦的区别主要是身热不显露、小便短赤、苔黄腻等化热之象。

本证因湿浊偏盛,湿中蕴热,治疗当先开其湿,而后清热。不可早投寒凉而致闭郁湿浊、气机阻滞。亦不可过早投以健脾益气之品,恐其恋邪不解。如湿邪已有化热之象,见口微渴、小便黄赤、苔微黄腻者,可加入竹叶、栀子、黄芩、滑石、生甘草以增泄热之力。如胸闷脘痞较甚,可加枳壳、郁金、苏梗等理气之品。如湿浊蒙上,见神识如蒙、头胀、呕恶、渴不多饮,治宜芳香化浊、辟秽开窍,方用苏合香丸。

4. 湿阻肠道,传导失司

【证候】　少腹硬满,大便不通,神识如蒙,苔垢腻。

【病机】　本证是湿热浊邪郁结肠道,气机闭阻,传导失司所致。肠道湿阻气滞,故见少腹硬满、大便不通、舌苔垢腻。若浊气上逆,则可见神识昏蒙。本证多见于湿温病邪在气分日久不解,肠道湿热垢浊蕴而成结,虽属湿重热轻之证,但一般不见于病之早期。

【治法】　宣通气机,清化湿浊。

【方药】　宣清导浊汤(《温病条辨》)。

猪苓五钱　茯苓五钱　寒水石六钱　晚蚕砂四钱　皂荚子(去皮)三钱

水五杯,煮取二杯,先服一杯,不知再服。

本方用晚蚕砂清化湿浊;皂荚子化湿除秽,宣通气机;猪苓、茯苓、寒水石利湿泄热。浊化热清,气机宣通,则大便自可通畅,诸症皆可缓解。

【临床运用】　临证须注意与阳明腑实证加以鉴别:本证为湿浊郁闭肠道,腹满多无按痛,且舌苔垢腻;而阳明腑实证多腹部硬满而有按痛,苔多黄厚而焦燥,以此为辨。

若肠腑湿浊较甚、少腹胀满拘急者,可加杏仁、瓜蒌实、槟榔等肃肺气以畅腑气;若神志昏蒙较甚,可加服苏合香丸开窍醒神。本证大便不通非热结肠道所致,故不可用苦寒攻下。

5. 湿浊上蒙,泌别失职

【证候】　热蒸头胀,呕逆神迷,小便不通,渴不多饮,舌苔白腻。

【病机】　本证为湿浊久困而致蒙上流下之候。湿热郁蒸于上,则热蒸头胀,甚则蒙蔽心包而神迷;湿困中焦,胃气不能下降则见呕逆;如湿浊注于下,泌别失职故小便不通;渴不多饮,苔白腻,属湿遏气机、湿重于热之象。

【治法】　先予芳香开窍,继进淡渗利湿。

【方药】　芳香开窍用苏合香丸,淡渗利湿用茯苓皮汤。

(1)苏合香丸(《太平惠民和剂局方》)

白术　青木香　乌犀屑　香附子(炒去毛)　朱砂　诃黎勒　白檀香　安息香(别为末)用无灰酒熬膏　沉香　麝香(研)　丁香　荜茇　龙脑(研)　苏合香油(入安息香膏内)　熏陆香(即乳香,别研)

方中除苏合香油外,均研成极细粉末和匀,然后将苏合香油用白蜜适量(微温)调匀拌入药粉内,加炼蜜制成药丸。

(2)茯苓皮汤(《温病条辨》)

茯苓皮五钱　生苡仁五钱　猪苓三钱　大腹皮三钱　白通草三钱　淡竹叶二钱

水八杯,煮取三杯,分三次服。

苏合香丸有芳香开闭、通窍醒神之功。茯苓皮汤中有茯苓皮、猪苓、薏苡仁、通草等淡渗利湿之品,佐以淡竹叶利湿泄热、大腹皮理气化湿。全方能渗利湿邪,使小便得畅,湿浊得下,则不致上蒙。

【临床运用】　由于神迷、小便不通均属危急之症,故如见本证,以两方同时使用为妥,必要时还可采用中西医结合的措施进行治疗。

（二）湿热并重

1. 湿热困阻中焦

【证候】 发热汗出不解，口渴不欲多饮，脘痞呕恶，心中烦闷，便溏色黄，小便短赤，苔黄腻，脉濡数。

【病机】 本证病机为湿郁化热，湿热并重，互结中焦，脾胃升降失常，是湿温病湿热并重，湿热交蒸，郁阻中焦脾胃的代表证型。里热渐盛，热蒸湿动，则发热汗出，但湿性黏滞，不易速祛，故发热不为汗解；热盛伤津而口渴，湿邪内留，则所饮不多；湿热中阻，气机不畅，浊气不得下降，故脘痞呕恶；湿热熏扰心胸，则心烦而闷；脾不升运，湿浊下迫，小肠泌别失司，故便溏色黄、小便短赤；苔黄腻，脉濡数，皆为湿热俱盛之征象。

【治法】 辛开苦降，清热燥湿。

【方药】 王氏连朴饮（《霍乱论》）。

制厚朴二钱 川连（姜汁炒） 石菖蒲 制半夏各一钱 香豉（炒） 焦栀子各三钱 芦根二两

本证病机重点是湿热交蒸于中焦脾胃，徒清热则易碍湿，徒化湿则易助热，故治疗必须两相兼顾。方中以黄连、栀子清泄里热，厚朴、半夏燥湿化浊，淡豆豉配合栀子清宣郁热，菖蒲芳香化浊，芦根清利湿热，生津止渴。

【临床运用】 本证是从湿困中焦证进一步发展而来，与湿困中焦的区别在于，本证具有发热、口渴、小便短赤、苔黄等明显化热之象。

临床治疗时，若湿热较重，可酌加黄芩、滑石、通草、猪苓等以增强清热利湿之功；若呕吐较甚者，可加姜汁、竹茹降逆止呕。如湿热互结，中焦痞塞不通者，可用吴瑭《温病条辨》半夏泻心汤去人参、干姜、甘草、大枣加枳实、生姜方（半夏、生姜、黄连、黄芩、枳实）。

2. 湿热蕴毒

【证候】 发热口渴，胸闷腹胀，肢酸倦怠，咽喉肿痛，小便黄赤，或身目发黄，苔黄而腻，脉滑数。

【病机】 本证病机为湿热交蒸，蕴酿成毒，充斥气分。湿热俱盛蒸腾于内，损耗津液，则发热口渴，热毒上壅则咽喉肿痛；湿热蕴结下焦，则小便黄赤；湿热蕴阻，气机不展则胸闷腹胀、肢酸体倦；如湿热交蒸，内蕴肝胆，胆汁溢于肌肤则见身目发黄；苔黄腻，脉滑数，均为湿热并重、湿热蕴阻的征象。

【治法】 清热化湿，解毒利咽。

【方药】 甘露消毒丹（引《温热经纬》）。

飞滑石十五两 绵茵陈十一两 淡黄芩十两 石菖蒲六两 川贝母 木通各五两 藿香射干 连翘 薄荷 白豆蔻各四两

各药晒燥，生研极细（见火则药性变热），每服三钱，开水调服，日二次。或以神曲糊丸，如弹子大，开水化服亦可。

方中用黄芩、连翘、薄荷清热透邪；射干、贝母解毒散结，利咽消肿；藿香、蔻仁、石菖蒲芳香化浊，宣上畅中；茵陈、滑石、木通渗利湿热以导邪下行。王士雄称其为"治湿温时疫之主方"。

【临床运用】 本证与湿温病湿热困阻中焦证的不同之处在于有"蕴毒"的表现，其"毒"的特征主要体现为咽喉肿痛、小便黄赤和身目发黄。

临床上见湿热蕴毒症状，标志湿热较盛，每有并发症发生，应密切观察病情的变化，必要时采取中西医结合的方法进行治疗。若黄疸明显者，本方可减去贝母、薄荷，加大黄通便，以加强清热排毒退黄的作用。如咽喉肿痛较明显者，可加白僵蚕、金银花、桔梗等。

3. 湿热酿痰,蒙蔽心包

【证候】 身热不退,朝轻暮重,神识昏蒙,似清似昧,或时清时昧,时或谵语,舌苔黄腻,脉濡滑而数。

【病机】 本证病机为湿热酿蒸成痰,痰浊蒙蔽心包。心包为湿热痰浊所蒙,心神受其蔽扰,故见神识昏蒙、似清似昧,或时清时昧等症;气分湿热郁蒸,故身热不退,朝轻暮重;舌苔黄腻、脉濡滑数,为湿热蕴结、热邪偏盛的征象。

【治法】 清热化湿,豁痰开窍。

【方药】 菖蒲郁金汤合至宝丹(方见风温章)或苏合香丸(方见本章)。

菖蒲郁金汤(《温病全书》)

鲜石菖蒲三钱　广郁金一钱　炒栀子三钱　青连翘二钱　灯心二钱　鲜竹叶三钱　牡丹皮二钱　淡竹沥(冲)五钱　细木通钱半　玉枢丹(冲)五分

菖蒲郁金汤中以菖蒲、郁金、竹沥、玉枢丹等化湿豁痰、开窍苏神;用栀子、丹皮、连翘、竹叶清泄湿中之蕴热;木通、灯心导湿热下行,适用于气分湿热郁蒸、酿痰蒙蔽心包之证。

【临床运用】 湿热酿痰蒙蔽心包与热闭心包,均以神志异常为主要表现,但两者为性质不同的两种临床类型。前者为湿热酿痰,包络受其蒙蔽,病在气分,以神志昏蒙为特征,舌苔黄腻;后者为热邪内陷,机窍受其阻塞,病入营分,以神昏谵语或昏愦不语为特征,并伴舌謇肢厥、舌质红绛。临床当注意鉴别。

在临床治疗时,可根据痰湿、痰热的偏重,配合使用芳香开窍的成药。若痰热较重,邪热炽盛者,可加服至宝丹,以清心化痰开窍;若湿浊偏盛而热势不著者,可送服苏合香丸以化湿辟秽、芳香开窍。

(三) 热重于湿

【证候】 高热汗出,面赤气粗,口渴欲饮,脘痞身重,苔黄微腻,脉滑数。

【病机】 本证病机为湿邪化燥,阳明热炽,兼太阴脾湿,是湿温病热重于湿的代表证型。高热汗出,口渴欲饮,面赤气粗,皆为阳明气分热盛、里热蒸迫之象;身重脘痞,为兼太阴脾湿内阻之征;苔黄微腻,脉滑数,为热重于湿的征象。

【治法】 清泄阳明胃热,兼化太阴脾湿。

【方药】 白虎加苍术汤(方见暑温章)。

【临床应用】 本方以白虎汤清泄阳明之热,苍术燥太阴脾湿。其临床运用可参见暑温章"暑湿困阻中焦"证。

(四) 化燥入血

【证候】 身灼热,心烦躁扰,发斑,或上窍出血,或便下鲜血,舌绛而干。

【病机】 本证病机为湿热化燥,深入营血,动血伤阴。湿热化燥已入营血分,热盛阴伤,故身灼热、舌干绛;血热扰心闭窍,则心烦躁扰;血热妄行则上下腔道出血或发斑,其中尤以便下鲜血多见。

【治法】 凉血止血。

【方药】 犀角地黄汤(方见春温章)。

湿温血分证以便血为主,若血热亢盛,迫血妄行,也可引起其他部位的出血。其证病势危急,应及时投以凉血解毒之剂以救治。正如薛雪所说:"大进凉血解毒之剂,以救阴而泄邪,邪解而血自止矣。"应用犀角地黄汤进行治疗,正是取其凉血清热解毒之功,以达止血目的。

【临床运用】　湿温病以脾胃为病变中心,故当邪热化火、化燥入血后,最易损伤肠络而致便下鲜血。临床上应与内伤杂病中脾不统血之便血鉴别。此证便血以鲜血为主,脾不统血之出血以黑便为主。在临床上对此类患者应注意进行大便隐血化验,以及时发现肠道出血,从而可及早采取相应治疗措施。如血热亢盛,迫血妄行,也可引起其他部位的出血。如出血过多,可引起气随血脱之危象。对出血较多的患者则应密切观察血压的变化,以及时发现正气外脱之变。

如有明显出血,可适当加入紫珠草、地榆炭、侧柏炭、茜草根、参三七等以助止血之效。若兼身灼热不已,烦躁不安,小便短赤,可加栀子仁、醋炒大黄、黄连等清泄热毒;若兼腹痛,可重用白芍缓急止痛;若兼神昏狂躁,舌黑短缩,皮肤斑点紫黑,可加入人中黄、桃仁、丹参、紫珠草,并送服安宫牛黄丸,以清热化瘀、开窍醒神。

若便血不止,骤然热退身凉,伴面色苍白、汗出肢冷、舌淡无华、脉象微细欲绝者,为气随血脱之危象,应急予独参汤、参附汤或四逆加人参汤(甘草、附子、干姜、人参,《伤寒论》)频频送服,以益气固脱。待元气回复,虚脱危象解除之后,再予温阳健脾、养血止血之法治之,可选用黄土汤〔甘草、干地黄、白术、附子(炮)、阿胶、黄芩,《金匮要略》〕加减。

(五)湿从寒化

【证候】　脘腹胀满,大便不爽,或溏泻,食少无味,苔白腻或白腻而滑,脉缓。

【病机】　本证多由脾阳素虚或病中过用寒凉等损伤中气药物,导致湿邪久羁从寒而化所致,其病机为湿重热微,湿郁伤阳,从寒而化,困阻中焦。病位仍以中焦脾胃为主,湿困中焦,导致脾胃升降失司,气机不畅,故脘腹胀满;脾阳不升,湿浊下流则大便不爽或溏泻;脾失健运,胃气不降则少食无味;苔白腻或白腻而滑,脉缓,均为寒湿困脾的征象。

【治法】　温运脾阳,燥湿理气。

【方药】　四加减正气散或五加减正气散。

(1)四加减正气散(《温病条辨》)

藿香梗三钱　厚朴二钱　茯苓三钱　广皮一钱五分　草果一钱　楂肉(炒)五钱　神曲二钱

水五杯,煮二杯,渣再煮一杯,三次服。

(2)五加减正气散(《温病条辨》)

藿香梗二钱　广皮一钱五分　茯苓块三钱　厚朴二钱　大腹皮一钱五分　谷芽一钱　苍术二钱

水五杯,煮二杯,日再服。

上两方均系吴瑭《温病条辨》所创之方,是五首加减正气散中的两首,均以藿香梗、厚朴、陈皮、茯苓为主药,理气燥湿,温运脾阳。四加减正气散加草果苦温燥湿化浊;加楂肉、神曲健脾开胃。五加减正气散则以苍术、大腹皮温运燥湿,理气畅中;谷芽升脾和胃。

【临床运用】　两方虽功效相近,但四加减正气散长于温运脾阳、燥湿化浊,适用于寒湿蕴中而苔白腻或白滑、脉缓较明显者;五加减正气散则长于健脾化湿,理气畅中,适用于脘闷、便溏、腹胀较明显者。

(六)后期证治

1. 湿胜阳微

【证候】　身冷,汗泄,胸痞,口渴,苔白腻,舌淡,脉细缓。

【病机】　本证为湿温病后期,湿从寒化,寒湿损伤脾肾阳气,即所谓湿胜阳微之候。此属湿温之变证,多因素体中阳不足,湿从寒化更伤其阳,日久脾虚及肾所致,亦可因清热化湿不得法,伤及阳气而引起。阳气虚衰,寒从中生,故身冷、舌淡、脉细而缓;阳虚卫外不固,故汗泄;阳虚蒸化无力,津不上承故口渴,但不欲饮,或喜热饮;寒湿内阻则见舌苔白腻、胸痞等症。

【治法】 补气扶阳,运脾逐湿。

【方药】 扶阳逐湿汤或真武汤。

(1)扶阳逐湿汤(《湿热病篇》)

人参 附子 益智仁 白术 茯苓

本方出自薛雪《湿热病篇》,但原无方名及剂量。方中以人参、附子、益智仁补气温阳,而扶脾肾阳气之虚衰;白术、茯苓健脾助运,以化内阻之湿。

(2)真武汤(《伤寒论》)

茯苓三两 芍药三两 生姜(切)三两 白术二两 附子(炮,去皮,破八片)一枚

本方属温肾利水之剂。方中附子温补肾阳,化气利水;茯苓、白术健脾渗湿利水;生姜则可温散水气,白芍和里益阴。全方既能温阳又能利水。

【临床运用】 扶阳逐湿汤与真武汤,两方作用和组成大致相同,前者亦是从后者化裁而来。相比而言,真武汤的温阳利水作用较强,临床运用时,剂量较大,功用较专,故肾阳衰微、水湿内盛较甚者,宜选用真武汤。

2. 余邪未净

【证候】 身热已退,脘中微闷,知饥不食,苔薄腻。

【病机】 本证病机为湿温后期,余邪未净,胃气未舒,脾气未醒。湿热已退,故不发热;余湿未净,胃气未舒,故脘中微闷;脾气未醒,则知饥不食;苔薄腻是余邪未净的征象。

【治法】 轻清芳化,涤除余邪。

【方药】 薛氏五叶芦根汤(《湿热病篇》)。

藿香叶 薄荷叶 鲜荷叶 枇杷叶 佩兰叶 芦尖 冬瓜仁

方中藿香叶、佩兰叶、鲜荷叶芳香化湿,醒脾舒胃;薄荷叶、枇杷叶轻清透泄余热,芦尖、冬瓜仁清化未尽余湿。全方轻清灵动,芳化余湿,鼓舞中气。

【临床运用】 本证邪热已衰,但正气尚未恢复,故治疗只宜轻清宣化,不可再滥施重剂刻伐。正如薛雪所说:"此湿热已解,余邪蒙蔽清阳,胃气不舒,宜用极轻清之品,以宣上焦阳气。若投味重之剂,是与病情不相涉矣。"

医 案 类 举

1. 湿温化燥入营

郑左,湿温十六天,身灼热,有汗不退,口渴欲饮,烦躁少寐,梦语如谵,目红溲赤,舌红糙无津,脉象弦数,红疹布于胸膺之间。此湿已化热,湿已化燥,燥火入营,伤阴劫津,有吸尽西江之势,化源告竭,风动痉厥之变恐在目前。亟拟大剂生津凉营,以清炎炎之威,冀其津生邪却,出险入夷为幸。

鲜生地黄六钱 天花粉三钱 川贝母二钱 生甘草八分 粉牡丹皮二钱 冬桑叶三钱 金银花八钱 白薇一钱五分 羚羊片八分 朱茯神三钱 带心连翘三钱 茅芦根各一两 鲜石斛四钱 鲜竹叶三十片

二诊：湿温十八天,甘寒清解,已服二剂。舌红糙略润,津液有来复之渐;身灼热、口渴引饮均减,夜寐略安,佳境也。红疹布而渐多,目白红丝,小溲短赤,脉数不静。少阴之阴已伤,水不济火,营分之热尚炽,木火升腾。前方既见效机,毋庸改弦易辙也。

原方加西洋参一钱五分,鲜藕四两,切片入煎。

三诊：湿温三候,温化热,湿化燥。迭进生津凉解,身灼热大减,寐安,梦语亦止,红疹满布,营分之热已得外达。脉数不静,舌较光红,小便黄。七八日未更衣,阴液难以骤复,木火尚炽,余焰未熄。仍拟生津泄热,佐通腑气,虽缓下,亦寓存阴之意。

西洋参一钱五分　冬桑叶二钱　天花粉三钱　白薇一钱五分　鲜生地黄四钱　粉牡丹皮二钱　川贝母三钱　生甘草六分　鲜石斛四钱　朱茯神三钱　郁李仁(研)三钱　麻仁(研)四钱　活芦根(去节)一只

四诊：湿温二十二天,身灼热已退,寐安神清,红疹布而渐化,腑气亦通,舌质红,苔微白,脉象濡软而数,精神疲倦,小溲淡黄,谷食无味。邪退正虚,脾胃鼓舞无权。今拟养正和胃,寒凉慎用,虑过犹不及也。

西洋参三钱　米炒朱茯神三钱　川石斛三钱　生甘草五分　通草八分　瓜蒌皮二钱　广橘白一钱　川贝母二钱　北秫米(包)三钱

按语：此为湿温,温已化热,湿已化燥,燥火入营,伤阴劫津之证,丁氏治以大剂生津凉营之品。服药后,因阴液难以骤复,木火尚炽,余焰未熄,仍投以生津泄热,并佐以通腑气以存阴。待病到后期,邪退正虚,脾胃鼓舞无权,以养正和胃治之而取效。(丁甘仁.丁甘仁医案.北京：人民卫生出版社,2007：33-34.)

2. 湿温误汗厥脱

戚某,男,7岁,住莞城维新路。1959年7月中旬得病,先在门诊治疗1周,继入某院住院,确诊为肠伤寒,治疗6日,热退出院。8月4日,复发热,家人给服退热散,即汗出热退。次日,发热更甚,又给退热散加量。如是者3日,渐至神昏谵妄,家人惶惑,于8月8日到我院(莞城卫生院)住院。

其脉细数而促,舌绛而干,体温高至40.5℃,面青,唇焦干,神志昏瞀,目不识人,日夜谵妄,呼叫不休,无片时安静。

众议为热邪深入厥阴,方用羚羊角、犀角、紫雪丹、黄连、元参、生地黄、麦冬等。次日,病仍不减,反增泄泻,腹部热满,众议仍用前方出入。是日中午,突然大汗出,体温陡降至36.5℃,面色苍白,谵语更频,目光炯炯,而视物不见。药适煎成,不敢与服,姑予少许洋参水沃之,以观其变。下午体温升至40.8℃,诸医以其复热也,又将煎成之羚犀药灌之,是夜仍无好转。

第三日晨,又大汗出,如水淋漓,体温再降至36.2℃,脉细数且乱;舌光绛而痿,腹胀满,按之绷紧,上气喘促,神色迷糊,语无伦次,且手足震颤作痉,循衣摸床,撮空理线,而二便失禁矣!斯时群贤毕集,多云不治。何氏曰："此病若是热邪逆传心包,以致神昏谵语者,则汗出热退之际,自当神志清,脉趋和缓为是,何以谵语更甚,脉更细数而乱,病反加重? 盖此病反复久延,当其复热之时,误服大量退热散3次,妄发其汗,以致心液外泄,神明失守,此与热邪内陷心包有别。其余所有见症,皆正虚阴阳离决危候。经云'病温虚甚死',病已危殆,当分秒必争,冀转危为安也。"众问何氏用何药?何氏曰："急进参附汤,下午再商。"当时人参难得,改用野山参20克,加附子10克,浓煎大碗,频频与之。何氏自晨至暮,留院观察病情。

下午患儿谵妄稍减,入睡约2小时,气喘渐缓,汗亦渐减,是药见效机。再拟大剂人参固本汤合生脉散加龙骨、牡蛎、真珠末、人乳、芍药、炙甘草,连夜接服。是夜体温回升至 38℃,入睡颇安,肢痉止,腹壁软,翌晨神志渐清矣。

仍用此法出入,3 日后,热退身和,汗收脉静,知饥进食。惟口内遍生白腐,咳嗽声嘶,大便两日不行,口燥渴饮。改用洋参、北沙参、梨皮、南杏仁、玉竹、麦冬、生地黄、火麻仁等,又 3 剂而诸恙悉平。8 月 18 日痊愈出院,4 日后,又微热咳嗽,面目手足微肿,倦怠恶食,父母甚忧,抱来诊治。何氏告以无恐,用人参、北芪、白术、当归、橘皮、五味子数味,1 剂热退咳止,再剂肿消,后以六君、归脾调理而康。

按语:此案为湿温初起,误用退热散妄发其汗而致神昏谵语,继用清心安神、凉血之品而致阳气暴脱之厥脱之证,故用参、附回阳救厥,使之汗收脉静。应遵湿温初禁汗、禁润之法。(马凤彬.何炎燊医案集.北京:人民卫生出版社,2009:49-51.)

3. 湿温湿重于热(肠伤寒)

华某,男,30 岁。

初诊:身热 6～7 日,体温 39℃,头晕目沉,面色淡白,胸中满闷不舒,周身酸楚乏力,大便略溏,小溲短黄,腰际酸沉,夜寐不安。经某中医治疗,先服银翘解毒丸,后又服汤剂,甘寒清气热,以生地黄、元参、知母、沙参等为主。药后大便溏泄,身热加重,周身乏力,舌白滑润,根部厚腻,两脉沉濡,按之无力,近似迟缓,小溲短少,口淡无味。病属素体中阳不足,脾胃运化欠佳,外受暑湿之邪,留连不去,误服甘寒之品,湿邪增重,气机受阻,三焦不利。湿重于热,故面色淡白,唇口不华,脉象亦为寒湿遏阻中阳之象,拟以芳香宣化,疏调气机,以畅胸阳。俟湿化阳复,气机宣畅,则三焦通利,病自渐愈。忌食甜、黏及有渣滓食物。

淡豆豉 12 g,炒栀子 3 g,藿香叶(后下)10 g,陈香薷(后下)1.5 g,焦苍术 4.5 g,厚朴 4.5 g,白蔻仁 3 g,杏仁泥 10 g,川连 2 g,半夏 10 g,陈皮 4.5 g,鲜煨姜 3 g,冬瓜皮 20 g,2 帖。

二诊:药后身热渐退,体温 38.5℃,头晕沉重渐解,胸闷渐轻,胸额头额略见小汗,大便仍溏,小溲赤短,腰痛,周身酸楚乏力,苔白滑腻,根部略厚,两脉弦滑力弱,按之濡缓。此为暑热湿邪互阻不化,且过服甘寒,脾阳受遏,三焦不通,气机不畅,再以芳香宣化、通阳祛湿。

淡豆豉 12 g,炒栀子 3 g,藿香叶(后下)10 g,香白芷(后下)6 g,白蔻仁 4.5 g,杏仁 10 g,半夏 12 g,厚朴 6 g,炒薏米 12 g,焦苍术 4.5 g,川连 2 g,煨姜 3 g,茯苓皮 12 g,2 帖。

三诊:迭服芳化通阳祛湿之剂,自觉遍体潮润,已下至两腿,胸中满闷大减,气分亦畅,头部沉重渐解,小溲通畅色深,体温 37.8℃,大便今日已渐成形,腰痛,周身酸楚乏力,舌苔白腻略厚,脉象已转濡滑,较前有神。暑湿互阻不化,连服芳香宣解,湿邪渐减,热象亦轻,再以宣化上、中二焦,希图三周热退为吉。

白蒺藜 10 g,香豆豉 12 g,嫩前胡 3 g,香青蒿 4.5 g,制厚朴 4.5 g,焦苍术 6 g,焦薏米 10 g,制半夏 10 g,白蔻仁 3 g,煨姜 2 g,杏仁泥 10 g,白米 30 g 炒焦煎汤代水,2 帖。

四诊:身热已退净,体温 36.6℃,头部尚觉微痛,大便通畅,咳嗽痰多,口淡无味,舌苔白腻,两脉和缓有神,湿温三周而解,遍体潮润,唯胃纳欠佳,脘闷仍不思食。再以辛泄余邪,调和阳明。病虽向愈而正气未复,由虚涉怯,意中事也,饮食寒暖,备宜小心。

白蒺藜 10 g,香青蒿 4.5 g,粉牡丹皮 4.5 g,厚朴花 4.5 g,川连 2 g,川贝母 10 g,杏仁 10 g,香砂枳术丸(布包)15 g,范志曲(布包)12 g,香稻芽 10 g,新会皮 3 g,白米 30 g 炒焦煎汤代水,3 帖。

3 帖之后,诸恙皆安,停药后一周而饮食二便皆正常,逐渐康复。

按语:湿温乃感受湿热之邪,胶固难解,缠绵难愈。因其高热不退,医者往往执寒药以疗之,每致误事。此案前医不知湿温初起当芳香宣化透邪外出，反用寒凉之剂，湿邪遇寒则凝，阻塞气机，三焦不利，邪无从出，其身热更甚，恐将昏蒙矣。故初诊即重用芳香宣化，疏调气机，其方用藿香，不用佩兰，以佩兰性寒不利于湿重故也，炒栀子、川黄连等清热之药用量极轻，其余诸药皆为芳香化湿宣展气机之用。俟三焦畅、气机行则邪可透出矣。药后微汗出从头至颈胸，乃邪透之标志。此后数诊，皆宗此法进退，终至汗出至下肢，乃断其三周退热，果不其然。先生常曰：治湿温症必得微汗遍及周身，至双脚趾缝中亦似潮润，斯为邪透尽之征。若误用寒凉滋腻，则湿温愈盛，邪不得出矣。湿温虽禁发汗，然必得汗出，乃得邪解。（彭建中，杨连柱.赵绍琴临证验案精选／／赵绍琴原著；赵绍琴名家研究室整理.赵绍琴医学全集.2 版.北京：北京科学技术出版社，2013：384 - 385.）

4. 湿温瘥后复发（肠伤寒恢复期）

倪某某，男，37 岁。

初诊：湿温经月甫愈，两天来陡然低热口干，心烦且渴，一身乏力，中脘闷满堵塞不舒，时时泛恶，纳谷不馨，舌红苔腻，两脉濡数无力。病似湿温劳复，余热尚未清除，故低热不重，疲乏无力，胃不思纳，时时欲恶。用清热生津，益气和胃法。

竹叶 3 g，生石膏 12 g，北沙参 15 g，半夏 9 g，麦门冬 9 g，淡豆豉 9 g，栀子 3 g，生甘草 3 g，2 帖。

二诊：低热未作，体温 36.5℃，口渴心烦已止，纳谷渐香，仍觉脘闷，湿温初愈，余热留恋，清气热少佐补正，化湿郁以开其胃。以饮食为消息。生冷甜黏皆忌。

竹叶茹各 3 g，生石膏 9 g，沙参 9 g，杏仁 9 g，半夏 9 g，淡豆豉 9 g，茯苓 9 g，白蔻仁末 0.3 g 分冲，鸡内金 9 g，2 帖。

三诊：连服清气开胃之药，低热退而乏力减，中脘堵闷也轻，饮食二便如常。湿温甫愈，正气未复，仍需休息二周，防其劳复。

按语：湿温初愈，因劳作复发，致低热、烦渴、乏力、纳呆，是余热未尽、正气不足，故取竹叶石膏汤法，清热生津，益气和胃。凡温证初愈，须防劳复、食复。若过劳，或饮食不慎，过食或早进肉食，皆可致复热，或高或低，迁延难退。必用清余热、和胃气法，令胃和则愈。故此案二诊即加用开胃消导之品，化其湿消其滞，则余热不复久留矣。（彭建中，杨连柱.赵绍琴临证验案精选／／赵绍琴原著；赵绍琴名家研究室整理.赵绍琴医学全集.2 版.北京：北京科学技术出版社，2013：387.）

学 习 小 结

湿温是感受湿热病邪而引起的一种急性外感热病，四季都可发生，但多发于夏秋湿热偏盛之季。临床上以发病较缓，传变较慢，病势缠绵，病程较长，病变部位重心在脾胃，湿热主要稽留于气分为特点。

湿温的发病内因于太阴受伤，湿邪停聚，外因于感受湿热病邪，内外合邪，即可引发本病。湿温的病机变化以脾胃为中心，并随脾胃中气之盛衰强弱而转化：中阳偏虚者，则邪从湿化而病变偏于太阴，表现为湿重热轻证；中阳偏旺者，则邪从热化而病变偏于阳明，表现为热重湿轻证。湿重于热者，既可损伤中阳而转寒湿之证，也可逐渐化热而转为热重于湿证；热重于湿者，则易化燥伤阴，甚则深入营血，发为营热阴伤或热甚动血之证。

湿温的辨证首当辨析湿与热之孰轻孰重；次当辨别湿热所在上、中、下三焦的脏腑部位；三当辨察病机在卫在气在营在血之浅深层次；四当审定证情的虚实转化。湿温的治疗以祛湿清热为原则。湿重者,重在化湿,根据湿邪所在的部位分别采用宣化、苦燥、淡渗等法;热重者,重在清热,应根据热邪所在部位及浅深层次,拟轻清、苦泄、苦下、清营、凉血等治法。

湿温初起湿热郁遏卫气者,用藿朴夏苓汤、三仁汤宣化表里之湿;如湿浊郁伏膜原者,用达原饮或雷少逸宣透膜原法疏利透达膜原湿热秽浊之邪;湿热困阻中焦、脾胃升降失司者,用王氏连朴饮辛开苦降、清化湿热;湿热蕴毒充斥气分者,用甘露消毒丹清热化湿解毒;湿热酿痰蒙蔽心包,致神识昏蒙者,用菖蒲郁金汤合苏合香丸或至宝丹清化开蔽;属热盛阳明、湿困太阴者,用白虎加苍术汤辛寒清泄阳明,兼化太阴之湿;湿从寒化,转为寒湿者,用四或五加减正气散温运脾阳、燥湿理气;出现湿胜阳微者,用真武汤或薛氏扶阳逐湿汤温阳化湿利水;湿热化燥入血、损伤肠络而便血者,用犀角地黄汤加味以凉血解毒;如便血不止,气随血脱者,先用回阳固脱之参附汤,继用黄土汤益气摄血;湿温恢复期,邪热渐退而余湿未净者,用薛氏五叶芦根汤轻清芳化、涤除余邪。

第十二章 伏 暑

导学

（1）掌握伏暑的概念、主要证候类型及其辨证治疗。

（2）熟悉伏暑的病因、发生机制、诊断、初起证候特点和传变规律。

（3）了解伏暑与湿温、暑湿的区别。

　　伏暑是发于秋冬而临床上具有暑湿或暑热内蕴见证的一种急性热病。本病起病急骤，初起即可见暑湿发于气分或暑热炽于营分等里热见症，病势深重且缠绵难解。本病的发病在季节上有秋冬迟早的不同，故又有"晚发""伏暑秋发""冬月伏暑"等名称。

　　在《内经》中虽未明确提出伏暑的名称，但已有暑邪伏而为病的记载。《素问·生气通天论》说："夏伤于暑，秋必痎疟。"这里虽然说疟疾的病因，但其病与本病的病因、症状、发病季节等十分相似。至宋代《太平惠民和剂局方》有"丈夫妇人伏暑发热作渴，呕吐恶心，黄连一味为丸"的记载，首次提出了"伏暑"之名，但其所指伏暑，实为病因，而非病名。正式以"伏暑"为病名的，当推明代方广的《丹溪心法附余》，其载有桂苓甘露饮治疗"伏暑引饮过度，肚腹膨胀，霍乱泻痢"。但首次把伏暑作为一个独立的病种进行论述的则是明代李梴在《医学入门》对伏暑邪伏部位、病机和临床表现进行的论述，他提出："伏暑，即冒暑久而藏伏三焦肠胃之间，热伤气而不伤形，旬月莫觉，变出寒热不定，霍乱吐泻，膨胀中满，疟痢烦渴，腹痛下血等症。"并试图对其概念予以界定。其后明代王肯堂在《证治准绳》中也提出："暑邪久而发者，名曰伏暑。"其概念较为简明。到了清代，许多温病学家对伏暑的因、证、脉、治有了更加深入的研究，如周扬俊的《温热暑疫全书》、俞根初的《通俗伤寒论》、吴瑭的《温病条辨》、吴坤安的《伤寒指掌》、陆子贤的《六因条辨》等书，都设专章讨论伏暑的发生、发展及诊治规律，从而使本病的理论证治日臻完善。

　　根据本病的发病季节和临床特点，现代医学所说的流行性出血热、散发性脑炎、钩端螺旋体病、重型感冒等疾病，发于秋冬季节而见有上述临床特点者，可参考本病辨证治疗。

第一节 病因病机

一、病因与发病

伏暑属伏气温病范畴,历来争议颇多。对于本病的发生,历代医家认为是夏月摄生不慎,感受暑湿或暑热病邪,未即时发病,至深秋或冬月,复感当令时邪而诱发,故本病称为伏暑。正如俞根初说:"夏伤于暑,被湿所遏而蕴伏,至深秋霜降,及立冬前后,为外寒搏动而触发。"

感受外邪是否发病,还决定于正邪两方面因素。伏暑发病的内因是正气亏虚,主要是气虚。吴瑭在《温病条辨》中指出:"长夏盛暑,气壮者不受也……其不即病而内舍于骨髓,外舍于分肉之间者,气虚者也。"根据邪正强弱不同,有不病、即病、邪气隐伏过时而发三种可能:如人体正气不虚,而邪气致病力不强,可不为外邪所干,则不发病;如正虚邪实均可感邪而即发病;如邪气较弱,而正气亦虚,邪微不足以致病,正虚不足以抗邪外出,邪气即伏藏于内,不出现症状,多不被察觉,但随着时日的迁延,病邪不断耗伤正气,正邪双方逐渐发生变化,甚至失去平衡,至秋冬复感时令之邪触动而发病。

二、病机演变

暑湿病邪容易阻遏气机,故本病发于气分为多,如患者感受暑热病邪,或体质阴虚阳盛,病邪则容易化燥而内舍于营分而初病即为营分热盛。因此,本病的发病类型有邪在气分和邪在营分之别。一般来说,发于气分者暑湿性质显著,病势较轻;发于营分者暑热性质较突出,病势较重。正如俞根初《通俗伤寒论》所说:"邪伏膜原而在气分者,病轻而浅;邪舍于营而在血分者,病深而重。"前人还认为,暑邪伏而后发的病情轻重与发病季节有关,如吴瑭《温病条辨》载:"长夏受暑,过夏而发者,名曰伏暑。霜未降而发者少轻,霜既降而发者则重,冬日发者尤重。"

本病不论发于气分还是营分,均有时令之邪引动而发,故两种类型初起均兼有卫表见症。感受暑湿之邪伏而内发者,初起多见卫气同病。当表证解除后,气分暑湿之邪多郁蒸少阳,出现形似疟疾的见症。如其邪转入中焦脾胃而湿邪未尽的,多表现为湿热交蒸或热重于湿之证,其临床症状、病机与暑温兼湿和湿温大体相同。如患者内有积滞,每每致湿热与积滞胶结胃肠,出现便溏不爽、胸腹灼热不除等症状。亦可因暑湿化燥化火而入营入血,出现营血证。感受暑热病邪伏而内发者,初起多见卫营同病。当表证解除后,热郁营分,可见心营热盛下移小肠证;营热进而深入血分,出现痰热瘀闭心包、热盛动风、斑疹透发等见症。可见,邪舍营分者暑热性质突出,病情重,其病机与变化与不兼湿的其他温病基本相似。

不论是暑湿内郁气分,还是暑热内舍营分,均可在病程中有正气耗伤,甚至导致气阴两脱,或阳气外脱。后期可见肾气大伤,下元亏虚,固摄失司的病机变化。也有少数病例因痰瘀阻络,或肾气难以恢复而留下后遗症。

第二节 诊 断

一、诊断依据

1. **发病季节** 有明显的季节性,多发于深秋或冬季,即寒露前后到大寒前后。

2. **发病特点** 起病急骤,发病之初即有暑湿或暑热内伏的表现。其中,发于气分者可见发热、心烦口渴、脘痞、苔腻等暑湿内蕴气分的症状;发于营分者,可见发热、口干、心烦或斑疹隐隐、舌赤无苔等邪热盛于营分的症状。两种类型初起均兼有恶寒等卫表证候,但卫分见证较短暂,很快可消失而呈现一派里热证。本病气分阶段,可见寒热似疟、口渴、心烦、脘痞、胸腹灼热、苔黄白而腻的暑湿郁阻少阳证;或但热不寒、入夜尤甚、天明得汗稍减而胸腹灼热不除、大便不爽、色黄如酱、肛门灼热的暑湿积滞郁于胃肠证。二证均为本病的特征表现。部分患者可迅速出现尿少、尿闭,出血,发斑,神昏,抽搐,厥脱等危重证候。待邪退后,可见多尿、遗尿等肾虚之象。

二、鉴别诊断

1. **秋燥、风温** 秋燥、风温与伏暑都可发生于秋冬季,初起均可有卫表证。但秋燥和风温的早期有明显的肺卫表证,病变重心在肺卫,而无里热证候;伏暑发病即见明显的里热证,表现为卫气同病或卫营同病。

2. **暑温** 暑温与伏暑在发病季节上有所区别,伏暑发于秋冬季节,而暑温发于夏暑当令之时。暑温初起以阳明气分热盛为特征,病变过程中易耗气伤津,尤易窍闭动风;伏暑发病之初以暑湿伏于气分或暑热郁于营分为特点。

3. **湿温** 湿温多发生于夏末秋初,与伏暑的发病季节有相似之处,但湿温初起以湿遏卫气分为特征,起病较缓,初起湿重于热,无显著的里热见症,病变过程以脾胃为中心。伏暑初起虽有表证,但有明显的暑湿内郁气分,或暑热内舍营分的里热证。病程中病机演变较快,变证较多,病情较重,易深入营血,内陷厥阴,或卒然出现正气外脱证(表 12-1)。

表 12-1 伏暑与湿温鉴别表

比 较 项 目	湿 温	伏 暑
病 因	湿热病邪	暑热病邪,可兼夹湿邪
发病季节	夏末秋初	深秋或冬季
初发证候特点	初发多见湿遏卫气或邪阻膜原湿象偏重	卫气同病或卫营同病,里热证突出
营血分出血表现	以便血为主	发斑,多部位出血

暑温、湿温、伏暑三者虽然有别,但都可有湿热的双重性质,三者在病机、证治方面有类似之处,故吴瑭说:"伏暑、暑温、湿温,证本一源,前后互参,不可偏执。"

第三节 | 辨 证 论 治

一、辨治要点

(一)辨证要点

1. **辨别伏邪性质**　伏暑乃伏气温病,发病之初即有伏邪外发之证。若见高热、心烦、口渴、脘痞、舌红苔腻者,为暑湿伏邪发于气分;若见高热、烦躁、口干不甚渴饮、舌绛苔少者,则为暑热伏邪发于营分。

2. **辨别伏邪所发脏腑部位**　暑湿伏邪发于气分,其病位多在少阳、脾胃、肠腑等;暑热伏邪发于营分,其病位多涉及心包、小肠、肝肾和全身脉络。

3. **辨别外邪性质**　伏邪外发皆外邪引动,深秋冬日,虽以风寒多见,但若气候反常,应寒反温,亦可形成风热病邪,故对外邪性质,亦须详加分辨。

(二)治则治法

1. **治则**　本病初起多为表里同病,故总的治疗原则是解表清里,但重点在清泄伏邪。

2. **治法**　对本病初起的治疗,要针对暑邪郁发的部位和病邪性质而治,如发于气分兼表者,宜解表清暑化湿;发于营分兼表者,当解表清营。表证解除后,邪在气分,暑湿郁于少阳,宜清泄少阳,分消暑湿。暑湿在气分诸证,其治疗大法与暑温夹湿、湿温之气分证治基本相同,可互相参照。而邪在营血者,其治疗和宜忌又大体与暑温邪入营血的证治相同。

本病多有小便改变及出血、斑疹的发生。小便短少不利者,可见于气、营、血各阶段,若为气分热结阴伤,治当滋阴生津,泻火解毒;若为心营邪热下移小肠,治当清心凉营,导热通腑;若因热瘀内阻肾络而见尿闭者,急予凉血化瘀,泄浊解毒。小便频数量多者,可见于本病后期,乃病变过程中肾气受损所致,治当益肾缩尿。其斑疹乃血分热瘀交结,脉络损伤,迫血妄行所致,治当凉血化瘀。如邪热瘀滞较甚,或大量出血,可导致脏腑衰竭,出现气阴两脱或阳气外脱,则应益气养阴或回阳固脱。必要时,中西医结合,积极予以救治。

本病部分患者于大病瘥后,可能留有震颤、瘫痪等后遗症,可参考暑温后遗症及春温"虚风内动"等证的治疗予以调治。

二、常见证候辨治

(一)伏暑初发

1. **卫气同病**

【证候】　头痛,周身酸痛,恶寒发热,无汗或有汗,心烦口渴,小便短赤,脘痞,苔腻,脉濡数。

【病机】　此为暑湿内郁气分,时邪外束肌表的卫气同病之证。时邪袭表,卫气郁闭,故见头痛、周身酸痛、恶寒发热、无汗或有汗;暑热内郁,故见心烦口渴、小便短赤、脉数;湿邪郁阻气机,故见脘痞、苔腻、脉濡。

【治法】 解表透邪,清暑化湿。

【方药】 银翘散去牛蒡子、玄参,加杏仁、滑石方或黄连香薷饮。

(1)银翘散去牛蒡子、玄参加杏仁、滑石方(《温病条辨》)

即于银翘散(方见风温章)内去牛蒡子、玄参,加杏仁六钱、飞滑石一两

服如银翘散法。

银翘散辛凉疏解在表之邪。因湿邪内阻,故去牛蒡子、玄参之润,加杏仁开宣肺气,以肺主一身之气,气化则湿亦化;滑石清利暑湿;薏苡仁、通草淡渗利湿,合用之可使表里之邪各得分解,用于伏暑初起表里同病而卫表证较重者。

(2)黄连香薷饮(《类证活人书》)

香薷一两半　扁豆　厚朴(姜制)各二两　黄连(酒炒)二两

本方由香薷饮加黄连而成,又称四物香薷饮。方中香薷、厚朴、扁豆解表散寒,涤暑化湿;黄连清热除烦。本证外有表邪,当辛散解表;内有里湿,当清热化湿,故表里同治,适用于表寒外束、暑湿内蕴而暑热较甚者。

【临床运用】 本证与秋冬季节外感伤寒、感冒初起均有卫表见症,有相似之处,但风寒在表者,以恶寒发热、头痛无汗等单纯表证为特点,并无心烦口渴、脘痞苔腻等暑湿内郁之里证;本证既有表证,又有里证,此为两者不同之处。本证与春温初起发于气分而兼有表证者,均为表里同病。但其表证虽同而里证不同,春温为内有郁热,伏暑为内有暑湿。且两者发病季节不同,前者发于春季,本证发于秋冬,故两者不难辨别。

临床治疗时,如胸闷,加郁金、豆豉宣畅气机;湿阻气滞而脘痞泛恶者,可酌加半夏、陈皮等理气开痞化湿;如湿邪在表,虽有汗而热不解者,可加藿香、佩兰化湿解表;如暑热较甚还可加生石膏、寒水石、竹叶卷心等清在里之郁热。

2.卫营同病

【证候】 发热,微恶风寒,头痛,无汗或少汗,心烦不寐,口干而不甚渴饮,舌赤或红绛,少苔,脉浮细而数。

【病机】 本证为暑热之邪,内舍营分,外夹风热,卫营同病之证。风热袭表,故见发热、微恶风寒、头痛、少汗;暑热燔灼营分,故见口干反不甚渴饮、心烦、舌赤少苔;脉浮细而数,是营阴不足又兼表证之征。吴瑭说:"此即邪在血分,而表实之证也。"

【治法】 辛凉解表,清营泄热。

【方药】 银翘散加生地黄、牡丹皮、赤芍、麦冬方(《温病条辨》)。

即于银翘散(方见风温章)内,加生地黄六钱,牡丹皮四钱,赤芍四钱,麦冬六钱。

本证因有外邪在表,故用银翘散辛凉解表,以疏解卫分之邪。因里热在营分,故加牡丹皮、赤芍凉营泄热,生地黄、麦冬清营养阴。诸药合用共奏表里同治、解表凉营之效。

【临床运用】 本证与前证相比较,表证虽同而里证不同,前证为暑湿郁蒸,热在气分,故有口渴苔腻;本证为暑湿化燥,热在营分,故见口干无苔。其一为气分兼表,一为营分兼表。

如阴液不足,汗源匮乏而致汗不出者,可加玉竹、玄参、天花粉生津增液以助汗源;暑热燔灼营分,营阴受损重者,可配合清营汤,以加强清热凉营之功。

本证亦有夹湿而未化燥者,临床表现可见脘痞、恶心、呕吐苔腻而舌红赤,可加竹茹、藿香、佩兰、滑石、芦根等物。

（二）气分证治

1. 郁阻少阳

【证候】 寒热似疟,口渴心烦,脘痞,身热午后较重,入暮尤剧,天明得汗诸症稍减,但胸腹灼热不除,苔黄白而腻,脉弦数。

【病机】 本证为暑湿之邪郁阻少阳气分之证。邪阻少阳,枢机不利,故寒热往来如疟状、脉弦数;暑热内郁,则口渴心烦,湿邪内阻,则脘痞、苔腻;湿为阴邪,旺于阴分,午后及暮夜属阴,邪正相争较剧,故身热午后较重、入暮尤剧;天明阳气渐旺,机体气机一时伸展,腠理开泄而得以汗出,故身热下降,诸症减轻;但因湿邪郁遏,邪未能尽解,故胸腹灼热不除。

【治法】 清泄少阳,分消湿热。

【方药】 蒿芩清胆汤(《重订通俗伤寒论》)。

青蒿钱半至二钱　青子芩钱半至三钱　淡竹茹三钱　仙半夏钱半　枳壳钱半　陈皮钱半
赤苓三钱　碧玉散(包)三钱

本证邪留少阳,枢机不利,既见胆热炽盛,又有暑湿内郁,故用蒿芩清胆汤清泄少阳胆热,疏利枢机,分消湿热。方中青蒿、黄芩清泄少阳胆热而疏利枢机,青蒿又有芳香透邪之功;半夏、陈皮、枳壳、竹茹理气化湿,和胃降逆;赤苓、碧玉散既清利湿热又导胆热下行,而碧玉散尤擅长于泄肝胆之热。诸药合用,胆热清,痰湿化,三焦气机通利,则湿热得以分消。

清代医家何秀山说:"此为和解胆经之良方,凡胸痞作呕,寒热如疟者,投无不效。"

【临床运用】 本证病机为邪在少阳,但与伤寒邪在少阳证不同。本证兼有痰湿,有脘痞苔腻见症,而伤寒邪在少阳为胆热炽盛而无痰湿内郁见症。

本证寒热往来类似疟疾,但疟疾寒热定时,得汗出之后则热退,呈周期性发作。而本证则是暑热蒸迫外泄,而又被湿邪所阻,寒热如疟而不规则,天明得汗诸症虽可稍减而胸腹灼热却不能尽除。

若湿邪较重,可加大豆卷、白豆蔻、薏苡仁、通草等,以加强化湿、利湿之力;寒热起伏而久不退者可加乌梅、常山、地骨皮等退热。

2. 暑湿积滞,阻结肠道

【证候】 胸腹灼热,呕恶,便溏不爽,色黄如酱,苔黄垢腻,脉濡数。

【病机】 本证为暑湿病邪郁蒸气分,并与积滞互结阻于肠道所致。暑湿郁蒸于内,蓄结不解,则胸腹灼热;湿热阻遏气机,胃气失降而上逆,故见恶心呕吐;暑湿与积滞胶结于胃肠,故大便溏而不爽,色黄如酱(甚至如藕泥,或大便胶闭),且其气臭秽,肛门有灼热感;苔黄垢腻,脉濡数,均为里有暑湿积滞之证。

【治法】 导滞通下,清热化湿。

【方药】 枳实导滞汤(《重订通俗伤寒论》)。

小枳实二钱　生大黄(酒洗)钱半　山楂三钱　槟榔钱半　川朴钱半　川连六分　六曲三钱
连翘钱半　紫草三钱　木通八分　甘草五分

本证为暑湿积滞阻于肠道,暑湿宜清化,积滞须通导,故用枳实导滞汤苦辛通降,清热化湿,消积化滞。方中大黄、厚朴、枳实、槟榔推荡积滞,理气化湿;山楂、六曲消导化滞和中;黄连、连翘、紫草清热解毒;木通利湿清热;甘草则调和诸药。

【临床运用】 本证为暑湿积滞,非阳明腑实,故不宜用三承气汤苦寒下夺或咸寒软坚,若误投承气,不仅暑湿之邪难以清化,而且徒有伤阳损正之弊。正如章楠所言:"若用承气猛下,其行速,正气徒伤,湿仍胶结不去。"本证为湿热积滞胶着黏滞肠道,并非一次攻下即能使病邪尽除,往往需要连续攻下,但所用制剂宜轻,因势利导,不宜重剂猛攻,即所谓"轻法频下"。临床上亦有下后不久,邪气复聚,大便再见溏而不爽者,此时,可再行轻剂消导,泄热下行,至热退苔净,大便成形,胃肠邪尽,暑湿积滞之证消失为度。正如叶桂所说:"伤寒邪热在里,劫烁津液,下之宜猛;此多湿邪内搏,下之宜轻。伤寒大便溏为邪已尽,不可再下;湿温病大便溏为邪未尽,必大便硬,慎不可再攻也,以粪燥为无湿矣。"

本证大便溏,若按《伤寒论》腹微痛、初头硬、后必溏、不可攻之的告诫,严禁通下治法,但吴有性说:"其人平素大便不实,虽胃家甚,但蒸作极臭,状如胶结,至死不结,应下之证,设引经论,初硬后溏不可攻之句,诚为千古之弊。"突破了《伤寒论》认识的束缚。但吴氏以承气汤峻下频下,损伤中阳,则是不可取的。惟枳实导滞汤轻下频下,通导积滞与清化湿热并举,则使暑湿积滞缓消缓散。

临床上症见呕恶较甚者,加半夏、姜汁和胃降逆;若热稍轻而湿较甚,可用枳实导滞丸,为上方去厚朴、槟榔、山楂、连翘、紫草、木通,加茯苓、白术、黄芩等,其攻导清热之力不如枳实导滞汤。

3. 热结阴伤

【证候】 小便短少不利,身热,口渴,无汗,舌干红,苔黄燥,脉细数。

【病机】 本证为暑湿化燥,热郁气分,热结阴伤之候。内热炽盛,则身热;热灼伤阴,津液干涸,故口渴、无汗、小便短少不利;舌干红、苔黄燥、脉细数是热结阴伤之象。

本证小便短少不利,非膀胱气化失司,乃阴伤液涸、泉源枯竭所致;无汗亦非外邪束表,腠理闭塞,而是津液枯竭,无作汗之源。宜详辨之。

【治法】 清热泄火,滋阴生津。

【方药】 冬地三黄汤(《温病条辨》)。

麦冬八钱　黄连一钱　苇根汁(冲)半酒杯　元参四钱　黄柏一钱　金银花露(冲)半酒杯
细生地黄四钱　黄芩一钱　生甘草三钱

水八杯,煮取三杯,分三次服,以小便得利为度。

本方用三黄苦寒以清泄郁热,撤热救阴;生地黄、麦冬、元参甘寒养阴,滋阴生津,抑制亢盛邪火;花露、苇汁甘凉滋润,清泄肺热;甘草配生地黄等以化阴生津。苦寒与甘寒合用,共成甘苦合化阴津法,清代医家陈修远谓其为苦甘化阴法,吴瑭称之为甘苦合化阴气法,以治疗热结阴伤之小便不利。吴氏认为:"大凡小便不通,有责之膀胱不开者,有责之上游结热者,有责之肺气不化者。温热之小便不通,无膀胱不开证,皆上游(指小肠)热结与肺气不化然。小肠为火腑,故以三黄苦药通之;热结则液干,故以甘寒润之;金受火刑,化气维艰,故倍用麦冬以化之。"并认为:温病热结阴伤之小便不利者,禁用淡渗法,忌五苓、八正散之类,也不可纯用苦寒,避免化燥伤阴。冬地三黄汤用甘寒十之八九,用苦寒十之一二,体现了甘苦合化之意。临床运用时,要分辨热与阴伤之孰轻孰重,权衡苦寒与甘寒药的配伍比例,苦寒复甘寒者注重清降实火,甘寒参苦寒者注重滋阴清热。

【临床运用】 如伴见神昏谵语者,加水牛角、连翘、竹叶卷心清心泄热,或加用醒脑静注射液、清开灵注射液静脉点滴。如阴液亏耗严重,可加用生脉散注射液。如小便短少而兼有瘀热结于下焦,可加大黄、芒硝、桃仁通腑化瘀,亦有助于增加小便。

(三) 营血分证治

1. 热在心营,下移小肠

【证候】 发热日轻夜重,心烦不寐,口干,渴不欲饮,小便短赤热痛,舌绛,脉细数。

【病机】 本证为心营邪热、下移小肠所致,既有热在心营的见症,又有小肠热结的表现。热在心营,营阴受损,故见发热日轻夜重、口干、渴不欲饮、舌绛、脉细数;热扰心神,则心烦不寐;心与小肠相表里,心为火脏,小肠为火腑,心营热邪下移小肠则小便短赤热痛。

【治法】 清心凉营,清泄火腑。

【方药】 导赤清心汤(《通俗伤寒论》)。

鲜生地黄六钱 朱茯神二钱 细木通五分 原麦冬(辰砂染)一钱 粉牡丹皮二钱 益元散(包煎)三钱 淡竹叶钱半 莲子心三十支 辰砂染灯芯二十支 莹白童便(冲)一杯。

本证热在心营,治当清心凉营;又兼小肠热盛,则须清泄火腑,方用导赤清心汤。方中生地黄、牡丹皮、麦门冬清热凉营养阴;朱茯神、莲子心、朱砂染灯芯清心热、宁心神;木通、淡竹叶、益元散、童便清导小肠之热。诸药配合,使心营之热得清,小肠之热得解,符合王纶所提出的"治暑之法,清心利小便最好"的治疗大旨。何秀山所说的"是以小便清通者,包络心经之热,悉从下降,神气亦清矣"也反映了这一治疗思想。

【临床运用】 本证既有心营热盛,又有小肠火腑热炽,与单纯热灼营阴证有所不同,其主要区别在于有无小肠火腑热炽之证。

心营热盛者,可加水牛角、玄参、赤芍、黄连等药增强清心凉营、滋阴泄火的力量。若伴见神昏谵语,舌謇肢厥,可加安宫牛黄丸,或紫雪丹,或醒脑净注射液。若兼有阳明腑实证,可配合大黄攻下泄热。兼尿血者,加墨旱莲、白茅根等凉血止血。

2. 热闭心包,血络瘀滞

【证候】 身热夜甚,神昏谵语,口干而漱水不欲咽,皮肤、黏膜出血斑进行性扩大,斑色青紫,舌绛无苔,望之若干,扪之尚润,或紫晦而润。

【病机】 此为血分热瘀闭塞心包,阻滞脉络之证。邪热深入血分则身热夜甚,邪热炼血为瘀,热瘀交结,损伤脉络,迫血妄行,则见皮肤黏膜出血而斑点扩大;瘀热阻闭心包,故神昏谵语;漱水不欲咽,舌绛无苔,望之若干,扪之尚润,或紫晦而润,为瘀血阻络之象。

【治法】 凉血化瘀,开窍通络。

【方药】 犀地清络饮(《通俗伤寒论》)。

犀角汁(冲)四匙 粉牡丹皮二钱 青连翘(带心)二钱半 淡竹沥(和匀)二瓢 鲜生地黄八钱 生赤芍钱半 原桃仁(去皮)九粒 生姜汁(同冲)二滴

先用鲜茅根一两,灯芯五分,煎汤代水,鲜石菖蒲汁两匙冲。

本证为热瘀交结,阻闭心包,故治疗当以凉血通络、清心开窍之法,用犀地清络饮轻清透络,通瘀泄热。方用犀角地黄汤清热凉血散血,加桃仁、茅根活血凉营化瘀,滋阴通络;连翘、灯芯清心泄热;菖蒲汁、姜汁、竹沥涤痰开窍,从而达到清泄包络瘀热的目的。如何秀山评犀地清络饮时说:"热陷包络神昏,非痰迷心窍,即瘀塞心孔,必用轻清灵通之品,始能开窍而透络。"又说:"服药二三时许不应,急于次煎中调入牛黄膏(牛黄、朱砂、郁金、牡丹皮、冰片、甘草)以凑速效。"

【临床运用】 本证与瘀热蓄于下焦均出现神志异常,但彼有少腹坚满,大便色黑;本证则有血分热盛,热闭心包,斑疹透发等见症。

心包热盛,神昏谵语较重,可加用安宫牛黄丸,或紫雪丹,或用醒脑静注射液加入静脉补液中点滴。若瘀热阻于心包络、神昏谵语严重者,可配合犀珀至宝丹(《重订广温热论》)以增强清心化痰开窍之力。

3. 热瘀气脱

【证候】 身热面赤,皮肤、黏膜瘀斑,心烦躁扰,四肢厥冷,汗出不止,舌色暗绛,脉虚数。

【病机】 此为暑邪内郁血分,热瘀互结,气阴两脱之证。暑邪深入血分,煎熬血液而成瘀,热瘀搏结,损伤血络,迫血妄行,则身热面赤、皮肤及黏膜瘀斑、舌色暗绛;瘀热上扰心神,故心烦躁扰;瘀热内阻,气血津液循行不畅,脏腑失养而致气阴两脱,故四肢厥冷、汗出不止;脉虚乃脏腑虚衰,脉数为血分暑热尚盛。如进一步发展,可出现身热骤降、冷汗淋漓、舌色转淡、脉微欲绝等阳气外脱之危象。

【治法】 凉血化瘀,益气养阴固脱。

【方药】 犀角地黄汤(方见春温章)合生脉散(方见风温章)。

【临床运用】 若心肾阳气大衰,瘀血内阻,阳气外脱,症见四肢厥冷,冷汗不止,气息微弱,神疲倦卧,面色青灰,唇青,舌淡暗,脉微者,治宜回阳固脱,兼以化瘀通络,方选四逆加人参汤(炙甘草、干姜、制附片、红参),另加丹参、桃仁、赤芍以活血通络。或以参附注射液静脉注射,待阳气恢复后,再随证施治。

(四) 肾气亏损,固摄失职

【证候】 小便频数量多,甚至遗尿,口渴引饮,腰酸肢软,头晕耳鸣,舌淡,脉沉弱。

【病机】 此为病变后期,邪气已退,肾虚不固之证。肾不固摄,膀胱失约,故小便频数量多,甚至遗尿;肾阳虚弱,气化失司,津液不能上承,故口渴引饮;腰为肾之府,肾又主骨,肾气亏虚,故腰酸肢软;肾气不足,不能上奉脑髓及清窍,故头晕、耳鸣;舌淡,脉沉弱,为肾虚之象。

【治法】 温阳化气,益肾缩尿。

【方药】 右归丸合缩泉丸。

(1) 右归丸(《景岳全书》)

大怀熟地黄八两 山药(炒)四两 山茱萸(微炒)三两 枸杞子(微炒)四两 鹿角胶(炒珠)四两 菟丝子(制)四两 杜仲(姜汤炒)四两 当归三两(便溏勿用) 肉桂二两(渐可加至四两) 制附子二两(渐可加至五六两)

先将熟地蒸烂杵膏,加炼蜜为丸,如梧桐子大。每服百余丸,食前用滚汤或淡盐汤送下。或丸如弹子大,每嚼服二三丸,以滚白汤送下。

方中熟地黄、山药、萸肉、枸杞子滋补肾阴;肉桂、附子温养肾阳;鹿角胶、菟丝子、杜仲、当归强肾益精。诸药合用,共奏补肾气、滋肾阴、温肾阳之效。

(2) 缩泉丸(《魏氏家藏方》)

天台乌药(细锉) 益智仁(大者,去皮,炒)各等份

上为末,山药炒黄为末,打糊为丸,如梧桐子大,晒干。每服蜜七十丸,嚼茴香数十粒,盐汤或盐酒下。

方中益智仁温补脾肾,固精气,涩小便;乌药助膀胱气化而止小便频数;山药健脾补肾。共奏固肾缩尿之效。

两方合用,以治伏暑伤肾、肾气不固、肾阳虚而不能气化之尿频、尿量过多之证。

【临床运用】 本证为流行性出血热多尿期常见证型,其他病少见此型。临床上两方皆可变丸为汤,证情稳定之后,再改为丸剂服用,以巩固疗效。

医 案 类 举

1. 伏暑化热入阴,痰浊堵闭

张,病几一月,犹然耳聋,神识不慧,嗽甚痰黏,呼吸喉间有音。此非伤寒暴感,皆夏秋间暑湿热

气内郁,新凉引动内伏之邪,当以轻剂清解三焦,奈何医者不晓伏气为病,但以发散消食、寒凉清火为事,致胃汁消亡,真阴尽烁。舌边赤,齿板燥裂血。邪留营中,有内闭痉疢厥逆之变。况右脉小数,左脉涩弱,热固在里,当此阴伤日久,下之再犯妄阴之戒。从来头面都是清窍,既为邪蒙,精华气血不肯流行,诸窍失司聪明矣。此轻清清解,断断然也。议清上焦气血之壅为先,不投重剂苦寒,正仿古人肥人之病,虑虚其阳耳。

连翘心　玄参　犀角　郁金　橘红(蜜水炒)　黑栀皮　川贝　鲜菖蒲根　加竹沥

按语:本例伏暑,初在气分,由于前医误投发散消食,寒凉清火,以致阴液大伤,邪从火化内犯营分,并陷入厥阴,故出现舌边尖赤、齿板燥裂血、痉厥、失聪等症,对其治疗,叶氏不妄投重剂苦寒,主以轻清清解,于清营透邪之中加入清化痰热之品。究其原因,一为病在上焦,不宜过用沉降;二为固其阳气,防苦寒伤阳。此乃清代江浙医家用药之一大特点。(叶桂.临证指南医案.上海:上海科学技术出版社,1959:335.)

2. 伏暑夹湿

罗某,男,62岁,干部,1960年9月1日初诊。本体中虚脾弱,长夏宿营于海滨,至秋后白露前数日,稍感精神不佳,体重减轻,脉搏稍快,微有低热,服用抗生素数日,高热转增达40℃以上,随出现呕吐,胸腹胀满,大便溏泻,每日六七次,手足凉,额腹热,微汗出,小便频数,便时茎痛,四肢关节酸痛。脉两寸微浮数,右关沉数,左关弦数,两尺沉濡,舌质红,苔白腻。综合病因脉症,中医辨证为伏暑夹湿,热郁三焦。治以清暑利湿,苦辛淡渗法。处方:

藿香二钱　杏仁一钱五分　香薷一钱　连皮茯苓三钱　黄芩一钱五分　滑石三钱　薏苡仁五钱　防己一钱五分　猪苓一钱五分　竹叶一钱五分　通草一钱五分　荷叶二钱　服二剂。

复诊:热减吐止,解小便时茎痛消失,关节酸痛见轻,大便每日减至四五次。身倦乏力,食纳尚差,脉寸沉细,关沉滑,尺沉迟。病势虽减,但湿热未尽,胃气未复,宜和胃气并清湿热。处方:

山茵陈二钱　藿香梗二钱　新会皮一钱五分　连皮茯苓三钱　川厚朴一钱　豆卷三钱　白蔻仁八分　滑石块三钱　扁豆皮三钱　猪苓一钱五分　薏苡仁四钱　炒稻芽二钱　通草一钱　荷叶三钱　服二剂。

再诊:热再退,周身汗出,小便正常,大便一日二次,食纳仍差,食后腹微胀,昨日一度出冷汗,六脉沉细微数,舌转正红苔退。湿热已尽,胃气尚差,宜益胃养阴为治。处方:

玉竹二钱　沙参二钱　茯神三钱　石斛四钱　桑寄生三钱　炒稻芽二钱　新会皮二钱　莲子肉四钱　扁豆皮三钱　荷叶三钱

连服三剂,诸症悉平,饮食、二便俱正常,停药以饮食调养月余而康复。

按语:本例为伏暑夹湿。长夏宿营于海滨,素体中虚阳弱,感受暑湿,潜伏体内,迫至仲秋复感新凉引动伏邪而发。本例属伏暑夹湿,热郁三焦,先以清暑利湿,继则和胃利湿,再以和胃养阴而取效满意。(中医研究院主编.蒲辅周医案.北京:人民出版社,2005:50-51.)

3. 伏暑邪郁少阳

曾某,男,40岁。

起病恶寒发热,头痛身疼,前医屡用羌、独、柴、防,汗出而热不解。病变手足瘛疭,呕恶昏瞀,四肢逆冷,呓语喃喃。

诊视脉弦而数,舌苔黄燥。证因暑伏于内,消灼胃津,又因辛温发汗,重夺津液。筋脉失营,故显瘛疭、厥冷;热淫于内,故呈呓语昏瞀。湿热交炽,脘膈不舒,脉弦苔黄,当从枢解,治以转枢泄热。

香青蒿10g,淡黄芩7g,瓜蒌仁(捣)10g,鲜竹茹10g,鲜枇杷叶(刷净)10g,炒栀子7g,川郁金

5 g,润玄参 7 g,连翘心 10 g,鲜芦根 13 g,益元散 10 g,左金丸(分吞)3 g。

复诊:诸症俱解,如释重负。知饥不食,热伤胃阴。法当甘寒以滋养胃阴,少佐苦寒以清化余热。

鲜石斛 10 g,麦门冬 10 g,鲜竹茹 10 g,枇杷叶 10 g,杭白芍 7 g,瓜蒌仁(捣)7 g,润玄参 6 g,鲜芦根 10 g,淡黄芩 5 g,炒栀子 5 g,川郁金 5 g,炒枳实 3 g,生甘草 3 g。

连服数剂,余热尽退,食纳增进而痊。

按语:伏暑夹湿,热淫于内,非伤寒而误表。湿与热合,起病亦有恶寒,发热,身重,头痛,湿在肌表,不为汗解,过汗反伤津液。因此,在湿热郁伏之际,当用辛平转枢化热,佐以苦寒泄热,使湿热得解。热解津伤,胃阴受损,当变辛平为甘寒滋复胃津,佐苦寒以泄余热。主次分明,药随证变。(李聪甫.李聪甫医案.长沙:湖南科学技术出版社,1979:17 - 18.)

4. 伏暑内陷厥阴

黄某,男,4 岁。

因高热(39.8℃)、不自主舞蹈样动作、神志不清、二便失禁一周余,于 1983 年 10 月 16 日以病毒性脑炎收入某医院。经予青霉素、氯霉素、激素及能量合剂等药物治疗,疗效不佳,遂请张老会诊。

诊查:患儿高热,神志不清,烦躁不宁,左侧面颊及手指抽动,左侧肢体瘫痪,二便失禁,舌红苔黄,脉细数。

辨证:伏暑邪陷心包,肝风内动。

治法:清心开窍,平肝息风。

处方:僵蚕 10 g,蝉衣 10 g,钩藤(后下)10 g,全蝎(冲)2 g,天麻 6 g,甘草 4 g,石决明 30 g,石菖蒲 9 g,蜈蚣 1 条,白芍 20 g。一剂。

另予羚羊角粉 0.6 g,两次分冲;神效紫雪丹 1 瓶,一日分 3 次服。

二诊:11 月 17 日。药后热势稍退,烦躁减轻,抽搐减少,余症同前。

处方:菊花 9 g,钩藤 9 g,金银花 9 g,连翘 6 g,天麻 6 g,地龙 5 g,白芍 10 g,龙胆 3 g,蜂房 3 g。三剂。

另予蜈蚣 3 条,全蝎 3 g,僵蚕、蝉衣各 10 g,人工牛黄 1 g,共研细末,分 9 包,每次 1 包,日 3 次;神效紫雪丹 3 瓶。

三诊:11 月 20 日。药后患儿热退神清,已能讲话,二便正常,但口角频抽,左侧肢体活动受限,舌红绛,苔薄黄,脉弦数。仍以前方加减。

处方:天麻 6 g,菊花 10 g,玄参 10 g,白芍 15 g,钩藤 15 g,生地黄 20 g,僵蚕 9 g,蝉衣 9 g,石决明(先下)30 g。

另予清开灵、安宫牛黄片、蛇胆川贝精片。

四诊:12 月 20 日。服上方药 1 个月,患儿基本恢复正常,仅行走时不太稳定。

处方:天麻 9 g,川芎 9 g,白芷 9 g,石菖蒲 9 g,法半夏 9 g,远志 6 g,虎杖 30 g,陈皮 30 g,茯苓 12 g,枸杞子 12 g,路路通 15 g,舒筋草 15 g。

另予灵芝蜂王浆,每日早晨空腹口服 10 毫升。药后患儿病愈,再予滋补肝肾之剂善后。

按语:本案系伏暑发于营分,内陷厥阴所致的闭窍动风证。初病即邪热重,病情危急,见神昏抽搐,且伴肢体瘫痪,治以清心开窍、平肝息风,治疗及时而正确,近 1 个月热退神清,继以清热化痰息风、活血通络,最后予滋补肝肾之剂善后,治疗十分成功。(董建华.中国现代名中医医案精华:

第二集.北京：北京出版社,1990：1226.)

学 习 小 结

　　伏暑是感受暑湿或暑热病邪,郁伏不发,由秋冬时令之邪诱发的急性外感热病,起病急,病情重,初起以里热证为主,或发于气分,或发于营分,必为外邪所感而激发,故都兼表,初发则表现为卫气同病或卫营同病。伏暑的治疗当以清里热为主,初起有表证者还当解表,并兼顾正气。暑湿郁发气分而兼表者,治以银翘散去牛蒡子加杏仁、滑石汤清暑化湿,解表透邪;暑热郁发营分而兼表者,治以银翘散加生地黄、牡丹皮、赤芍、麦冬方凉营养阴,解表透邪。以上是伏暑初发的两种证候类型。当表证解除后,伏暑气分证中,湿热郁蒸少阳,当清泄少阳,分消湿热,用蒿芩清胆汤;湿热积滞阻于肠道,当导滞通下,清热化湿,用枳实导滞汤轻法频下,务使肠道暑湿积滞缓消缓散,其热退身凉,舌苔退净,大便成形,为湿邪已尽。伏暑营分证中,热在心营,下移小肠,治以清心凉营、清泄小肠法,用导赤清心汤;热闭心包,血络瘀滞,治以清营泄热、开窍通瘀,用犀地清络饮。伏暑的病变过程中,由于血分热毒炽盛,导致血络瘀滞,气血两伤,正气败馁,出现血分虚证的热瘀气脱证候,当活血化瘀和益气养阴固脱并施。

第十三章 秋　　燥

秋燥是秋季感受燥热病邪所引起的急性外感热病。其特点是初起邪犯肺卫时即有咽干、鼻燥、咳嗽少痰或无痰、皮肤干燥等津液干燥表现。本病病势较轻，除极少数可以传入肝肾外，一般传变较少，以肺为病变中心，病程较短，易于痊愈。本病多发生在秋季。

早在《内经》中即有关于燥邪为病的记载，如《素问·至真要大论》所载"清气大来，燥之胜也"。《素问·阴阳应象大论》"燥胜则干"则指出了燥邪为病的病变特点。《素问·至真要大论》更提出了"燥者润之""燥者濡之"等治疗原则。然而在《素问·至真要大论》病机十九条中却缺少关于燥邪致病的论述。至金元时期，刘完素《素问玄机原病式》补充了燥邪致病的病机："诸涩枯涸，干劲皲揭，皆属于燥。"李杲还创治燥之方，如润肠丸，但多为内燥而立。清代医家对燥病的认识渐趋完善，认为燥病有内燥和外燥之分：内燥多指内伤津血干枯之证；外燥系秋季外感时令之气而致。清初喻昌在《医门法律》中著有论述燥邪为患的专篇——"秋燥论"，首创秋燥病名。但对燥邪的性质，各医家又有不同看法，如喻昌认为燥属火热，而沈目南却认为燥属次寒。吴瑭则以胜复气化之理来论述燥气，大旨以胜气属凉，复气属热。俞根初、王士雄、费晋卿均认为秋燥有温、凉两类。可见，前人所说的秋燥有温燥、凉燥之分。因为凉燥不属于温病范畴，故本章论述的秋燥是指温燥而言。

根据秋燥发病的季节特点和临床表现，西医学中发于秋季的上呼吸道感染、急性支气管炎及某些肺部感染等疾病，出现秋燥见症时，可参考本病辨证论治。

第一节　病因病机

一、病因与发病

本病的发生，是感受秋令燥热病邪而成。秋天气候有温、凉之别，秋燥亦有温、凉两类。如在夏末秋初,久晴无雨,秋阳以曝之时,感之者多病温燥;若是秋深冬初,西风肃杀之时,感之者多病凉燥。若人体正气不足,或摄护失慎,防御能力下降,燥热病邪遂从口鼻而入而致病。

二、病机演变

秋日燥金主令,肺属燥金,故燥气内应于肺,肺合皮毛,所以本病初起多邪在肺卫,出现肺卫证候,正如叶桂在《三时伏气外感篇》中所说:"温自上受,燥自上伤,理亦相等,均是肺气受病。"喻昌亦谓:"燥气先伤于上焦华盖。"燥与热皆可损伤人体津气,其中尤以燥邪为甚,故本病初起即见津液干燥见症。可见,本病与风温初起皆见肺卫表证,所不同者,本病有明显的津液干燥见症。这是本病的特征,也是与其他温病初起表现的不同之处。

肺卫燥热之邪不解,则可由卫及气,病变重心在肺,并可涉及胃、肠等,出现燥干清窍、燥热伤肺、肺燥肠热、络伤咳血、肺燥肠闭等邪干上、中二焦的证候;在秋燥的后期,燥热渐退,津气未复,则多见肺胃阴伤之象,亦属气分证。由此可见,燥伤阴津乃是贯穿病程始终的基本病机变化。本病一般不内传营血或深陷下焦,较少出现危重病例,大多病在卫、气阶段或上、中二焦即可告愈。但若感邪较重,或素体较弱,或治疗失当,也可出现气血两燔之证,或造成肝肾精血亏损。

第二节 诊 断

一、诊断依据

1. **发病季节** 有明显的季节性,多发生于秋令燥热偏盛时节。
2. **发病特点** 具有典型的临床特征:初起除具有肺卫见症外,还具有目干、鼻燥、咽干、口干、唇干、皮肤干燥等津液干燥的表现。本病以肺为病变中心,病情较轻,一般传变较少,后期以肺胃阴伤者为多,较少传入下焦。

二、鉴别诊断

风温 风温初起症状相似,皆有发热恶寒、咳嗽、口渴等肺卫见症。但风温多发于冬、春二季,初起以表热证为主,津液干燥见症不如本病显著,且病情发展快,易发生逆传心包之变,故与秋燥不同。

第三节 辨 证 论 治

一、辨治要点

(一)辨证要点

1. **辨燥性之温凉** 首先,据发病季节而辨,如在夏末秋初,秋阳以曝之时,感之者多病温燥;若是秋深冬初,西风肃杀之时,感之者多凉燥。再者从发热恶寒的孰轻孰重,口渴与否,痰质的稀稠,舌质的变化可作出辨别。一般说来,温燥恶寒较轻,不久即可随汗消失,鼻中必有燥热感,痰稠而胶结,口渴,舌边尖红赤,津液的劫伤较凉燥为甚;而凉燥恶寒较重,持续时间亦较长,鼻鸣而塞,或流清涕,痰质清稀,口不作渴,舌质正常。当其化热进入气分之后则与温燥气分证候相同,故两者的鉴别,主要在发病初起阶段。

2. **辨燥热之部位**　秋燥以肺为病变重心,但也可波及胃、肠等脏腑。病变若以肺为主,可表现为燥热炽盛、肺津受损,或可因燥热损伤血络而咳血。若肺经燥热下移大肠,则见大便泄泻;若肺不布津于肠,则见大便秘结。若燥热循经上干头目清窍,可致清窍干燥。临床上须辨别燥热的部位而分别论治。

3. **辨燥热阴伤之程度**　秋燥初起即有津液干燥的表现,且随病邪深入,津伤呈加重之势。同时,燥热病邪可以涉及不同脏腑部位,故燥热和阴伤有程度的差异和部位的不同。一般初起以体表津液和肺津不足为主,见口、鼻、咽、唇、皮肤、舌苔津液干燥之象,津伤程度较轻;若燥热在肺,则以肺津不足表现为主,见干咳或痰少而黏难咯,津液耗伤程度加重;后期出现口渴而不欲多饮,舌红少苔为胃阴受伤,津液耗伤程度较重;如见手足心热、虚烦不得眠、颧红则为肝肾阴伤,津液耗伤程度更重。正如俞根初在《通俗伤寒论》所说:"秋燥一证,先伤肺津,次伤胃液,终伤肝血肾阴。"

（二）治则治法

1. **治则**　燥热病邪致病,最易伤津,故本病治疗原则应以润燥祛邪为主,即所谓"燥者濡之"。

2. **治法**　初起邪在肺卫,宜辛凉甘润,透邪外出。中期邪入气分,燥干清窍者,宜清养并施。若燥热化火伤及肺阴者,宜清肺润燥养阴。若肺燥肠热、络伤咳血者,宜润肺清肠,清热止血。若肺燥肠闭津亏而致便秘者,宜肃肺润肠通便。后期,燥热已退,肺胃阴伤未复者,宜甘寒生津,滋养肺胃之阴。

古方书记载"上燥治气,中燥增液,下燥治血",可作为秋燥初、中、末三期治疗大法的概括。所谓"上燥治气",乃是燥邪上受,首犯肺卫,肺主气,肺津为燥邪所伤,则肺气宣肃失司,治宜辛以宣肺透邪,润以制燥保肺。"治气"即为"治肺"。故何廉臣所谓之"上燥治气,吴氏桑杏汤主之",以及叶桂所说的"燥自上伤,是肺气受病,当以辛凉甘润之方,气燥自平而愈",皆有助于对"上燥治气"这一治疗原则的理解。"中燥增液",则指燥热病邪由上焦而至中焦,损伤肺胃津液,治当甘凉濡润,以复其津。"下燥治血",乃指少数病例,若最终演变为燥热损伤下焦肝肾精血者,治用甘咸柔润,以补肾填精,故"治血"之意实指滋补肾阴。

（三）治疗禁忌

燥热病邪易于伤津,苦寒之品又具有苦燥伤阴之弊,故除了当燥邪化火较为明显之际,一般情况下治疗秋燥少投苦寒之品。

二、常见证候辨治

（一）邪犯肺卫

【证候】　发热,微恶风寒,少汗,干咳或痰少而黏,咳甚则声音嘶哑,咽干痛,鼻燥热,口微渴,舌边尖红,苔薄白欠润,右脉数大。

【病机】　此为秋燥初起,燥热上受,邪袭肺卫之证。肺卫受邪,正邪相争则发热;卫受邪郁,温煦失职,则微恶风寒、少汗;燥热袭肺,肺失清肃,则咳嗽;燥热伤津,肺窍失润则干咳喉痒、痰少而黏、咳甚而声音嘶哑,以及咽干、鼻燥、口微渴;舌边尖红,苔薄白欠润,右脉数大,也是燥热犯及上焦肺卫、燥热损伤津液之征象。

【治法】　辛凉甘润,轻透肺卫。

【方药】　桑杏汤(《温病条辨》)。

桑叶一钱　杏仁一钱五分　沙参二钱　象贝一钱　香豉一钱　栀皮一钱　梨皮一钱

水二杯,煮取一杯,顿服之,重者再作服。

燥热病邪侵袭肺卫,其治法既要宣肺疏卫,向外达邪,又要生津润燥。疏卫用辛凉之品,辛散燥邪,凉泄热邪;润燥用甘寒之品,生津养液。方中以桑叶、豆豉辛凉透散,解肌泄热;杏仁、象贝宣肺止咳化痰;栀皮清热宣透;沙参、梨皮甘寒生津,养阴润燥,以使邪去而不伤津,润燥而不留邪。共奏疏表润燥之效。

【临床运用】　若感燥邪不甚,其证情较轻浅者,可用桑菊饮轻清宣透肺卫之邪。若见咽部红肿干痛明显者,可加牛蒡子、马勃、桔梗、甘草;咳痰黄稠者,可加瓜蒌皮、天竺黄;咳甚胸痛者,可加瓜蒌、橘络、丝瓜络;痰中带血,鼻燥衄血者,可加白茅根、藕节;发热较重者,可加金银花、连翘;表闭较甚者,可加薄荷。

(二) 邪在气分

1. 燥干清窍

【证候】　身热,口渴,耳鸣,目赤,龈肿,咽痛,舌红,苔薄黄而干,脉数。

【病机】　此为燥热病邪从卫入气,上干头目清窍之证。咽喉为肺胃之门户,牙龈为阳明经脉所络。卫表之邪未解,侵入上焦气分,燥热随经上干头目、清窍,故见耳鸣、目赤、龈肿、咽痛等症;燥热内盛,津液受伤,则发热、口渴;舌红,苔薄黄而干,脉数,为燥热入气、损伤津液之证。

【治法】　清宣上焦气分燥热。

【方药】　翘荷汤(《温病条辨》)。

薄荷一钱五分　连翘一钱五分　生甘草一钱　黑栀皮一钱五分　桔梗二钱　绿豆皮二钱

水二杯,煮取一杯,顿服之。日服二剂,甚者日三服。

本证因燥热之邪上干,清窍为之不利,病位在上,虽然邪已入气,但病势轻浅,故治疗当以轻清宣透、清解上焦燥热为主。方中取薄荷辛凉宣透,以清头目而利诸窍;连翘、黑栀皮、绿豆皮轻清趋上,以清上焦气分燥热;桔梗、甘草辛散甘缓,以宣透润燥,利咽喉而消龈肿。诸药合用,使上焦气分燥热得解,则诸窍自宁。此为辛凉清火之轻剂,符合"治上焦如羽"之旨。

【临床运用】　原方之后所附加减法,可供参考:"耳鸣者,加羚羊角、苦丁茶;目赤者,加鲜菊叶、苦丁茶、夏枯草;咽痛者,加牛蒡子、黄芩。"但须注意,本证当禁用苦重之品,以免化燥伤阴和药过病所。

2. 燥热伤肺

【证候】　身热,干咳无痰,气逆而喘,咽喉干燥,鼻燥,齿燥,胸满胁痛,心烦口渴,舌边尖红赤,舌苔薄白而燥或薄黄干燥,脉数。

【病机】　此为肺经燥热化火,耗伤阴液之证。肺为热灼,邪正相争,则见身热;肺气失于清肃,则干咳无痰、气逆而喘;热壅于肺,气机失畅,则胸满胁痛;燥热上干,耗伤津液,故咽喉干燥、鼻燥、齿燥、舌边尖红赤;热灼阴伤,故见心烦口渴。本证苔薄白而燥,是因燥热迅即由卫及气,化火伤阴所致,故舌面干燥而苔色未及转变。邪留气分时间稍久,苔必由白转黄,舌面必进一步干燥,对此种薄白而燥之苔切不可误为表未解而津已伤。综合诸症全面分析,本证病机当是在气而不在卫,亦不在营血。

【治法】　清肺润燥养阴。

【方药】　清燥救肺汤(《医门法律》)。

石膏(煅)二钱五分　桑叶(去枝梗)三钱　甘草一钱　人参七分　胡麻仁(炒,研)一钱　真阿胶八分　麦冬(去心)一钱二分　杏仁(泡去皮尖,炒黄)七分　枇杷叶(刷去毛,蜜涂炙黄)一片

上以水一碗,煎六分,频频二三次滚热服。

本证为燥热化火,伤及肺气肺阴。肺之气阴两伤,既不能用辛香之品,以防耗气,亦不可用苦寒泻火之品,以防伤津,治疗当以清肺润燥为主。方中桑叶、杏仁、枇杷叶轻宣肺气而止咳,石膏清肃肺金燥热,阿胶、麦冬、胡麻仁润肺滋液。《难经·十四难》云"损其肺者益其气",故用人参、甘草益气生津。合之以共奏清泄肺热、润燥养阴之功。

【临床运用】　若肌表尚有邪热,可去阿胶加薄荷叶、连翘、牛蒡子;痰多者,可加贝母、竹沥、瓜蒌皮;阴伤过甚或血枯者,可加生地黄;热甚者,可加水牛角、羚羊角或牛黄;咳痰带血者,可加侧柏叶、旱莲草;胸闷者,可加郁金汁;气喘甚者,可加苏子;呕逆者,可加竹茹、鲜莱菔汁;声音嘶哑者,可加凤凰衣。对燥热伤肺证,应慎用苦寒降火之药,如蒲辅周所说:"温燥言其秋后久晴无雨,秋阳过盛,人感之咳嗽咽痛,宜润。我看不必用清燥救肺汤全方,仿清燥救肺汤,多用玉竹、芦根、枇杷叶、花粉、连、芩、栀等。苦化燥,不宜多用,多则伤津化火。"亦可作为临床应用本方之参考。

3. 肺燥肠热,络伤咳血

【证候】　初起喉痒干咳,继则因咳甚而痰黏带血,胸胁牵痛,腹部灼热,大便泄泻,舌红,苔薄黄而干,脉数。

【病机】　此为肺燥肠热,络伤咳血之证。燥热在肺,肺气失宣,津液受损,故喉痒干咳;继而燥热化火,肺气失于清降,燥热伤及肺络,故咳甚而痰黏带血,并胸胁作痛;肺与大肠相表里,肺中燥热下迫大肠,进而迫津泄于肠腑,故见腹部灼热如焚而大便泄泻。此种便泄,多是水泄如注,肛门热痛,甚或腹痛泄泻,泻必艰涩难行,似痢非痢。《素问·至真要大论》云:"暴注下迫,皆属于热。"这与虚寒便泄清水不同。舌红,苔黄而干,脉数,皆系气分燥热之证,故本证之咳血,并非热入血分,迫血妄行所致。

【治法】　清热止血,润肺清肠。

【方药】　阿胶黄芩汤(《重订通俗伤寒论》)。

阿胶　青子芩各三钱　甜杏仁　生桑皮各二钱　生白芍一钱　生甘草八分　鲜车前草　甘蔗梢各五钱

先用生糯米一两,开水泡取汁出,代水煎药。

本证是因肺燥肠热而致咳血泄泻,治当清热以止血,清肠以止泻,肺与大肠同治,方为全面。本方为俞根初所创,专为肺燥肠热而设。方中阿胶、甜杏仁、生桑皮、甘蔗梢、生糯米养血生津,肃肺止咳,以上宁肺络而下濡大肠,且阿胶尚能止血,对络伤出血者,尤为合适。再以黄芩、芍药、甘草酸苦泄热坚阴,以治其利,且芍、甘相配,又能酸甘化阴,缓急止痛,再配黄芩苦寒以清肺与大肠之热而坚阴。鲜车前草既可养肺止咳,又能引导肺与大肠之热从小肠而去。故诸药合用,则有润肺清肠、泄热止血之效。

【临床运用】　若见咳血较多者,可加白茅根、侧柏叶、焦栀子;泻利较甚者,可加葛根、黄连;咳甚痰多者,可加枇杷叶、冬瓜仁、竹沥、贝母;胸胁痛甚者,可加郁金汁、丝瓜络、鲜橘叶。

4. 肺燥肠闭

【证候】　咳嗽不爽而多痰,胸腹胀满,大便秘结,舌红而干。

【病机】 此为肺有燥热,液亏肠闭,肺与大肠同病之证。表证虽解,但肺受燥热所伤,气机失于宣畅,故咳而不爽;肺之输布失职,则津液停聚而为咳嗽多痰;肺不布津,大肠失于濡润,传导失常,则糟粕停聚于内而见便秘腹胀;舌红而干则为燥热津亏之证。

【治法】 肃肺化痰,润肠通便。

【方药】 五仁橘皮汤(《重订通俗伤寒论》)。

甜杏仁(研细)三钱　松子仁三钱　郁李仁(杵)四钱　原桃仁(杵)二钱　柏子仁(杵)二钱　广橘皮(蜜炙)钱半

本证之便秘是因肺燥而影响及肠,肠中缺乏津液所致,与阳明燥实内结者不同,故不任承气苦寒攻下,宜用肃肺化痰、润肠通便之五仁橘皮汤治疗。方中松子仁、郁李仁、桃仁、柏子仁均富有油脂而具有润燥滑肠之功。甜杏仁既能润肺化痰,又可宣开肺气,润肠通便。橘皮能化痰行气除胀,且助运行,使诸仁润而不滞,故用蜜炙,亦取其润而不燥之意。全方意取肃肺润肠,因肺与大肠相表里,肠润便通则肺气易降,肺气降则大便亦易于通下。

本证与前证肺燥肠热皆为肺肠同病,但前者为燥热化火,故上伤肺络而干咳出血,下逼肠液而便泻稀水;本证乃燥热气结,气结则津液不布,故上为液聚而痰多,下为津枯而肠闭。本证与阳明腑实证皆有大便秘结,但彼为胃肠邪热与肠中糟粕相结,故无咳嗽痰多等肺系症;本证为肺不布津而肠中液亏,故无日晡潮热、谵语神昏、腹部硬满作痛、苔黄而燥或焦黑等邪热与糟粕结聚见症。

【临床运用】 若欲增其润肠之功者,可加瓜蒌仁、火麻仁;欲急下者,可加玄明粉、白蜜;欲开肺气,恢复肺之输布津液者,可加前胡、紫菀;夹滞者,可加枳实导滞丸(绢布包同煎);夹痰者,可加礞石滚痰丸(绢布包同煎);夹饮者,可加控涎丹;夹火者,可加当归芦荟丸。

5. 腑实阴伤

【证候】 潮热,腹部胀满,大便秘结,口干唇燥,或有神昏谵语,苔黑干燥,脉沉细。

【病机】 本证为燥热内结于阳明,津伤肠燥之候。身热以午后为甚,腹部胀满甚至拒按,大便秘结,舌黑干燥,都是燥热结于肠腑之象;腑热上扰神明,则可见神昏谵语;口干唇燥,脉沉而细,为阴津亏损之象。

【治法】 滋阴润燥,通腑泄热。

【方药】 调胃承气汤(方见风温章)。

【临床运用】 温病中出现阳明腑实证,每伴有阴液耗伤,而秋燥之阳明腑实更易出现腑实阴伤。临床上对本证的治疗,可加鲜首乌、鲜生地黄、鲜石斛滋阴润燥以养阴液,选用养阴之品皆为鲜药,因其汁多,滋养作用较干者更胜。如鲜药不能置备,亦可用增液承气汤之类。

6. 肺胃阴伤

【证候】 身热已退,或身有微热,干咳或痰少,口、鼻、咽、唇干燥乏津,口渴,舌干红少苔,脉细数。

【病机】 此为燥热渐退,肺胃阴伤,邪少虚多之证。燥热渐退,故身热已退或尚有微热;肺阴伤则咳嗽不已而少痰,胃阴伤则口咽干燥而渴;由于邪去而肺胃津伤,故舌质多为光红而少苔,脉象细数。

【治法】 甘寒滋润,清养肺胃。

【方药】 沙参麦冬汤(方见风温章),津伤甚者合以五汁饮。

五汁饮(《温病条辨》)

梨汁　荸荠汁　鲜苇根汁　麦冬汁　藕汁(或用蔗浆)

临时斟酌多少,和匀凉服。不甚喜凉者,重汤炖温服。

本证外邪已解,燥热不甚,以津伤为主,故治疗重在滋养肺胃津液,用沙参麦冬汤清养肺胃,生津润燥。究本证性质,邪少而虚多,肺胃津伤,故只宜甘寒生津,忌用苦寒,如吴瑭所说:"温病燥热,欲解燥者,先滋其干,不可纯用苦寒也,服之反燥甚。"

【临床运用】 若兼肠燥便秘者,可加鲜生地黄、鲜何首乌、鲜石斛、火麻仁润肠通便。如身热较甚,干咳较多,可加用金银花、连翘、杏仁、枇杷叶、川贝母清解余热,润肺止咳。

(三)气营(血)两燔

【证候】 身热,口渴,烦躁不安,甚或吐血、咯血、衄血,斑点隐隐或紫赤显露,舌绛,苔黄燥,脉数。

【病机】 此为气分燥热未解,深入营血,而成气营(血)两燔之证。身热,口渴,苔黄,为气分热盛津伤之象;舌绛,烦躁不安以及吐血、衄血、斑疹,均为热炽营血,热扰心神,血络受损之证。本证热邪不单纯在气,又不单纯在血,其病机是气分、营(血)分热势均盛。

【治法】 气营(血)两清。

【方药】 玉女煎加减(方见春温章)。

【临床运用】 若吐血、咯血、衄血和斑疹显露者,为热毒炽盛,血脉逆乱,宜加牡丹皮、赤芍、紫草等凉血化瘀,或以化斑汤为主方治疗。甚者神昏、谵语,吐血、衄血严重,应以清瘟败毒饮加减治疗。

(四)燥伤真阴

【证候】 昼凉夜热,口渴,或干咳,或不咳,甚则痉厥,舌干绛,脉虚。

【病机】 此为病在下焦,燥热耗伤真阴,邪少虚多之证。燥热未净,真阴已伤,故见昼凉夜热;肾阴耗伤,津液不能上承,故口渴;肾水不能上沃肺金,故干咳;水不涵木,虚风内动,故见痉厥;舌干绛,脉虚,皆为真阴耗伤之象。

【治法】 滋养肝肾,潜镇虚风。

【方药】 三甲复脉汤(方见春温章)或小复脉汤。

小复脉汤(《温热经纬》)

麦冬一两 枸杞子一两 炙甘草二两 鲜竹叶十五瓣 北枣肉两枚

为细末,每服五钱。粳米汤盏半,煎至一盏温服。不能服者,帛渍点口中。如加人参更妙。

方中麦冬、炙甘草、枸杞子滋补心肾;枣肉、糯米润养心肺而下滋肾水,以使心肾相交。鲜竹叶凉心益气,且能轻泄余热。故本方用于身热不甚,日久不退,心悸,舌干绛,脉虚软或结代等燥热劫伤心肾真阴、邪少虚多之证较为适宜。临床之际,若加人参,则其复脉之功更著。

【临床运用】 若余热未清,夜热较甚,可加青蒿、地骨皮、白薇等;干咳日久,可加杏仁、枇杷叶、川贝母润肺止咳;兼见乏力气短者,加用太子参、沙参等;如虚风内动之证明显者,可用大定风珠。

医 案 类 举

1. 温燥伤肺

王某,年35岁,业商,住南街柴场弄。

初起头疼身热,干咳无痰,即咯痰多稀而黏,气逆而喘,咽喉干痛,鼻干唇燥,胸满胁疼,心烦口渴。脉右浮数,左弦涩,舌苔白薄而干,边尖俱红,此《内经》所谓"燥化于天,热反胜之"是也。遵经旨以辛凉为君,佐以苦甘,清燥救肺汤加减。

冬桑叶三钱　生石膏(冰糖水炒)四钱　原麦冬钱半　栝蒌仁(杵)四钱　光杏仁二钱　南沙参钱半　生甘草七分　制月石二分　柿霜(分冲)钱半

先用鲜枇杷叶(去毛筋)一两　雅梨皮一两　二味煎汤代水。

二诊:连进辛凉甘润,肃清上焦,上焦虽渐清解,然犹口渴神烦,气逆欲呕,脉右浮大搏数者,此燥热由肺而顺传胃经也,治用竹叶石膏汤加减,甘寒清镇以肃降之。

生石膏(杵)六钱　毛西参钱半　生甘草六分　甘蔗浆(冲)两瓢　竹沥夏钱半　原麦冬钱半　鲜竹叶三十片　雅梨汁(冲)两瓢

先用野菰根二两　鲜茅根(去皮)二两　鲜刮竹茹三钱　煎汤代水。

三诊:烦渴已除,气平呕止,惟大便燥结,腹满似胀,小便短涩,脉右浮数沉滞。此由气为燥郁,不能布津下输,故二便不调而秘涩,张石顽所谓"燥于下必乘大肠也"。治以增液润肠,五汁饮加减。

鲜生地黄汁两大瓢　雅梨汁两大瓢　生莱菔汁两大瓢　广郁金(磨汁约二小匙)三支

用净白蜜一两,同四汁重汤炖温,以便通为度。

四诊:一剂而频转矢气,二剂而畅解燥矢,先如羊粪,继则夹有稠痰,气平咳止,胃纳渐增,脉转柔软,舌转淡红微干,用清燥养营汤,调理以善其后。

白归身一钱　生白芍三钱　肥知母三钱　蔗浆(冲)两瓢　细生地黄三钱　生甘草五分　天花粉二钱　蜜枣(劈)二枚

效果:连投四剂,胃渐纳谷,神气复原而愈。

廉按:喻西昌谓《内经·生气通天论》:"秋伤于燥,上逆而咳,发为痿厥。"燥病之要,一言而终,即"诸气膹郁,皆属于肺""诸痿喘呕,皆属于上"二条指燥病言,明甚。至若左胠胁痛,不能转侧,嗌干面尘,身无膏泽,足外反热,腰痛,筋挛,惊骇,丈夫疝,妇人少腹痛,目眛眦疮,则又燥病之本于肝而散见不一者也,而要皆秋伤于燥之征也。故治秋燥病,须分肺肝二脏,遵《内经》"燥化于天,热反胜之"之旨,一以甘寒为主,发明《内经》"燥者润之"之法,自制清燥汤,随症加减,此治秋伤温燥之方法也。此案前后四方,大旨以辛凉甘润为主,对症发药,药随症变,总不越叶氏上燥治气,下燥治血之范围。(何廉臣编.全国名医验案类编·何拯华医案.王德敏,崔京艳点校,路志正审订.福州:福建科学技术出版社,2003:234-236.)

2. 秋燥肺燥阴伤

袁某,男,37岁。

初诊:时当秋令,久旱无雨,发热头痛,体温38.3℃,干咳痰少,今晨痰中带血,鼻干咽燥,心烦欲饮,自觉乏力短气,自服橘红丸12丸(每日4丸,连服3日),病情益增。证属秋感燥热,肺津受伤,本当用甘寒清润之法。但自服橘红丸,其方本为燥湿化痰,宜用于老年痰湿患者。今误服燥热之药,更伤阴分,燥咳伤于肺络,故见痰黏稠而带血渍,脉象细小弦数,舌绛干裂。仿喻昌清燥救肺法,润燥兼止其血。

北沙参25g　浙川贝母各10g　晚蚕沙12g　杏仁10g　淡豆豉10g　炒栀皮6g　前胡3g　鲜茅根30g　黛蛤散(布包)12g　鲜梨(连皮去核切片入煎)一个　3帖

二诊:连服清燥润肺止咳之药,两天来咳血已止,鼻咽干燥亦轻,夜已成寐,咳嗽痰黏成块,仍觉乏力,口干渴饮,身热头痛皆止,体温37℃,两脉弦细,数势渐缓,舌绛苔较润。此燥热渐减,阴伤少复,仍议甘寒润燥方法。

　　生桑皮 10 g　地骨皮 10 g　肥玉竹 10 g　麦门冬 10 g　南北沙参各 15 g　川贝母 6 g　炒栀子 6 g　黛蛤散(布包)10 g　鲜茅芦根各 30 g　冬瓜子 30 g　3 帖

　　三诊:节日饮酒之后,咳嗽痰血又发,身热又重,体温 38.1℃,舌红口干,咳嗽胸痛较重,X 线透视:"两侧肺纹理增重,支气管炎现象",两脉弦滑而数。素体阴伤热盛,时值久旱雨少,燥热较重,咳嗽痰中带血初愈,燥热始退,阴伤未复,节日饮酒过多,且吃辛辣油腻,助热而伤阴,再以甘寒育阴,泄热止红。饮食当慎,百日忌酒,防其咳血加重。

　　鲜生地黄 30 g　苏子 6 g　川楝子 10 g　黄芩 10 g　大小蓟各 10 g　炒槐米 10 g　黛蛤散(布包)10 g　鲜茅根 30 g　北沙参 30 g　焦三仙各 10 g　云南白药(分 4 次药送下)一瓶　2 帖

　　四诊:药后咳血未作,咳嗽亦轻,身热渐减,体温 37.5℃,自述胸痛见轻,舌红糙裂,口干且渴,两脉细弦小滑,数象渐减。再以甘寒育阴,润燥止红。

　　鲜生地黄 30 g　川楝子 10 g　苏子 10 g　黄芩 10 g　白头翁 10 g　茜草 10 g　黛蛤散(布包)10 g　干荷叶 10 g　藕节 10 g　北沙参 25 g　云南白药(分六次服)一瓶　3 帖

　　五诊:近来咳嗽痰血未见,身热已退,体温 36.9℃。经 X 线两肺透视已正常。两脉弦细小滑,舌红口干,饮食二便如常,嘱其停药休息一周,忌食辛辣油腻及一切刺激之品。

　　按语:金秋之季,燥气当令,感其气者,即为秋燥。肺为娇脏,其位最高,其气通于天气,若感于时令之燥气,肺必先伤。是知秋燥之病位必在于肺。经云:燥胜则干。盖燥气虽属秋金,然其性若火,易伤阴津也,故秋燥之为病,以诸干燥证为特点,干咳少痰,痰黏带血,鼻咽干燥等。故治秋燥当以清润为主,所谓燥者濡之是也。本例患者初病即自服温燥化痰之橘红丸,更伤阴助燥,致病情加重。经服甘寒濡润之剂渐愈。惜其不守禁忌,饮酒食辣,致病情反复。迭经甘寒育阴,始得全安。观此案可知饮食宜忌在温病治疗中举足轻重,几与药治同功。不守禁忌者,治而无功。能守禁忌,慎于调养者,可收事半功倍之效。故赵师谆谆叮咛,百日忌酒,并禁辛辣刺激之物。学者当于此留意焉。(彭建中,杨连柱.赵绍琴临证验案精选//赵绍琴原著;赵绍琴名家研究室整理.赵绍琴医学全集.2 版.北京:北京科学技术出版社,2013:390-391.)

学 习 小 结

　　秋燥是发生于秋季的一种急性外感热病,初起即有明显的津液不足之燥象,表现为口、鼻、唇、咽喉、皮肤津液干燥。本病以肺为病变中心,一般病情较轻,传变较少,病程较短,较少传入下焦,耗伤肝肾之阴。燥热病邪初袭人体见津液耗伤明显的邪袭肺卫证,治以润燥解表之桑杏汤;化火上干清窍,治以轻宣上焦之翘荷汤。由肺的卫分证传入气分,出现燥热伤肺、肺燥肠热、络伤咯血、肺燥肠闭、腑实阴伤、肺胃阴伤等证,治疗时除选用甘寒、咸寒、酸寒之品以润燥祛邪外,根据病位及邪正之间主次关系,分别采用清燥救肺汤、阿胶黄芩汤、五仁橘皮汤、调胃承气汤,以及沙参麦冬汤、五汁饮等治疗。燥伤真阴,虚风内动宜三甲复脉汤或小复脉汤治之。

第十四章 温 疫

导学

（1）掌握温疫的概念、主要证候类型及其辨证治疗。

（2）熟悉温疫的病因、发生机制、诊断、初起证候特点和传变规律。

　　温疫是感受疫疠病邪所引起的一类急性外感热病。本病起病急骤，传变迅速，为病严重，病情凶险，死亡率高，发病有一定的季节性，是温病中具有强烈传染性并能引起广泛流行的一类疾病。

　　温疫并不是指某一种具体的疾病，凡是具有上述特点的温病都可称为温疫，故前面讨论的一些温病，如春温、湿温、烂喉痧等，一旦发生了较大范围的流行，也可称为温疫。如在温疫过程中，肌肤有明显的斑疹出现，则又可称为疫疹。

　　古人对疫病早有认识，早在《左传》《礼记》中就有"疫""疠"等疾病的记载，并已认识到疫病流行与气候异常密切相关。如《礼记·月令》提出："季春行夏令，则民多疾疫，孟夏行秋令，则其民大疫。"《内经》对疫病的记载则更为详细，如《素问·刺法论》说："五疫之至，皆相染易，无问大小，病状相似。"强调了疫病发病具有传染性并能引起流行。著名的汉代医家张仲景在《伤寒论》序中言："余宗族素多，向余二百，建安纪年以来，犹未十稔，其死亡者，三分有二。"可知其所言的伤寒即包括了温疫在内。其后，隋代巢元方在《诸病源候论》中列专章论述了疫病，该书"疫疠病候"指出："其病与时气、温热等病相类，皆由一岁之内，节气不和，寒暑乖候，或有暴风急雨，雾露不散，则民多疠疫，病无少长，率皆相似。"明清时期的温病学家，对疫病的病因病理有了更为深入的认识。其中以温疫作为病名，首见于明末医家吴有性的《温疫论》，书中对温疫的病因、病机、诊断和治疗做了全面系统地阐述，认为温疫是感受"疠气"所致，具有强烈的传染性，"无问老少强弱，触之者即病"。因此治疗应重在祛邪，并创疏利透达之法以作祛邪之用。吴氏为其后温疫学派的产生起了奠基作用。至清代，医家余霖撰写了《疫疹一得》，主论温疫中以肌肤外发斑疹为特点的疾病，主张治疗温疫应以清热解毒为主，对后世温疫病的治疗产生了深刻影响。王士雄誉为："独识淫热之疫，别开生面，洵补昔贤之未逮，堪为仲景之功臣。"以上吴有性所论之疫，属于湿热性质之温疫；而余霖所论之疫，属于暑燥性质之温疫。

　　此外，尚有众多医家在其专著中对温疫病的辨证论治做了进一步的论述。如戴天章的《广温疫论》、杨璿的《伤寒温疫条辨》、刘奎的《松峰说疫》、熊立品的《治疫全书》、陈耕道的《疫痧草》及汪期莲的《温疫汇编》、王士雄的《霍乱论》等，使有关温疫的辨治理论渐趋完善。

　　由于温疫是一类温病的总称，故其包括的疾病甚多，根据温疫的临床特征，现代医学中的鼠疫、霍乱、艾滋病、登革热、登革出血热、流行性出血热、斑疹伤寒等,凡能引起较大范围流行者,临床上都可参照温疫病进行辨证论治。

第一节　病　因　病　机

一、病因与发病

温疫的致病外因是疫疠病邪。疫疠病邪不同于六淫之邪,其形成与反常的或灾害性气候条件有一定关系,或由于战乱饥馑、卫生条件低劣、污秽不洁之物处理不善等原因,都使疫疠病邪容易形成。

不同的环境条件产生的疫疠病邪不同,如雨湿偏盛,则邪性偏湿热;暑热偏盛,则邪性偏燥热,因此温疫常大致分为湿热疫和暑热疫两类。一类为由夹湿的疫疠病邪引起的湿热疫,特点是侵袭人体后多遏伏于膜原,初起常见湿热蕴伏膜原的证候。另一类为由不夹湿的疫疠病邪引起的温热疫,其中又以暑热疫最为多见,性质暴疠猖獗,初起病变重心大多在阳明胃,但病势常可充斥表里上下内外,病情复杂,传变迅速。

温疫的发病,除了与人体感受疫疠病邪之强弱多寡有关外,还与人体正气的强弱有关。《温疫论》说:"本气充满,邪不易入;本气适逢亏欠,呼吸之间,外邪因而乘之。"《疫疹一得》亦认为:"以其胃本不虚,偶染疫邪,不能入胃。"说明人体正气强盛,疫疠病邪则不易伤人而致病,即使发病病情也相对较轻。相反,若素禀正气亏虚或疫疠病邪太盛,超过人体的防御能力,则易导致温疫的发生。

二、病机演变

疫疠病邪暴戾猖獗,侵入人体后往往迅速充斥表里、内外,弥漫上、中、下三焦,造成多脏腑、多组织的广泛损害,心、肝、脾、胃、肠等皆可受累。倘若患者出现明显神志症状和多部位出血,则大多病势凶险,预后不良。因此,温疫发病后的病机和临床表现十分复杂,其中感邪方式、病邪性质和毒蕴部位的差异,更是病情多变的直接原因。

湿热疫为感受湿热疫毒所致,疫邪自口鼻而入,可直达膜原,出现邪遏膜原的见症。继之病邪向里传变,可见表病、里病、表里同病三种不同类型,表病为邪热壅于肌表或里病浮溢于表;里病又有上中下三部之分,即湿热内溃胸膈、阳明实热、劫烁真阴等病理变化。

暑热疫多为感受暑热火毒所致,初起即见表里同病之象,即淫热火毒燔炽阳明,伴有太阳表证。同时,疫邪可在短时间内迅速外窜经络,内攻脏腑,出现热毒充斥表里上下内外的复杂证候。病程中热毒极易侵扰营血、灼伤血络而引发斑疹,亦可内陷厥阴而导致昏谵痉厥,或可引起发疮、肿毒。此外,疫邪直犯于脾,运化失司,则可见腹痛、吐泻;邪伤于肾,膀胱气化失常,则可见少尿、多尿等。总之,疫邪炽盛,乘虚深入,病变常可波及十二经,致使变证蜂起,危象毕现。病之后期,还可出现阴液耗伤、脾胃虚弱、心神失常等表现。

第二节 诊 断

一、诊断依据

1. 发病季节 属于温疫范围内的西医疾病,如流行性斑疹伤寒、流脑多发生于冬春季,霍乱、登革热、登革出血热多发生于夏秋季节,流行性出血热多发生于秋冬季节。

2. 发病特点 有强烈的传染性,易发生流行。起病急骤,初起可见憎寒壮热,继则但热不寒,苔白如积粉,舌质红绛,或身大热,头痛如劈,吐泻腹痛,或吐衄发斑,舌绛苔焦,脉浮大而数等。传变迅速,症状复杂,病情凶险,可在短时间内出现热陷心包、伤络动血、厥脱、尿闭等危重证候。

由于温疫涉及多种现代医学的急性传染病,故不仅要重视中医诊断和辨证,还必须及时做出西医传染病的诊断,并应迅速上报疫情,以采取相应的预防和控制措施。

二、鉴别诊断

1. 四时温病 一般所说的四时温病具有较明显的季节性特点,起病比温疫较缓,病机传变大多循序渐进,病情相对较轻,更主要的是不造成明显的流行。而温疫起病急骤,传变较快,病势凶险,具有强烈的传染性和流行性。当然,温疫与温病并无绝对的区别,如一般的温病发生了大范围的流行,即可称为温疫。

2. 温毒 多发于冬春季节,病变局部灼热,红肿疼痛,甚至溃烂,但一般预后较好。温疫因种类的不同可见于一年四季,全身症状明显而危重,病情多变,预后较差,特别是具有明显的流行性,与一般的温毒不同。但某些温毒如温毒中的烂喉痧发生了明显的流行,也可称为温疫。

第三节 辨 证 论 治

一、辨治要点

(一) 辨证要点

1. 辨病机,明病位 温疫起病急骤,传变迅速,可在短时期内危及患者的生命。因此,应辨清疫疠毒邪在卫气营血的深浅层次,明确其病变部位在何脏、何腑。

2. 辨病邪,明属性 温疫由疫疠毒邪引起,其邪大多分为湿热疫邪和温热(暑)疫邪,两者致病特点不同,初起病位和传变趋向亦有明显区别。所以,临床治疗尤应强调辨明病邪的属性。若发病后热势不甚,身热不扬,全身重滞,胸脘痞满,口渴不欲饮,舌苔腻浊,则多为湿热疫毒之邪侵袭;若发病后热势发扬,高热口渴,唇燥舌干,肌肤斑疹,小便短少,大便秘结,则多为温热(暑)疫毒之邪所感。

3. **辨病势,明预后** 温疫起病后发展变化十分复杂,病情可在转瞬间突变。因此,正确推测病势的发展方向,以判断预后的良恶,并及时制定相应的治疗方案,也是非常重要的。一般可从热势、神志、斑疹的色泽及分布等方面进行判断。若热势由低转高,或突然降至正常以下,神志由烦躁转为昏谵昏愦,甚至厥脱、动风,肌肤斑疹色深稠密,甚至融合成片,均属病势严重,预后不良之象。相反,若热势逐渐降低,或身热夜甚转为白昼热势亢盛,神志无明显异常,虽外发斑疹,但色泽明润不深,分布稀疏,则大多提示病势有好的转机,预后亦较好。

(二) 治则治法

1. **治则** 对于温疫的治疗,总以祛邪为第一要义,迅速祛除疫邪,扭转病情。正如《温疫论》所言:"大凡客邪贵乎早逐,乘人气血未乱,肌肉未消,津液未耗,病人不致危殆,投剂不至掣肘,愈后亦易平复。欲为万全之策者,不过知邪之所在,早拔去病根为要耳。"对疫邪的治疗,往往用药较猛,并投以重剂,意在逐邪务早、务尽。

2. **治法**

(1) 针对病邪在卫气营血和脏腑部位的不同而确立治法:如属卫气同病者治以解表清里;邪遏膜原者治以辟秽化浊,开达膜原;阳明热盛者治以清泄热毒;热盛迫血外发斑疹者治以凉血化斑;热陷厥阴者治以开窍息风;后期余邪未净、阴伤络阻者治以养阴泄热,清透包络。

(2) 根据疫邪性质的不同,分别采取不同的治法:如湿热疫毒之邪侵袭,治疗应以化湿辟秽为主,待湿热疫毒化热化燥,方可治同温热、暑热;如为温热(暑)疫毒之邪所感,治疗应重在清热解毒、清营救阴。总之,在迅速祛邪的基本原则指导下,要按病邪性质的不同而区分施治。

二、常见证候辨治

(一) 初发证治

1. **邪犯肺卫**

【证候】 发热,微恶风寒,无汗或少汗,头痛,咳嗽,口微渴,苔薄白,舌边尖红,脉浮数。

【病机】 本证见于温疫初起。疫疠病邪由口鼻吸受,侵袭肺卫,正邪相争,卫气被郁,可见发热、微恶风寒;腠理开合失司,则无汗或少汗;头为诸阳之会,卫气郁阻,经脉不利则见头痛;疫疠病邪侵犯肺经,肺气失于宣畅则咳嗽;温热性质的疫疠病邪易于损伤阴津,病邪初犯人体,津伤不甚故口微渴;舌苔薄白,舌边尖红,脉浮数,均为疫疠病邪侵袭卫表之证。

【治法】 辛凉解表,宣肺泄热。

【方药】 银翘散、桑菊饮(方见风温章)。

【临床运用】 本证常见于温疫初起,考虑到其疫毒郁热的特殊性,需注意轻清宣透,可予银翘散合升降散加减(金银花、连翘、蝉蜕、僵蚕、桔梗、淡竹叶、荆芥、淡豆豉、牛蒡子、芦根、薄荷、甘草)。若疫毒犯卫,肺失宣降,需注意疏卫宣肺、清热解毒,可予银翘散合白虎汤加减(金银花、连翘、杏仁、苦桔梗、竹叶、芦根、生石膏、知母、板蓝根、黄芩、生甘草)。

2. **卫气同病**

【证候】 发热,微恶风寒,无汗或少汗,头身疼痛,或肢体酸楚,口微渴,心烦少寐,舌边尖红,苔薄腻微黄,脉濡数。

【病机】 本证见于湿热疫初起,疫邪既侵袭卫表、肌腠,又亢炽于气分,而形成卫气同病之候。

邪在卫表,卫阳被遏,则见发热、微恶风寒、无汗或少汗;湿热疫邪留于肌腠经络,气血阻滞,则头身疼痛,或肢体酸楚;气分有热,则口微渴、心烦少寐;舌边尖红,苔薄腻微黄,均为湿热疫毒郁阻卫气之证。

【治法】　解肌透表,化湿清热。

【方药】　柴葛解肌汤(《伤寒六书》)。

柴胡、葛根、甘草、黄芩、羌活、白芷、芍药、桔梗、石膏、生姜、大枣　水煎服。

方中柴胡、葛根透表解肌以助汗出,使湿热从表而去;羌活、白芷解表宣痹,以祛肌腠经络之湿;黄芩、石膏清泄气分里热;芍药、甘草酸甘化阴,和营泄热;桔梗宣开肺气,流气化湿;生姜、大枣调营卫而和中。全方寒温并用,具有外散湿邪、内清郁热之功。

【临床运用】　恶寒、无汗明显者,可去黄芩,加豆豉、荆芥或香薷解表发汗。热盛而心烦较重者,可加知母、竹叶清心除烦;肌肉、关节疼痛较重者,加秦艽、薏苡仁祛湿通络。

3. 邪伏膜原

【证候】　初起憎寒壮热,继之但热不寒,昼夜发热,日晡益甚,头痛烦躁,胸闷呕恶,苔白厚浊腻或垢腻如积粉,舌质紫绛,脉濡数。

【病机】　本证为湿热邪气伏于膜原之证,多见于湿热疫初起,亦可由卫气同病发展而来。湿热疫邪浮越于太阳经,则初起憎寒壮热、头痛;疫邪亢盛,则昼夜发热;湿热郁蒸午后为甚,故日晡发热益甚;湿热蒸腾,上攻头面,则头痛烦躁;湿热阻滞,气机不畅,则胸闷呕恶;苔白厚浊腻或垢腻如积粉,脉濡数,皆湿热疫毒郁遏膜原之证。

本证初起与伤寒表证相似,但湿浊征象明显,应注意鉴别。

【治法】　疏利透达,辟秽化浊。

【方药】　达原饮(方见湿温章)。

【临床运用】　邪离膜原的快慢与邪气盛衰和正气强弱有关。感邪轻者,服达原饮一二剂,疫邪可随汗而解;正气强者,服达原饮二三日邪即被逐出。正气不足,半月或十数日疫邪仍在膜原。膜原之邪可波及诸经而出现不同的兼证,达原饮亦须随证化裁:如见胁痛、耳聋、寒热、口苦者,加柴胡解少阳经之邪;目痛、鼻干、少眠,加葛根解阳明经之热;腰背项痛,加羌活解太阳经之热。若感邪重,舌苔如积粉而满布,服达原饮后邪不外解而从内陷,既有以上三阳形证,又见舌根先黄,渐至中央亦黄者,这是表、里和半表半里均有邪气侵袭,本方加大黄、葛根、羌活、柴胡及姜、枣共煎服,方名三消饮。如服达原饮后,舌变黄色,随现胸膈满痛,大渴烦躁,此为湿热之邪内传阳明,逐渐化燥阻塞胃腑,而膜原之邪仍然锢结未解,可用达原饮加大黄下之。若热甚者,可加青蒿、柴胡、金银花;若呕恶甚者,可加制半夏或竹茹;若大便秘结,可加大黄(后下)、芒硝。

4. 表寒里热

【证候】　发热恶寒,无汗或少汗,头项强痛,肢体酸痛,腹胀便结,或见目眩耳聋,皮肤斑疹疮疡,唇干或焦,苔黄燥,脉弦滑而数。

【病机】　此为暑热疫邪郁伏于里,寒邪困束于表所致之证。寒邪外束,经气不利,则发热恶寒、无汗或少汗、头项强痛、肢体酸痛;里热郁滞,上干头目,则目眩耳聋;热毒发于营分血络,则见肌肤斑疹疮疡;热盛阳明,腑气不通,则腹胀便结;唇干或焦,苔黄燥,脉弦滑而数,均为热盛阴伤之象。

本证与前述之卫气同病证同属表里同病,但前证感受湿热性质之疫邪,而本证无明显湿邪,且其表邪属寒,在里之邪有在气、在营血者,故两证有所不同。

【治法】　疏表散寒,清泄里热。

【方药】 增损双解散(方见春温章)。

【临床运用】 阴伤较甚者,可加沙参、麦冬;疮疡明显者,可加大青叶、野菊花、紫花地丁等。

(二)邪热闭肺

【证候】 高热,咳嗽,喘憋,汗出,烦渴,咳痰黄稠或带血,或胸闷腹胀,肢酸倦怠,小便黄赤,或身目发黄,舌红苔黄或黄腻,脉滑数。

【病机】 本证往往出现在病情进展期,邪毒壅肺,肺气闭郁,故咳嗽、喘憋;邪毒壅肺,肺热炽盛者可见咳痰黄稠,若热灼肺络,可见咳痰带血;本证处于温疫进展期,属于气分证,故见高热、汗出、烦渴、小便黄赤、舌红苔黄、脉数等气分热盛的征象;若兼有湿热,则为湿热蕴毒闭肺,可伴见胸闷腹胀、肢酸倦怠、身目发黄、苔黄腻、脉滑数等湿热之象。

【治法】 清热解毒,泻肺平喘。

【方药】 麻杏石甘汤合葶苈大枣泻肺汤加减。

炙麻黄、杏仁、生石膏、金银花、连翘、知母、桑白皮、鱼腥草、葶苈子、清半夏、瓜蒌、甘草。

【临床运用】 若邪毒闭肺,病情严重,损伤肺络,出现咯血者,可加白茅根、侧柏叶、仙鹤草。若伴胸闷腹胀、肢酸倦怠、小便黄赤或身目发黄者,为湿热蕴毒,可合甘露消毒丹加减。

(三)邪传阳明

【证候】 壮热大汗,口渴引饮,烦躁不宁,或腹满拒按,便秘,舌红,苔黄燥甚或焦黑起刺,脉洪而数或沉实。

【病机】 本证为湿热疫疠毒邪化燥化火直传阳明之证,包括邪热浮盛阳明和阳明腑实两证。邪热炽盛于阳明,故壮热大汗、口渴引饮、烦躁不宁;热结腑实,则腹满拒按、便秘;舌红、苔黄燥或焦黑起刺、脉洪大或沉实,均为阳明气分热盛之征。

【治法】 辛寒清热泄邪,或苦寒攻下邪毒。

【方药】 白虎汤(方见风温章)或大承气汤。

大承气汤(《伤寒论》)

大黄(酒洗)四两 厚朴(炙,去皮)半斤 枳实(炙)五枚 芒硝三合

上四味,以水一斗,先煮二物,取五升,去滓,内大黄,更煮取二升,去滓,内芒硝,更上微火一两沸,分温再服。得下余勿服。

方中大黄攻结散热为君,枳实下气消痞为臣,厚朴除满,芒硝软坚润燥。四药合用,有急下存阴之效。

【临床运用】 虽然在《温疫论》中用大承气汤作为治疗温疫热结肠腑证的主方,但在实际应用时,仍多用调胃承气汤加减。若热盛津伤明显者,可加玄参、麦冬、石斛等养阴生津;若热毒亢盛、烦躁口苦较重者,可加黄连、栀子、大青叶等清热泄火解毒。

(四)气营(血)两燔

1. 热毒充斥表里

【证候】 身大热,头痛如劈,腰痛如被杖,两目昏瞀,或狂躁谵妄,口干咽痛,吐泻腹痛,或吐衄发斑,舌绛苔焦,或生芒刺,脉浮大而数,或沉数,或六脉沉细而数。

【病机】 此为温热毒邪充斥于表里十二经之候。邪热浸淫于表里,则身大热;窜于肾之络,则腰痛剧烈;上攻头目,则头痛、目昏瞀;邪热扰心,则狂躁谵妄;火毒之邪燔灼于胃,消烁津液,则口干

咽痛、舌起芒刺;邪热窜于胃肠,则吐泻腹痛;热毒深重,无所不至,气血俱热,迫血妄行,则吐衄发斑;舌绛苔焦或生芒刺,脉浮大而数,皆为邪毒充斥而阴液大伤之证;而脉沉细者,则为邪气闭伏之象。

【治法】 泄热解毒,大清气血。

【方药】 清瘟败毒饮(方见春温章)。

【临床运用】 壮热、头痛如劈、两目昏瞀较重者,可重用石膏、玄参,并加用菊花清火泄热。骨节烦疼、身痛如被杖较甚者,可加用黄柏清肾经之热。若斑出热不解,兼腹满便秘、脉数有力,加生大黄、芒硝通腑泄热。若斑色深紫,胃热炽盛,气血郁滞不行,加红花、归尾、紫草通络透斑。咽痛较甚者,加山豆根、板蓝根、马勃清热利咽。神昏谵语者,可配合醒脑静注射液或清开灵注射液,或安宫牛黄丸、至宝丹等清心开窍。惊厥抽搐者,去桔梗,加羚羊角、钩藤、全蝎息风止痉。邪毒闭伏重,见六脉沉细者,可配合针刺曲泽、委中穴泄血分火毒。

2. 热毒蔓延脏腑

【证候】 大热大渴,口开气粗,或绞肠痛绝,或头脑胀痛欲死,或口噤不言,或浑身发臭难闻,或猝然倒仆不省人事,腹满痛,便秘,双目直视,脉乱,舌干黑无苔,或红裂,或黑苔起刺有瓣状物,或舌有灰晕。

【病机】 此为脏腑实热已极,热毒传遍三阴之候。热极伤津,饮水自救,则大热大渴;淫热火毒充斥,熏蒸胃肠,秽气为其所遏,故绞肠痛绝、浑身发臭难闻;邪欲求外出之路,则口开气粗;热毒疫邪上扰于脑,则头脑胀痛欲死;痰浊内阻,神明无主,则仆地不省人事;风火相煽,将发痉厥,则口噤不言;热毒结于肠腑,气机郁闭,则腹满痛、便秘;精气耗散欲竭;则双目直视;阴伤之极则舌干黑无苔或红裂,而舌黑起瓣或灰晕重重则为三阴热毒亢极而阴津将绝之候;脉乱为淫热内伏、气血内乱之证。

由于热毒极盛,疫火深伏而不外达,可出现周身如冰、六脉沉伏的假寒之象,应从黑苔起刺、舌质红裂、浑身发臭难闻、舌有灰晕等方面判断其真热假寒证。

本证与热毒充斥表里证都属热毒至极、充斥表里脏腑之重证。但本证兼有热结肠腑,无形邪热亢盛而有形热结亦锢。

【治法】 大剂苦寒泄热解毒,退三阴淫热而救阴。

【方药】 十全苦寒救补汤(《重订广温热论》)。

生石膏八钱　黄芩　知母各六钱　大黄　芒硝　黄连各三钱　犀角二钱　厚朴一钱　枳实一钱半　黄柏四钱

水煎频服。

淫热深入三阴,神气内乱,精气将竭,非重剂清热解毒不足以泄其毒热,救其真阴,故本方组成以白虎汤、黄连解毒汤、承气汤合用,名之十全苦寒救补汤。其中,白虎汤辛寒清肺胃之热,黄连解毒汤苦寒泻三焦之火,承气汤通腑撤热,更以水牛角代替古方中的犀角凉营解毒。全方具有清透脏腑之热、祛除邪毒的功效。

本方与清瘟败毒饮均为清除温热疫邪的重剂,但二方配伍不同,功用亦有所侧重。本方中有攻下重剂大承气汤釜底抽薪,以去秽浊毒邪,有泻火解毒重剂黄连解毒汤直折三焦火毒,有辛凉重剂白虎汤清泄表里之热。全方力猛而专,通过清泄气分有形、无形之邪来达到救护阴精、挽救生命的目的。清瘟败毒饮以清透无形之邪热为主,其中白虎汤、黄连解毒汤与犀角地黄汤同用,气血两清,故气血两燔、邪气闭郁不得外透者较为适宜。

3. 毒盛发斑

【证候】　壮热日晡益甚,口渴引饮,烦躁不安,或腹满便秘,斑色显露,红赤甚或紫黑,初见于胸膺,后则全身密布,舌红苔黄燥,脉洪大或沉实。

【病机】　本证为疫疬毒邪直传阳明胃腑,化燥迫血外溢所致,系气血两燔之证。阳明热盛,则壮热日晡益甚、口渴引饮、烦躁不安;热结腑实,则腹满便秘;阳明热毒迫血妄行,血溢肌肤则发斑,斑色红赤者热毒较重,斑色紫黑者热毒极盛,病情严重;舌红苔黄燥,脉洪大或沉实,为热盛伤阴及腑实之证。

【治法】　清气解毒,凉血化斑。

【方药】　化斑汤(方见春温章)、托里举斑汤。

托里举斑汤(《温疫论》)

白芍一钱　当归一钱　升麻五分　白芷七分　柴胡七分　穿山甲(炙黄为粗末)二钱

水姜煎服。下后斑渐出,复大下,斑毒复隐,反加循衣摸床,撮空理线,脉渐微者危,本方加人参一钱,补不及者死。若未下而先发斑者,设有下证,少与承气,须从缓下。

方中白芍、当归养血和血,穿山甲通络,共使血气和而斑外发。升麻、白芷、柴胡升提阳气,使内陷之斑毒外透。全方和中通络,升阳举斑。虽有中气不振但不用温补,以免助热伤阴;虽斑毒重但不用大剂清凉解毒,以免再伤中气。与姜同煎取其助胃气之功。

化斑汤和托里举斑汤皆用于温疫阳明热毒炽盛、迫血外发斑疹之证。但化斑汤中既有白虎汤清气泄热,又有犀角、玄参清营凉血化斑,故以祛邪为主,兼顾正气,适用于邪盛而正伤较轻者;托里举斑汤祛邪扶正之力均较和缓,故适用于正伤而邪气内陷之证,冀其伤渐祛而正渐复。

【临床运用】　兼腹满胀痛、大便秘结、脉数有力者,可加生大黄、玄明粉通腑泄热。若因里气壅闭而斑疹发出不畅者,亦可配合用下法,使里实去而卫气疏通,邪毒随之外解。但如下后斑渐出而仍有可下之征,再用下法即应严格掌握"缓缓下之"的原则,以防攻下太过损伤中气而导致斑毒内陷。若热毒极甚,可加大青叶、丹皮清热解毒。若斑出热不解、胃津大伤者,加梨皮、蔗浆,甚者加生地黄、麦冬养阴生津。

(五) 热陷厥阴

【证候】　身灼热,肢厥,神昏谵语或昏愦不语,颈项强直,牙关紧闭,两目上视,手足抽搐,斑疹紫黑,舌质红绛、脉细数。

【病机】　本证为疫毒化火化燥内陷心包、肝风内动之证,即为邪热内陷手足厥阴。疫毒侵入心营,内陷心包,故见身灼热、神昏谵语或昏愦不语;疫毒炽盛、引动肝风,则见颈项强直、牙关紧闭、两目上视、手足抽搐;疫毒炽盛而内迫血分,故斑疹紫黑;舌红绛、脉细数为营血邪热炽盛之象。

【治法】　清心开窍,凉肝息风,解毒化斑。

【方药】　清宫汤(方见风温章)、安宫牛黄丸或紫雪丹(方见风温章)、羚角钩藤汤(方见春温章)。

【临床运用】　热盛神昏者还可用醒脑静注射液、清开灵注射液加入静脉补液中点滴。若阳明热结、神迷肢厥、腹满便秘者,加大黄、芒硝通腑泄热。若热竭肾水、尿量极少者,酌加生地黄、知母、龟甲、阿胶等滋肾水。

(六) 正气暴脱

【证候】　身热骤降,面色苍白,气短息微,大汗不止,四肢湿冷,心烦不安或神昏,斑疹晦暗或突然隐退,或见各种出血,舌质淡,脉微欲绝。

【病机】 本症多因疫毒亢极,阳气外脱,或因出血过多,气血逆乱,正气暴脱所致。正不胜邪,邪毒内陷,则身热骤降、斑疹暗晦或突然隐退;阳气外脱,则面色苍白、气短息微、大汗不止、四肢湿冷;心阳衰弱、神不守舍,则心烦不安或神昏谵语;舌淡、脉微欲绝为气脱之征。临证时尚须具体区别气阴外脱及阳气外脱之不同。

【治法】 益气固脱,回阳救逆。

【方药】 生脉散(方见风温章)合四逆汤。

四逆汤(《伤寒论》)

甘草(炙)二两　干姜两半　附子(生用,去皮,破八片)一枚

上三味以水三升,煮取一升二合,去滓,分温再服,强人可大附子一枚、干姜三两。

方中附子、干姜温阳散寒,救逆固脱;炙甘草益气解毒。共奏固阳救逆之功。

【临床运用】 临床上也可选用参附注射液、生脉注射液静脉缓慢注射或静脉滴注。如冷汗淋漓,加龙骨、牡蛎、山茱萸敛汗固脱。若脉急疾、躁扰不卧、神昏者,属内闭外脱,可同时送服安宫牛黄丸清心开窍。

(七) 恢复期证治

1. 肠燥便秘

【证候】 发热已退,饮食渐增,大便多日不行而无所苦,舌质偏红,苔薄而干,脉细。

【病机】 温疫病后,正虚邪恋,可出现多种见症。本证饮食渐增,但大便多日不解,因其无潮热、腹满痛、苔黄燥,故属病中气液耗伤太过,肠中津液亏损不能濡润,气虚推送无力所致;因邪气已去或大部已去,故发热已退;舌质偏红、苔薄而干、脉细均为阴伤未复之象。

本证虽有大便不通之症,系由肠液不足而致,故又称为"无水舟停",与阳明腑实证不同。其邪已去,故身无热,亦无腹满等表现。

【治法】 润肠通便。

【方药】 增液汤、当归润燥汤。

(1) 增液汤(《温病条辨》)

玄参一两　麦冬(连心)八钱　细生地黄八钱

水八杯,煮取三杯,口干则与饮令尽;不便,再作服。

本方用三味养阴生津之品,滋养肠液而促使大便排出。吴瑭曰:"独取元参为君者,元参味苦咸微寒,壮水制火,通二便,启肾水上潮于天,其能治液干,固不待言,《本经》称其主治腹中寒热积聚,其并能解热结可知。麦冬主治心腹结气,伤中伤饱,胃络脉绝,羸瘦短气,亦系能补能润能通之品,故以为之佐。生地黄亦主寒热积聚,逐血痹,用细者,取其补而不腻,兼能走络也。三者合用,作水行舟之计,故汤名增液,但非重用不为功。"指出了该方的作用及其用量上的特点。

(2) 当归润燥汤(《杂病源流犀烛》)

当归　熟地黄　生地黄　大黄　桃仁泥　麻仁　甘草各一钱　升麻二钱　红花半钱

先水煎其中七味药,至水减半,再入桃仁、麻仁再煎至半。

本方多滋润养液之品,当归、红花、生熟地黄养阴血、通血滞;桃仁、麻仁润肠增液;升麻升提胃气,大黄降胃浊,二药合用调整气机,以达升清降浊之效;甘草调和诸药,又能益气。全方滋而不滞,对热病后因肠中阴液大伤而大便不行之证甚为适用。

【临床运用】 若低热不退,可加白薇、地骨皮养阴清热。若口渴明显,可加石斛、天花粉、沙参、玉竹之类生津止渴。若兼见舌淡脉弱等气虚之象,可加入黄芪、人参补气。

2. 余邪留滞

【证候】 身热虽退,但终日昏睡不醒,或错语呻吟,或神情呆滞,舌色红,苔少或有黏腻薄苔,脉细略数。

【病机】 温疫后期,虽热已退,但心包络之邪热未尽,故见昏睡不语,或错语呻吟等轻度神志异常;舌红少苔为营阴未复、余热未尽之象;若为黏腻薄苔,则为包络痰热未除。

【治法】 化痰祛瘀搜络,涤除余邪。

【方药】 三甲散加减(见暑温章)。

【临床运用】 若夹有痰热,可加天竺黄、石菖蒲、胆南星清热化痰。如神志症状较明显,可加用安宫牛黄丸或至宝丹等以开窍。并可参考暑温章中的临床运用内容。

医 案 类 举

1. 温疫发斑案

病者:孙云山,年 31 岁,酱园柜员,住景德镇。

病名:温疫发斑。

原因:夏历八月,斑症流行,平素嗜酒,起居不慎,故易于传染。

证候:面部浮肿,四肢酥麻,恶寒发热,脊强无汗,口渴嗜茶,腹内不安,荐骨痛甚,斑发隐隐。

诊断:舌根淡黄少津,脉浮而数,浮为外越之象,数主高热之征。脉症合参,断为阳明热郁发斑之候。

疗法:斑宜外达,必汗先泄而斑随之出,故用麻杏甘石汤,鼓其外出,仍虑力薄,复加防风、独活,助其发汗之力也。

处方:净麻黄八分 防风一钱 生甘草六分 生石膏八钱 独活八分 苦杏仁二钱

效果:服一剂,汗出而寒热退,二剂身痒斑出,三剂荐骨痛止,四剂痊愈。(何廉臣.重印全国名医验案类编.上海:上海科学技术出版社,1959:271.)

2. 湿热疫

吴某,男,28 岁,干部。1988 年 1 月 3 日入院。发病 3 日,病起发热(40℃)微恶寒,全身酸痛,头昏痛,视物昏花,面红目赤,尿少便结,口苦,渴喜热饮,有三红症,无皮肤出血点,软腭可见散在出血点,舌红苔薄黄,脉弦数。初予柴胡桂枝汤合剂 250 毫升,次晨体温 39.4℃,软腭及舌下见多个出血点,心烦不寐,舌红苔黄,脉有洪象。遂改用加减清瘟败毒饮合剂 500 毫升分 2 次直肠滴注,"清开灵"10 毫升静注,银翘解毒合剂 200 毫升口服。药后体温反升至 40.2℃,憎寒壮热,额汗量少,身重腰痛,恶心,口不渴,尿短黄赤,脉濡数。经细加辨析,知其证非温热,而是湿热,且湿重热轻所致。乃改投达原饮合剂 100 毫升,柴胡口服液 30 毫升,青蒿口服液 100 毫升,频频口服。药后,体温迅速降至 38℃,次晨继续下降至 37.4℃,诸症为之大减,从而直接进入恢复期。住院 8 日,痊愈出院。(宋祖敬.当代名医证治汇粹.石家庄:河北科学技术出版社,1990:430.)

3. 温热疫

胡某,男,25 岁,已婚,农民。1986 年 12 月 10 日入院。发病已 3 日,起病即恶寒发热,热重

(40.7℃)寒轻,无汗,头痛腰痛,口渴,大便数日未解,小便短赤,面部潮红,球结膜充血,软腭有散在出血点少许,腋下也有少许出血点,舌红苔心焦黄,脉弦数。当日即予加减清瘟败毒饮 500 毫升频服,"清开灵"10 毫升静滴。次晨体温降至 38.5℃,但午后又升至 39.7℃,大便仍未解,继用清瘟败毒饮 500 毫升直肠滴注,并静滴"清开灵"10 毫升,至第 3 日体温即降至正常,多尿 1 日后,进入恢复期,住院 9 日,痊愈出院。(宋祖敬.当代名医证治汇粹.石家庄:河北科学技术出版社,1990:431.)

4. 瘟黄

柴某,男,35 岁。1960 年 3 月 22 日初诊。

1960 年 3 月 17 日午夜,因意识不清七八小时而急诊入某医大附院治疗,经检查,诊为急性传染性肝炎、急性黄色肝萎缩、肝昏迷。3 月 22 日下午应邀会诊。

诊查:不省人事,知觉全无,目赤睛定,瞳孔缩小,舌短口供,遍身黄染如金,身热不扬,躁扰不宁,循衣摸床,时时呕呛,呕出暗红色汁液。已十多日未大便,小溲每日一次,色如啤酒。脉数而实。

辨证:脉症合参,此病属于瘟黄,已热入心包,肝风内动。

治法:急宜开窍清心与釜底抽薪同进。

处方:安宫牛黄丸 2 丸,另加牛黄 1 克,大黄 25 克。每次以大黄煎汁送服丸药及牛黄,每 4 小时服一次,夜间停服。待能大便二三次,则停用大黄。

因病人口噤难开采用鼻饲,鼻饲失败,又改由肛门注入给药。当夜很平静,无躁动谵语,无呕呛,仍昏迷。次日午夜,突然抽搐,经用葡萄糖酸钙仍不能控制,继续以前方保留灌肠。

3 月 24 日晨开始呢喃自语;9 时,挣扎坐起小便;10 时,能识亲友,但仍时发抽搐,全身颤动。再用前方口服。3 月 25 日,病人意识清楚,但时有幻视、抽搐、谵语等症,脉象滑实。此时神志虽清,郁热仍盛,肝阴耗损,肝风内动,故抽搐、幻视。虽经灌肠导便,因胃肠津液未复,仍有燥粪结滞。拟急下存阴,加用清心疏肝解毒之品。

处方:犀角 5 g,生地黄 20 g,白芍 10 g,牡丹皮 10 g,川连 8 g,生石膏 30 g,柴胡 10 g,黄芩 10 g,栀子 10 g,知母 10 g,黄柏 10 g,茵陈 15 g,甘草 10 g。

水煎服,一日 2 次。兼服安宫牛黄丸 2 丸,每日 3 次,另加牛黄 1 克,大黄 25 克煎汁送服,夜间停服。

3 月 25 日下午,病人重又昏迷,谵语躁扰,左下肢抽搐较剧。3 月 26 日,再次清醒,能正确回答问题,但有阵发性抽搐,其口角与肢体常有不自主动作。继服前方药。3 月 27 日,病人虽见清醒,但狂躁加剧,骂詈抓胸,舌起芒刺,苔黄腻,脉滑实,仍无大便。急投利胆通便,救阴泻热,急下阳明之剂。(董建华.中国现代名中医医案精华:第三集.北京:北京出版社,1990:1906 - 1908.)

5. 疫邪伏于膜原(斑疹伤寒)

患者张某,女,34 岁。干部。1984 年 1 月 21 日入院。

入院前 7 日,突发寒热,热甚寒微,胸中满闷,口苦纳呆,某医院用青、链霉素,板蓝根冲剂等药治疗 5 日,疗效不著,来我院就医。症见:恶寒发热,周身酸楚,倦怠嗜卧,四肢乏力,口干不欲饮,胸闷口苦,食少乏味,胸腹部散布紫色疹点,压之褪色,舌质淡红,苔白厚腻,脉象弦滑。白细胞总数 $8.2×10^9/L$,血沉 17 mm/h,肥达氏试验 1:40,外裴氏凝集试验 1:1 280,T 39.7℃。诊为斑疹伤寒。

辨治经过:初诊曾辨证为湿浊阻遏,邪入少阳,治以三仁汤为主方,热甚时肌注柴胡注射液 2 支,体温可暂时下降,但旋即复升,如此 5 日,诸症不减。1 月 26 日患者体温达 40.3℃,神情呆滞,头昏意乱,身微汗出,口干不欲饮,恶心纳差,肢倦乏力,舌苔厚腻,脉沉细。证属温毒疫邪伏于膜原,施以辛香之剂开达膜原,辟秽化浊,兼清少阳。方用达原饮加味:厚朴、草果、槟榔、芍药、半夏各10 g,知母、黄芩各9 g,柴胡12 g,甘草4 g,生姜3片,大枣4枚。每日服2剂,共煎500 ml,分3次服完。仅用2剂,体温降至38.3℃。继服2日,恶寒消失,热势再减,因恶心欲吐较甚,加陈皮10 g以和胃降逆。连服5日后,患者胸闷呕恶渐减,疹点消退,惟颇感少气懒言,午后略有低热,复查外裴氏凝集试验仍为1:1 280,遂以首方加党参、白术以益气健脾,温化湿浊。又连服10剂,体温恢复正常,外裴氏凝集试验降为1:320。守上方每日服1剂,20日后诸证平复,惟外裴氏凝集试验仍为1:320,患者要求出院,改为门诊治疗。门诊治疗中,主方不变,10日后复查,外裴氏凝集试验为1:160。1个月后,两次查外裴氏凝集试验均为1:80,病愈停药。[李浩,檀骏翔,朱金霞.达原饮加味治愈斑疹伤寒.陕西中医,1985,3(3):122.]

6. 鼠疫

丁酉夏五,汉珍家兄缩符惠安,其时适该县城乡患疫,医生处方,皆不对证,死者日以十数人计。余闻之戚戚焉,复以加减解毒活血汤方,刊刷广送,遍贴城乡,并制药施送,邑人赖活者甚众。己亥四月,余郡惠州城亦染是症。当鼠疫初作时,余有聘媳何氏年十龄患此证,余深知此方之验,商之瑞云亲家,拟以此方与服之。医者疑桃仁、红花过重,狃于偏执,避而不用。又误抽搐为内风,灸之以艾,越宿已不治矣。六月间,有堂弟年廿五,自外乡染病回,昏闷痹痛,起核数颗,屡投清凉剂未能见效。越二日热懵癫狂,牙关紧闭,金谓不救。余以此方加剂合煎,撬而灌之,连服八剂而愈。盖吾乡初染是证时,病家多误听时医之言,以此方过重而不敢用,以致病者十不救二。才四阅月,计殁者千一百有奇,遂致医生束手,病者委命而已。伤心惨目,何以为情,余遂集同人,捐资备药施送。后之病者,服此辄瘥,于是郡县各乡,始坚信此方之效验,即医生亦佩服而不疑矣。借此方治者二三千人。近年广东省城、香港、澳门各处,服此方活者亦亿万众。余去腊游幕南安,适馆时正值城乡患疫,余抄录各方通贴城乡,闻服者甚效。今秋于役溪尾,有邻居六岁小孩染疫起核,余赠以此方,两服即愈,足见此方之效,又奚止吾粤一省已哉!

注:加减活血解毒汤:桃仁八钱,红花五钱,当归一钱五分,川朴一钱,柴胡一钱,连翘三钱,赤芍三钱,生地黄五钱,生草一钱,葛根一钱。[余伯陶.鼠疫抉微//曹炳章原辑;高萍主校.中国医学大成(4).北京:中国中医药出版社,1997:762.]

学　习　小　结

温疫是感受疫疠病邪而引起的急性外感热病,发病急,传染性强,容易造成广泛的流行。临床上以急骤起病、传变迅速、热势亢盛或见肌肤外发斑疹为特征。疫疠病邪的性质有湿热和温热之分,多见湿热疫疠之邪和暑热疫疠之邪。湿热疫疠多从口鼻而入,伏蕴于膜原;暑热疫疠则多从太阳而干阳明,炽盛于胃。病程中因病邪性质的差异,其传变方式和侵犯脏腑的部位可有显著不同。但其基本病理特点是疫疠病邪侵入人体后迅速充斥表里、内外,弥漫上、中、下三焦,造成卫气营血的广泛损害,临床表现亦复杂多变。

温疫的基本治则是迅速祛除病邪,其具体治法则应根据病机、病邪、病势等灵活调整变化。湿热疫为感受湿热疫邪所引起,初起卫阳被遏而里热已盛,故见卫气同病之候,治以柴葛解肌汤解肌透表,化湿清热;如邪气直达膜原,产生湿遏膜原之证,则治以达原饮疏利透达膜原湿浊之邪。暑热疫为感受暑热火毒疫邪而发生,初起卫气同病多形成表寒里热证,治以增损双解散解表清里。不论湿热或暑热之邪在传里后,均可出现气、营、血病变。如疫邪化燥化火盛于阳明,形成阳明热实之证,分别用白虎汤、大承气汤清泄阳明,攻逐里实;热毒亢盛而发斑,为气热入血迫血妄行之证,治以化斑汤、托里举斑汤凉血解毒化斑或和营通络举斑;疫邪化燥化火闭阻心包,引动肝风,则治以安宫牛黄丸或紫雪丹合羚角钩藤汤清心开窍、凉肝息风。如见热毒充斥表里,用清瘟败毒饮清热解毒,气血两清;热毒蔓延脏腑,三阴热毒极盛而阴津将绝,用十全苦寒救补汤退三阴淫热。如疫毒亢极而正气暴脱者,可急以生脉散合四逆汤益气固脱,回阳救逆。温疫恢复期,正虚邪恋,可出现诸多证候,若属肠燥便秘,治以增液汤或当归润燥汤润肠通便;若余邪留滞者,可用三甲散加减以涤除痰瘀等余邪。

第十五章　温　毒

导学

（1）掌握大头瘟和烂喉痧的概念、主要证候类型及其辨证治疗。

（2）熟悉大头瘟和烂喉痧的病因病机、诊断、初起证候特点和传变规律。

（3）了解温毒的概念及证治规律与特点；烂喉痧与白喉、风疹和麻疹的鉴别。

温毒是感受温热时行毒邪所致疾病的总称。凡因感受温热毒邪，除了具有一般温病的临床表现外，还具有局部红肿热痛，甚则破溃糜烂，或肌肤密布斑疹等的病候，皆可统称为温毒。温毒病邪是六淫邪气蕴毒不解而形成属性为温热的一类致病因素。其致病与时令季节有关，可引起不同程度的传染、流行，故又称作温邪时毒，包括风热毒邪、暑热毒邪、湿热毒邪（暑湿毒邪）、燥热毒毒、温热毒邪等。温毒一般发生于冬、春二季。大多发病急骤，传变迅速，临床证候急重，甚则引起脏腑功能严重失调和实质损害等。

温毒包括了具有肿毒特征的多种急性外感热病，如大头瘟、烂喉痧、痄腮、白喉、发颐等。本章重点介绍大头瘟和烂喉痧。

大　头　瘟

大头瘟是感受风热时毒引起的以头面部焮赤肿痛为特征的急性外感热病，多发生于冬、春季节。由于本病除全身症状外，有明显的局部肿毒特征，故古代医家将其纳入温毒范畴。

在汉唐以前的文献中并无本病病名的记载，至隋代巢元方《诸病源候论》及唐代孙思邈《千金翼方》中有类似本病的论述。金元时期，刘完素《素问病机气宜保命集·大头论》称本病为"大头病"。俞震《古今医案按》中有泰和二年流行"大头伤寒"，李杲制普济消毒饮，有广施其方而全活甚众的记载。明代陶华《伤寒全生集》指出本病的病因是"一曰时毒，一曰疫毒，盖天行疫毒之气，人感之而为大头伤风也"，治宜"退热消毒"。张介宾《景岳全书·杂证谟·瘟疫》把本病划归为温疫范畴，始提出病名"大头瘟"。俞根初《通俗伤寒论》称本病为"大头风"。吴瑭《温病条辨》则认为大头瘟是"温毒"之俗称。

本病近代较少见，更少有流行发生。西医学中的"颜面丹毒""流行性腮腺炎"与本病有相似之处，可参照本病辨证施治。但中医文献中曾记载大头瘟有强烈的传染性，可引起大面积流行，并有较高的致死率,与"颜面丹毒""流行性腮腺炎"不尽相同,应注意区分。此外,临床各科中的头面肿毒病证也可参考本病相关证候辨证论治。

第一节　病 因 病 机

一、病因与发病

风热时毒是本病的致病因素,其既有风热病邪致病特性,又有温毒病邪的致病特征。其致病时既发展迅速,又易致局部肿毒的表现。每当冬、春之季,气候过暖之时,适逢人体正气不足,风热时毒,壅结于头面,局部气血阻滞而发病。

二、病机演变

风热时毒自口鼻而入,邪毒内袭,致卫气同病。卫受邪郁,故先有短暂的憎寒发热,进而热毒蒸迫肺胃,出现壮热烦躁、口渴引饮、咽喉肿痛等气分里热炽盛的表现。同时,邪毒攻窜头面,搏结脉络,而致头面红肿疼痛,甚则溃烂。如《诸病源候论·诸肿候》说:"肿之生也,皆由风邪、寒热、毒气客于经络,使血涩不通,壅结皆成肿也。"本病以邪在肺胃气分为主,若邪毒内陷亦可深入营血,出现动血耗血等病理变化,但临床很少见。本病预后较好。

概而言之,本病病位在头面部三阳经。鼻额部属阳明,耳周为少阳,脑后项下前额属太阳,常三阳同病。邪在肺、胃、肠。其病性属实属热,也可夹瘀夹痰。病势乃初起邪在卫分,继而充斥阳经,尔后热毒化火,导致火邪弥漫,后期多为邪热火毒伤肺胃之阴。本病病机转化初期病邪在肺卫毒邪尚轻,此时若正虚不能抗邪或未及时清解邪毒则热毒渐炽,燔灼肺胃及三阳经而致头面肿大,正邪剧争,若正盛则向愈,邪盛则热毒可攻窜心包,引动肝风、腑气不通等;后期正虚邪衰则气阴两虚。

第二节　诊 断

一、诊断依据

1. *发病季节*　多发生于冬、春两季,气候过暖之时。
2. *发病特点*　起病急骤,初起憎寒发热,伴有头面焮赤肿痛。每当冬、春之季,气候过暖之时,适逢人体正气不足,即易感邪而发病。病程中肿毒特征突出。咽喉疼痛,但不破溃糜烂;头面红肿热痛,皮肤发硬,表面光滑,界限清楚。多由鼻旁、面颊肿起,向眼、耳、面部蔓延,甚至波及头皮,或出现水疱。

二、鉴别诊断

1. **痄腮**　即流行性腮腺炎,是急性全身性病毒性传染病,以儿童罹患为多,且以一侧或两侧腮肿为特征,肿胀以耳垂为中心,皮肤紧张而不红。儿童常可并发脑炎,表现为呕吐、嗜睡、脑膜刺激征,但可完全恢复;成人男性可并发睾丸炎,表现为睾丸肿大疼痛,病程 7～10 日;少数女性成人可并发卵巢炎,表现为下腹及下腰部疼痛。

2. **发颐**　属外科痈疖,为西医化脓性的感染。初起颐颌或颌下疼痛、肿胀,张口困难,成脓时疼痛,局部症状明显,且多先有局部症状而后见全身症状,全身症状不明显。

第三节　辨　证　论　治

一、辨治要点

（一）辨证要点

1. **辨局部证**　肿痛部位如《伤寒全生集·辨大头伤风》指出:"盖此毒先肿鼻,次肿于耳,从耳至头上络脑后结块。"本病若鼻额先肿,继而面目肿甚者,则属阳明;若发于耳之上下前后并头目者,则属少阳;若发于前额、头顶及脑后项下者,则属太阳;若发于头、耳、目、鼻者,则属三阳俱病。

2. **辨肿痛特征**　若头面红肿较轻者,为毒犯肺卫;若头面红肿热痛,肿处发硬者,属毒壅肺胃;若肿痛伴有疱疹糜烂者,为夹湿毒秽浊。

3. **辨伴发证**　若伴恶寒发热者,病在卫分;伴高热烦渴者,病在气分;伴神昏谵语、肌肤发斑者,为热入营血。

（二）治则治法

1. **治则**　疏风清热,解毒消肿,内外合治为其基本治疗原则。

2. **治法**　若邪偏肺卫者,治以疏风透邪为主,兼以解毒消肿;若毒壅肺胃气分者,治以清热解毒为主,兼以疏风消肿;若局部红肿明显,宜清瘟解毒,散结消肿。正如《景岳全书·瘟疫》云:"内火未盛者,先当解散……若时气盛行,宜清火解毒……时毒内外俱实,当双解表里。"此外,根据病情还可配合通腑、凉膈、清心、凉血、养阴等治法。同时要配合清热解毒、化瘀消肿止痛方药外敷,以内外合治。

（三）治疗禁忌

禁用辛温之品。尽管本病初起有憎寒发热的表现,但辛温之品有助热伤阴之弊,故应慎用禁用。首先勿过用寒凉,若寒凉太过,易伤正气,凉遏冰伏,反致邪毒壅结不解。其次,寒凉之品多具沉降之性,本病在高巅之上,过用有药过病所之弊,反增治疗难度。故本病治疗当寓清凉之中参以疏解透邪之品,以防引邪深入。

二、常见证候辨治

（一）邪犯肺卫

【证候】 恶寒发热,热势不甚,无汗或少汗,头痛,头面轻度红肿,全身酸楚,目赤,咽痛,口渴,苔薄黄,脉浮数。

【病机】 本证为大头瘟初起,风热时毒侵犯肺卫之证。毒犯肺卫,卫气郁阻,故恶寒发热、全身酸楚、无汗或少汗;热毒郁肺,肺热炎上则咽痛、目赤;风热上扰经气不利,则头痛;热毒伤津,则口渴;热毒上攻,则头面红肿;脉浮数为毒侵肺卫之证,苔薄黄为邪毒化热入里之象。

【治法】 疏风清热,宣肺利咽。

【方药】 内服葱豉桔梗汤,外敷如意金黄散。

（1）葱豉桔梗汤（《重订通俗伤寒论》）

鲜葱白三枚至五枚　淡豆豉三钱至五钱　苦桔梗一钱至一钱半　苏薄荷一钱至一钱半　焦栀子二钱至三钱　青连翘一钱半至二钱　甘草六分至八分　鲜淡竹叶三十片

方中葱白通阳散表;豆豉、薄荷疏风透邪;栀子、连翘、淡竹叶清热解毒;桔梗、甘草宣肺利咽。诸药合用,共奏疏风清热、宣肺利咽之效。

（2）如意金黄散（《外科正宗》又名金黄散）

天花粉十斤　黄柏　大黄　姜黄　白芷各五斤　厚朴　陈皮　甘草　苍术　天南星各二斤　为细末,随证调敷。凡遇红赤肿痛、发热未成脓者,及夏月时俱用茶汤同蜜调敷。

方中天花粉、黄柏、大黄清热泻火解毒,姜黄、白芷活血疏风止痛,南星、厚朴、陈皮、甘草、苍术行气化痰。共奏清热解毒、散瘀消肿之效。

【临床运用】 临证时常加入蝉蜕、牛蒡子、金银花、大青叶,以增疏风清热解毒之力。口渴明显者,加生地黄、玄参,以清热生津利咽;无汗者加荆芥,以增疏风透邪之效。

（二）毒壅肺胃

【证候】 壮热口渴,烦躁不安,头面焮肿疼痛,咽喉疼痛加剧,舌红苔黄,脉数实。

【病机】 本证为气分热毒,充斥肺胃,上攻头面所致。病至气分热毒炽盛,充斥肺胃则壮热口渴、烦躁不安,咽喉疼痛加剧;头为诸阳之会,风热时毒上窜,壅结头面脉络,则头面焮赤肿痛;舌红苔黄,脉数实,皆为里热炽盛之征象。

【治法】 清热解毒,疏风消肿。

【方药】 内服普济消毒饮,外敷三黄二香散。

（1）普济消毒饮（《东垣试效方》）

黄芩(酒炒)　黄连(酒炒)各五钱　陈皮(去白)　甘草(生用)　玄参　柴胡　桔梗各二钱　连翘　板蓝根　马勃　牛蒡子　薄荷各一钱　僵蚕　升麻各七分

上药为末,汤调,时时服之,或蜜拌为丸,嚼化。

普济消毒饮是治疗大头瘟的著名方剂。方中黄芩、黄连苦寒直折气分火热,并有清热解毒之效;薄荷、牛蒡子、僵蚕透泄肺胃热毒;连翘、板蓝根、马勃解毒消肿止痛;玄参咸寒滋阴降火,又能制约诸药之燥;升麻、柴胡、桔梗载诸药上行,直达病所;橘红疏利中焦;甘草和中,并配桔梗清热利咽。

（2）三黄二香散（《温病条辨》）

黄连一两　黄柏一两　生大黄一两　乳香五钱　没药五钱

研极细末,初用细茶汁调敷,干则易之;继则用香油调敷。

方中黄连、黄柏、生大黄泻火解毒,乳香、没药活血散瘀、消肿止痛。共奏清火解毒、消肿止痛之效。

【临床运用】 头面红肿热痛、热毒极重者,去升麻、柴胡为宜,防其升散之弊。初起里热不盛者,可去黄芩、黄连,防其凉遏冰伏。头面红肿明显者,加夏枯草、菊花等清上犯之热毒。局部肿胀紫赤者,加丹皮、桃仁、红花凉血活血消肿。

吴瑭《温病条辨》指出:"温毒咽痛喉肿,耳前耳后肿,颊肿,面正赤,或喉不痛,但外肿,甚则耳聋,俗名大头温、虾蟆温者,普济消毒饮去柴胡、升麻主之,初起一二日,再去芩、连,三四日加之佳。"并认为:"其方之妙,妙在以凉膈散为主,而加化清气之马勃、僵蚕、金银花,得轻可去实之妙;再加元参、牛蒡、板蓝根,败毒而利肺气,补肾水以上济邪火;去柴胡、升麻者,以升腾飞越太过之病,不当再用升也……去黄芩、黄连者,芩连里药也,病初起未至中焦,不得先用里药,故犯中焦也。"上述见解,可供临床参考。

(三)毒壅肺胃,热结肠腑
【证候】 身热如焚,气粗而促,烦躁口渴,咽痛,目赤,头面及两耳上下前后焮赤肿痛,大便秘结,小便热赤短少,舌赤苔黄,脉数。

【病机】 本证为热毒炽盛,壅滞于肺胃肠腑之候。肺热壅盛,则身热气粗而促;胃热津伤,则烦热口渴、小便热赤短少;毒壅肠腑,则大便秘结;热毒上攻头面,则头面焮赤肿痛、咽痛、目赤;舌赤苔黄、脉数为热毒之象。

【治法】 清透热毒,通腑泄热。

【方药】 通圣消毒散(引《通俗伤寒论》)。

荆芥 防风 川芎 白芷各一钱 金银花 连翘 牛蒡子 薄荷 焦栀子 滑石各二钱 风化硝 酒炒生绵纹苦桔梗 生甘草各五分

先用犀角尖一钱(水牛角代)、大青叶五钱、鲜葱白三枚、淡香豉四钱、活水芦笋二两、鲜紫背浮萍三钱,用蜡雪水煎汤代水。重则日服二剂,夜服一剂。

方中薄荷、防风、葱白、豆豉、白芷、浮萍、桔梗透泄肺胃热毒;栀子、大青叶、金银花、连翘、牛蒡子清解肺胃热毒;大黄、芒硝通腑泄热;滑石、芦笋导热毒随小便而出;犀角清营凉血解毒。诸药共奏分消表里上下热毒的作用。

【临床运用】 口渴甚者,加花粉、麦冬生津止渴;咽喉疼痛较重者,加玄参、马勃、僵蚕清热利咽;头面红肿明显者加夏枯草、菊花清上犯之热;头面肿胀紫赤者,加丹皮、紫草、桃仁等凉血通络;脸上燎疱宛如火烫,痛不可忍,或溃破流水者,用黄连、石膏、紫草、紫花地丁、土茯苓、薏仁清热除湿解毒;邪热炽盛、昏迷谵语者,可用安宫牛黄丸。

(四)胃阴耗伤
【证候】 身热已退,头面焮肿消失,口渴欲饮,不欲食,咽干,目干涩,唇干红,舌红少津,无苔或少苔,脉细数。

【病机】 本证为肺胃热毒已解,胃阴耗伤之候。肺胃热毒已解,则热退,面赤红肿消失;但胃津已伤,故口渴欲饮;胃阴不足,则不欲饮食;胃阴耗伤,阴津不能上荣,则咽干、目涩、唇干红等;舌干少津、无苔或少苔、脉细数为胃阴耗损之证。

【治法】 滋养胃阴。

【方药】 七鲜育阴汤(《重订通俗伤寒论》)。

鲜生地黄五钱　鲜石斛四钱　鲜茅根五钱　鲜稻穗二支　鲜雅梨汁　鲜蔗汁各两瓢(冲)
鲜枇杷叶(去毛炒香)三钱

方中生地黄、石斛、茅根、梨汁、蔗汁甘寒生津,滋养胃液;鲜稻穗养胃气;枇杷叶和降胃气。诸
药合用,使胃阴得复,胃气和降,自能进食。方中鲜稻穗可用谷芽代替。

【临床运用】 余热未净者,加玉竹、桑叶清泄邪热;胃阴耗伤严重者,加北沙参、麦冬滋养胃阴。
并可加少量砂仁振奋胃气,取阳生阴长之意。

烂　喉　痧

烂喉痧是由温热时毒引起具有较强传染性的急性外感热病,临床上以发病急、传变快、病情
重,初起即见咽喉红肿疼痛甚或糜烂,肌肤发出丹痧为特征,多发于冬、春二季。因其临床有咽喉糜
烂、肌肤丹痧的特征表现,故称为烂喉痧。

东汉张仲景《金匮要略》所称"阳毒",具有面赤斑斑如锦纹、咽喉疼痛、咳唾脓血等表现,与本病
类似。隋代巢元方《诸病源候论》所载之"阳毒",亦与本病相似,且将其归属于"时气候",以示其有
传染性,甚至能酿成流行的特点。唐代孙思邈《千金翼方》列有"丹胗"的治疗方药,可能包括了本病
的治疗在内。而对烂喉痧的明确论述,则主要见于清代温病学家叶桂《临证指南医案·卷五·疫
门》,其记录了治疗以咽痛、痧疹为主症的病案,证候表现酷似本病。清代还出现了有关本病专著,
如陈耕道的《疫痧草》、金保三的《烂喉丹痧辑要》、夏春农的《疫喉浅论》等,这些著作对烂喉痧的发
生、病机、证治及预防做了系统的论述,积累了丰富的经验。

根据烂喉痧发病的季节特点和临床表现,西医学中发生于冬、春季节的猩红热可参照本病辨
证施治。

第一节　病 因 病 机

一、病因与发病

本病的病因为温热时毒,多发生于冬、春季节。当气候反常,适逢人体正气亏虚,易感触温热时
毒发而为病。如陈耕道《疫痧草·辨论疫毒感染》云:"其人正气适亏,口鼻吸受其毒而发者为感染;
家有疫痧人,吸受病人之毒而发者为传染。所自虽殊,其毒则一也。"

二、病机演变

温热时毒自口鼻而入,首犯肺胃。咽喉为肺胃之门户,皮毛和肌肉又为肺胃所主,温热时毒从
口鼻而入,迅速充斥肺胃,遍及卫气,波及营分,外窜血络,上壅咽喉。肺气不宣,卫受郁阻,则见发

热恶寒;肺胃热毒上攻咽喉,则见咽喉红肿疼痛,甚则糜烂;肺胃热毒窜扰血络,则见肌肤发出丹痧。正如何廉臣云:"疫痧时气,吸从口鼻,并入肺经气分则烂喉,并入胃经血分者则发痧。"本病传变迅速,初起肺卫见症为时甚短,热毒迅即深入气血,致气营(血)两燔。热毒燔于气分,上攻咽喉,则见壮热烦渴、咽喉糜烂;毒燔营血,则见丹痧密布,舌红绛起刺。正如何廉臣云:"喉痧气血同病,内外异形,其病根不外热毒,热盛则肿,毒胜则烂。"如热毒充斥,耗伤正气,灼津成痰,痰热互结,陷入心包,内闭机窍,则见高热、神昏、肢厥、舌绛、丹痧紫黑等险恶证候,甚至造成内闭外脱等危候。正如陈耕道《疫痧草·辨论疫邪所由来》云:"疫毒直于肺脏而喉烂,气秒盛者,直陷心包,而神昏不救,瞬息之间,人命遂夭殂。"末期余毒伤阴,可见低热、咽痛、舌红少苔等。并常因治疗不当,或饮食起居不慎,致余焰复炽,病情加重,故末期也不可掉以轻心。

第二节　诊　断

一、诊断依据

1. **发病季节**　发生于冬、春二季。

2. **发病特点**　有与烂喉痧患者接触的病史,有典型的临床症状。表现为急性发热,咽喉肿痛糜烂,有白膜,擦之即去,肌肤发出丹痧,呈猩红色,舌红绛起刺状若杨梅。但近年来本病发病的临床症状并不十分典型,应防止误诊。病变过程以毒壅气分、气营(血)两燔证型为多见,病重者可出现内闭心包或内闭外脱等危重证候。

二、鉴别诊断

1. **白喉**　烂喉痧与白喉两者均可见发热,咽喉疼痛。但烂喉痧的咽喉白膜擦之即去,并伴有肌肤丹痧;白喉则咽部白膜擦之不去,硬擦出血,不伴有肌肤丹痧。

2. **麻疹**　烂喉痧与麻疹两者均可见发热、斑疹,多见于儿童。但烂喉痧为发热1~2日出疹,从腋下、腹股沟、颈部开始,进而躯干四肢,当日出齐。斑疹为粟粒样,呈弥漫性鲜红色,疹间无正常皮肤,在面部整个发红,唯独唇周为正常皮肤,形成苍白圈体征。疹退后有明显脱屑。而麻疹是发热3~4日出疹,先从耳后发际、头面颈部开始,进而胸背、腹部、四肢,3日出齐,手脚心均见疹点。斑疹为红色丘疹,高于皮肤之上,疹间有正常皮肤,疹消退后有色素沉着及麦麸状脱屑。咽喉红肿痛较轻无糜烂,多数患者在口腔侧颊黏膜处有麻疹黏膜斑。

3. **风疹**　烂喉痧出疹早期与风疹相近,但风疹全身症状较轻,疹色淡红,皮肤有瘙痒,一般不出现咽红肿痛的症状。

第三节　辨证论治

一、辨治要点

(一) 辨证要点

1. 辨病期　由于温热时毒致病迅速,又具有攻窜、壅滞之性,一旦侵入人体,迅即内传,壅遏肺胃,充斥表里,而见卫气营同病、气营两燔或气营血俱燔等复杂证型。因此,临床上对本病的辨析,其卫气营血各期的界限不甚清晰,故又可分初、中、末三期辨治。初期,以卫气(营)同病为主为特征;中期,以气血两燔或气营血俱燔为特征;末期,以余毒伤阴为特征。其中,中期为热毒极盛时期,病情最为严重,可出现热毒内陷心包甚至内闭外脱等险恶证候。

2. 辨顺逆　由于本病起病急,传变快,病情重,若时毒甚剧时,常可危及生命。因此,必须把握病情之顺逆,以掌握治疗的主动权。临床上当从察痧、视喉、观神、切脉、察呼吸、观热势六个方面予以辨识:凡痧疹颗粒分明,颜色红活,咽喉浅表糜烂,神情清爽,随着疹子的出齐而身热渐趋正常,呼吸亦归平稳,脉浮数有力者,系正气较盛,能使热毒透达,属于顺证。若凡痧疹稠密重叠,颜色紫赤,或急现急隐,咽喉糜烂较甚,或大片糜烂,呼吸不利,神昏谵语,体温骤降,脉细数无力者,则为正不胜邪,邪毒内陷,属于逆证。

(二) 治则治法

1. 治则　以清泄热毒为基本治疗原则。正如夏春农《疫喉痧浅论》所云:"疫喉痧治法全重乎清也,而始终法程不离乎清透、清化、清凉攻下、清热育阴之旨也。"

2. 治法　夏春农提出:"首当辛凉透表,继用苦寒泄热,终宜甘寒救液。"提出了烂喉痧初、中、末的不同治法。即初期邪偏卫表,治以辛凉透邪,兼清气营;中期注重泄火解毒,气营(血)两清,若见毒陷心包或内闭外脱者,当急予清心开窍或开闭固脱之法;末期治宜清泄余毒,滋阴生津。针对咽喉红肿糜烂,还要配合清热消肿或祛腐生新的方药外敷,内外合治,以求速效。

(三) 治疗禁忌

辛温升托之品皆在所禁。因辛温之品易助热伤阴,加重病情,故烂喉痧初期禁用辛温升散之品。而近代名医丁甘仁提出了治疗烂喉丹痧"以畅汗为第一要义",是指以汗出通畅与否作为表气是否已畅,热达腠开,营卫调和的标志。决不可把汗出作为目的,而随意用辛温升散之品强取其汗,否则必有助热伤阴之害。

二、常见证候辨治

(一) 毒侵肺卫

【证候】　初起憎寒发热,继则壮热烦渴,咽喉红肿疼痛,甚或溃烂,肌肤丹痧隐约可见,舌红或有珠状突起,苔白,脉浮数。

【病机】　本证为热毒外袭肌表,内侵肺胃所致。卫受邪郁,邪正相争则见憎寒发热;苔白为邪在卫表之征;毒侵肺胃,上攻咽喉,则咽喉红肿疼痛,甚则糜烂;热毒偏盛,迫及营分,走窜血络,外发肌肤,则丹痧隐约;壮热烦渴,舌红,脉数,均为气分热毒偏盛的征象。

【治法】 透表泄热,清咽解毒。

【方药】 内服清咽栀豉汤,外用玉钥匙吹喉。

(1)清咽栀豉汤(《疫喉浅论》)

生栀子三钱 香豆豉三钱 金银花三钱 苏薄荷一钱 牛蒡子三钱 粉甘草一钱 蝉衣八分 白僵蚕二钱 乌犀角(磨汁)八分 连翘壳三钱 苦桔梗一钱五分 马勃一钱五分 芦根一两 灯心二十寸 竹叶一钱 水二盅,煎八分服。

烂喉痧初起,首重清透,使邪从汗解,热随汗泄。故方中以豆豉、薄荷、牛蒡子、蝉衣、桔梗宣肺透表;金银花、连翘、栀子泄热解毒;马勃、僵蚕、甘草解毒利咽;犀角(水牛角)凉营解毒。全方以疏散、解毒为主,兼顾利咽凉营透疹,体现了丁甘仁治疗烂喉丹痧"以畅汗为第一要义"的治疗思想。

(2)玉钥匙(《三因极一病证方论》)

焰硝一两半 硼砂半两 脑子(冰片)一字 白僵蚕一分

上为末,研匀,以竹管吹半钱许入喉中。

本散为喉科的外治药,具有清热退肿之功,适用于喉痧初起,咽喉红肿尚未糜烂者。方中焰硝软坚散结解毒,硼砂清热化痰,冰片开结散郁、清热止痛防腐,白僵蚕祛风散结。

【临床运用】 本证虽属卫气营同病,但以卫气为主,故治疗当以透泄为要,不可滥用寒凉或清营凉血之品,否则易致凉遏冰伏,引邪深入。若表郁较重者,可酌加荆芥、防风等辛散表邪;若痰多呕吐者,去甘草加橘红、郁金化痰止呕;若咽喉肿痛明显者,可加入挂金灯、橄榄、土牛膝根等清热利咽之品。

(二)毒壅气分

【证候】 壮热,口渴,烦躁,咽喉红肿糜烂,肌肤丹痧显露,舌红赤有珠,苔黄燥,脉洪数。

【病机】 本证系表邪已解,热毒壅结气分,外窜血络所致。气分热盛,故见壮热烦渴;热毒壅结,膜败肉腐,则见咽喉红肿糜烂;热毒外窜血络,则肌肤丹痧显露;舌红赤有珠,苔黄燥,脉洪数,为气分热毒炽盛的征象。

【治法】 清气解毒,利咽退疹。

【方药】 内服余氏清心凉膈散,外用锡类散。

(1)余氏清心凉膈散(引《温热经纬》)

连翘三钱 黄芩(酒炒)三钱 栀子三钱 薄荷一钱 石膏六钱 桔梗一钱 甘草一钱 竹叶七片

本方即凉膈散去芒硝、大黄加石膏、桔梗而成,具有清气泄热、解毒利咽之效。方中连翘、黄芩、栀子、竹叶清泄气分邪热;薄荷、桔梗、甘草轻宣上焦气机,并利咽解毒;生石膏大清气分之炽热。总之,本证以气分为主,病位偏上,故以轻清为宜,透泄郁热为要。

(2)锡类散(方出《金匮翼》,名见《温热经纬》)

象牙屑(焙)三分 珍珠(制)三分 青黛(飞)六分 冰片三厘 壁钱(用泥壁上者)二十枚 西牛黄五厘 指甲(焙)五厘 为细末,密装瓷瓶内,勿使泄气,每用少许吹于患处。

本方具有清热解毒、祛腐生肌作用,适于咽喉肿痛、溃破糜烂者。

【临床运用】 丹痧显露,舌赤有珠,为气分热毒走窜血络所致,应加入生地黄、牡丹皮、赤芍、紫草等清热凉血之品。若兼大便秘结者,可加大黄、芒硝以通腑泄热。若气分热毒炽盛者,可加金银花、连翘、大青叶等以增清热解毒之功。若发热较著者,也可配合双黄连粉针剂或川琥宁注射液静滴。

(三)毒燔气营(血)

【证候】 咽喉红肿糜烂,甚则气道阻塞,声哑气急,丹痧密布,红晕如斑,赤紫成片,壮热,汗多,口渴,烦躁,舌绛干燥,遍起芒刺,状如杨梅,脉细数。

【病机】 本证系邪毒进一步化火,燔灼气营(血)之重证。气分热盛,则见壮热、汗多、口渴、烦躁等;血热炽盛,则见丹痧密布、红晕如斑;热灼营阴,则舌绛干燥、遍起芒刺、状如杨梅、脉细数;热毒化火,上攻咽喉,则咽喉红肿糜烂白膜,甚至阻塞气道。

【治法】 气营(血)两清,解毒救阴。

【方药】 内服凉营清气汤,外用珠黄散吹喉。

(1)凉营清气汤(《丁甘仁医案·喉痧证治概要》)

犀角尖(水牛角代)(磨冲)五分　鲜石斛八钱　黑栀子二钱　牡丹皮二钱　鲜生地黄八钱　薄荷叶八分　川雅连五分　京赤芍二钱　京玄参三钱　生石膏八钱　生甘草八分　连翘壳三钱　鲜竹叶三十片　茅芦根各一两　金汁(冲)一两

方中栀子、薄荷、连翘壳、川连、生石膏、竹叶清透气分邪热;玄参、石斛、芦根、茅根甘寒生津;犀角、牡丹皮、生地黄、赤芍、金汁清营凉血解毒,甘草调和诸药。本方有玉女煎、凉膈散、犀角地黄汤诸方合用之意,共奏两清气营(血)、解毒生津之效。

(2)珠黄散(《中国医学大辞典》引《太平惠民和剂局方》)

珍珠(豆腐制)三钱　西牛黄一钱

上为极细末,无声为度,密贮勿泄气。每用少许吹入患处。

本方功能清热解毒止痛。治咽喉红肿,单双乳蛾,溃烂疼痛。吹于咽喉患处,亦可内服。

【临床运用】 如痰多加竹沥一两冲服,珠黄散每日服二分。如兼热毒内陷心包,症见灼热昏谵、遍身紫赤、肢凉脉沉等,加服安宫牛黄丸、紫雪丹以清心开窍,也可用醒脑静注射液静滴。如内闭外脱,症见丹痧突然隐没、沉昏如迷、肢体厥冷、气息微弱、脉沉伏等,宜先用参附龙牡汤救逆固脱、安宫牛黄丸等清心开窍,然后再用上方治疗。

(四)余毒未尽,肺胃阴伤

【证候】 咽喉腐烂渐减,但仍疼痛,壮热已除,唯午后仍低热,口干唇燥,皮肤干燥脱屑,舌红而干,脉象细数。

【病机】 本证见于烂喉痧之恢复期。邪毒已减,故壮热消退;余毒未净,肺胃阴液未复,故见午后低热持续及咽喉轻度糜烂等;口干唇燥、皮肤干燥、脱屑系肺胃阴伤所致;脉细数,舌红而干等,均属阴津耗损征象。本证病机侧重于阴津亏损,阴液不复则余热不易消退,诸症亦难消除。

【治法】 滋阴生津,兼清余热。

【方药】 清咽养营汤(《疫喉浅论》)。

西洋参三钱　大生地黄三钱　抱木茯神三钱　大麦冬三钱　大白芍二钱　嘉定花粉四钱　天门冬二钱　拣玄参四钱　肥知母三钱　炙甘草一钱

水四盅,煎六分,兑蔗浆一盅,温服。

本方重在滋阴生津,故以西洋参、天冬、麦冬、生地黄、玄参甘寒养阴,复以白芍、甘草酸甘化阴;

知母、花粉清泄余热兼滋养阴液;茯神宁心安神。诸药合用,使阴津复,余毒除,则病趋痊愈。

【临床运用】 余毒较著,低热、咽痛明显者,可加水牛角清热凉血解毒;或加青蒿、金银花等清热解毒、透泄邪热。若兼腰痛、尿血为阴伤动血者,可加女贞子、旱莲草、白茅根、小蓟、栀子等滋养凉血。若四肢酸痛,甚至关节难于屈伸者,可加丝瓜络、川牛膝、赤芍、桃仁等化瘀通络。

医 案 类 举

1. **大头瘟**

(1) 肺胃火炽,热毒上攻案

朱左,头面肿大如斗,寒热,口干,咽痛,腑结,大头瘟之重症也。头为诸阳之首,惟风可到,风为天之阳气,首犯上焦,肝胃之火,乘势升腾,三阳俱病,拟普济消毒饮加减。

荆芥穗钱半 青防风一钱 软柴胡八分 酒炒黄芩钱半 酒炒川连八分 苦桔梗一钱 连翘壳三钱 炒牛蒡子二钱 轻马勃八分 生甘草八分 炙僵蚕三钱 酒制川军三钱 板蓝根三钱

二诊:肿势较昨大松,寒热咽痛亦减,既见效机,未便更张。

荆芥穗钱半 青防风一钱 薄荷叶八分 炒牛蒡子二钱 酒炒黄芩一钱 酒炒川连八分 生甘草六分 苦桔梗一钱 轻马勃八分 大贝母三钱 炙僵蚕三钱 连翘壳三钱 板蓝根三钱

三诊:肿消热退,咽痛未愈,外感之风邪未解,炎炎之肝火未清也,再予清解。

冬桑叶三钱 生甘草六分 金银花三钱 甘菊花二钱 苦桔梗一钱 连翘壳三钱 粉牡丹皮钱半 轻马勃八分 黛蛤散(包)五钱 鲜竹叶三十张

按语:此例为大头瘟卫气同病,毒盛肺胃。故治以清热解毒,疏风消肿,方用普济消毒饮加减。丁氏在用本方时,加入酒制大黄,既可增加清头面热毒之力,又可使肺胃热毒从大肠而出,但当肿势消退即应停用。(丁甘仁.丁甘仁医案.北京:人民卫生出版社,2007:159.)

(2) 伏热外发,表里俱热案

梁姓,北京某银行经理。

主诉及病史:1946年孟秋朔后,突发寒热互作,经医予辛温发散,势不减而头面肿大,举家惶然莫知所措,有挚友延先生治之。

诊查:症见口渴嗜凉饮,大便燥秘,四日未行,小溲深赤,颜面焮肿如瓮,舌赤苔黄燥,脉至弦滑数大。

辨证:诊谓温邪外发,初虽憎寒,实则热邪郁搏使然。辛温发散,助纣为虐,热毒上蒸,酿成"大头瘟"症。矧大渴思凉,便结溲赤,阳明胃家亦实,表里皆热,毒邪滋蔓,充斥上下,此涤热透邪通降败毒之不遑,奚论辛散劫灼之能事。

治法:乃重投石膏、蒲公英,配龙胆、焦栀子、青连翘、紫地丁、白僵蚕、冬桑叶、金银花、薄荷叶、生知柏、鲜荷叶、全瓜蒌、元明粉(冲服)、酒川军(开水泡兑),兼用梅花点舌丹(吞服)、紫雪丹(冲服)。

服药3剂,大便得畅下,口渴递减,寒热悉蠲,面肿已消大半,乃去薄荷、元明粉、酒川军,加大青叶。续服3剂,头面之肿尽消而愈。

按语:涤热透邪,通降败毒。大头瘟来势凶猛,治之失当,易致变症。辛温燥热,在所当忌,清热败毒,力在速决,方可药到病除。(董建华.中国现代名中医医案精粹:第2集.北京:人民卫生出版社,2010：250－251.)

（3）风热时毒,内蕴滞热案

张某,男,56岁。

初诊：发热两日,头面红肿,微有恶寒,继则寒罢热增。今日头面红肿热痛加重,两目不能开张,咽喉红肿且痛,口渴心烦,大便2～3日未行,舌苔黄厚质红,两脉洪滑且数,按之有力。此风温时毒侵袭卫气,内蕴滞热,势将成温毒大头瘟证。用疏风清热解毒方法,使热祛毒解,消其肿痛。

薄荷(后下)3克　牛蒡子6克　苦桔梗8克　片姜黄6克　黄芩12克　酒黄连4.5克　生甘草6克　元参10克　连翘10克　板蓝根10克　马勃3克　紫雪散(冲服)3克　2剂。

二诊：遍身小汗,恶寒已解,身热减退,大便一次,头面红肿略消,两目已张开,咽喉肿势稍减,仍时作痛,心烦,但夜已成寐,两脉洪滑,数势已瘥,按之力弱。温热蕴毒渐解,气分之热未清,再以普济消毒饮法加减,忌荤腥之物。

蝉衣6克　赤芍10克　牛蒡子6克　紫草6克　连翘12克　金银花15克　花粉12克　蚤休10克　鲜茅根30克　鲜芦根30克　紫雪散(分冲)1.8克　2剂。

三诊：温毒蕴热渐解,头面红肿已退,体温正常,夜寐已安,大便溏薄,每日一次,小溲赤少,脉象弦滑而力差,舌苔根部略厚,温热蕴毒已解,胃肠余滞未清,再以清化湿热兼导积滞,饮食当慎。

僵蚕8克　蝉衣6克　片姜黄6克　连翘10克　蚤休10克　水红花子10克　焦三仙各10克　瓜蒌25克　元明粉(分冲)1.5克　2剂。

二剂后诸恙皆安,大便正常,舌苔已化为正常,慎饮食,忌荤腥1周而安。

按语：大头瘟一证多系风温时毒侵袭而成,且往往夹内热较重,故当疏风清热解毒治之,仿普济消毒饮之意,疏风则邪从外散,清热则热自内清,毒解热去,何肿之有？(彭建中,杨连柱.赵绍琴临证验案精选∥赵绍琴原著;赵绍琴名家研究室整理.赵绍琴医学全集.2版.北京：北京科学技术出版社,2013：396.)

2. 烂喉痧

（1）烂喉痧肺胃蕴热案

金某,痧点较昨稍透,兼有起浆白疹,咽赤作痛,偏左起腐。肺胃蕴热,未能宣泄,病起三朝,势在正甚。

连翘壳　马勃　荆芥　薄荷叶　桔梗　射干　牛蒡子　蝉衣　广郁金　灯心

二诊：痧点虽布,面心足胫尚未透发,烦热,胸闷咽痛,舌苔黄糙少津。肺胃之邪,不克宣泄,夹滞不化,恐化火内窜。

净蝉衣　牛蒡子　连翘壳　麻黄蜜炙　苦桔梗　苏薄荷叶　广郁金　炒枳壳　煨石膏　茅根肉

三诊：咽痛稍轻,肌肤丹赤,投辛温、寒,宣泄肺胃,热势大减,苔黄大化,而舌边红刺。邪欲化火,再为清泄。

连翘壳　广郁金　滑石块　炒枳壳　煨石膏　黑栀子　淡豆豉　杏仁　牛蒡子　竹叶心

四诊：肌肤丹赤,而痧点未经畅透,肺胃蕴热不能宣泄,邪势化火,劫烁阴津,舌绛干毛。恐邪热内传,而神昏发痉。

犀角尖(磨)三分　丹皮二钱　鸡苏散四钱　玄参三钱　杏仁三钱　荆芥一钱　牛蒡子三钱　鲜生地黄五钱　连翘三钱　广郁金一钱五分　茅根肉八钱　竹叶二十片　灯心三尺

五诊：丹痧渐化,而火风未能尽泄,咽痛甚重,大便不行,舌绛无津,拟急下存阴法。

犀角尖(磨)三分　丹皮二钱　玄参肉二钱　防风一钱　元明粉一钱五分　生广军三钱　鲜生地黄五钱　大贝母二钱　荆芥一钱　黑栀子三钱　生甘草五分　桔梗一钱

六诊：大便畅行，咽痛大减，然仍热甚于里，舌红尖刺无津。痧化太早，邪势化火，劫烁阴津，未为稳当。

玄参肉　细生地黄　连翘壳　桔梗　金银花　郁金　天门冬　栀子　生甘草　竹叶　鲜芦根

七诊：咽痛渐定，热势大减，舌绛刺亦退，然舌心尚觉干毛，还是阴津未复也。

细生地黄四钱　连翘三钱　金银花一钱五分　鲜石斛五钱　天花粉二钱　大玄参三钱　生甘草五分　天门冬三钱　绿豆衣三钱　栀子三钱　芦根一两五钱　竹叶三十片

八诊：脉静身凉，履夷出险，幸甚幸甚。拟清养肺胃，以澈余炎。

大天冬　大玄参　连翘　白银花　茯苓　绿豆衣　川贝母　竹叶心　鲜芦根

按语：此例在初诊时因肺胃蕴热，未能宣泄，故治以透表泄热，解毒利咽，兼以透疹；继之虽咽痛减轻，但肌肤丹赤，舌边有红刺，说明邪欲化火，故治以清泄热毒为主；进而邪势化火，劫烁阴津，恐邪热内传而神昏发痉，故治以解毒救阴、透泄郁热；对丹痧渐化，见有大便不行、舌绛无津者，治以泄热解毒、急下存阴；对烂喉痧后期阴伤、余毒未尽者，主以清养肺胃，以澈余炎。(张聿青.张聿青医案.北京：人民卫生出版社，2006：93－95.)

(2) 烂喉痧气血两燔案

杨左，风温疫疠之邪，引动肝胆之火，蕴袭肺胃两经，发为喉痧。痧布隐隐，身热，咽喉肿红焮痛，内关白腐，舌苔薄黄，脉象郁滑而数。天气通于鼻，地气通于口，口鼻受天地不正之气，与肺胃蕴伏之热，熏蒸上中二焦。咽喉为肺胃之门户，肺胃有热，所以咽喉肿痛，而内关白腐也。邪势正在鸱张之际，虑其增剧。《经》云：风淫于内，治以辛凉。此其候也。

净蝉衣八分　苦桔梗一钱　金银花三钱　京赤芍二钱　荆芥穗八分　甜苦甘草各六分　连翘壳三钱　鲜竹叶三十张　淡豆豉三钱　轻马勃一钱　象贝母三钱　白茅根二扎　薄荷叶(后下)八分　黑栀子一钱五分　炙僵蚕三钱

二诊：丹痧虽布，身灼热不退，咽喉肿痛白腐，脉洪数，舌绛。伏温化热，蕴蒸阳明，由气入营，销铄阴液，厥少之火，乘势上亢。证势沉重，急宜气血双清，而解疫毒。

犀角尖五分　甘中黄八分　象贝母三钱　鲜竹叶三十张　鲜生地黄四钱　苦桔梗一钱　连翘壳三钱　茅芦根(去心节)各一两　生石膏(打)四钱　轻马勃一钱　黑栀子一钱五分　鲜石斛三钱　粉牡丹皮一钱五　陈金汁一两　枇杷叶露(冲)四两

三诊：丹痧已回，身热不退，项颈漫肿疼痛，咽喉焮肿，内关白腐，舌薄黄，脉沉数。温邪伏热，羁留肺胃两经，血凝毒滞，肝胆火炽，一波未平，一波又起，殊属棘手。宜清肺胃之伏热，解疫疠之蕴毒。

薄荷叶(后下)八分　甘中黄八分　京赤芍二钱　鲜竹叶茹各一钱五分　京玄参二钱　苦桔梗一钱　生蒲黄(包)三钱　黑栀子一钱五分　连翘壳三钱　炙僵蚕三钱　淡豆豉三钱　象贝母三钱　益母草三钱　活芦根(去节)一尺

按语：本案初起，温热毒邪蕴袭肺胃两经，症见痧布隐隐，身热，咽喉肿红焮痛，内关白腐，舌苔薄黄，脉象郁滑而数，治疗重在透表泄热。二诊邪毒化火，燔灼气血，而见丹痧虽布，身灼热不退，咽喉肿痛白腐，脉洪数，舌绛，急宜气血双清。三诊余毒未净，则又清解肺胃之余毒。是按烂喉痧初、中、末三期辨治的典型病例。(沈仲理.丁甘仁临证医集.上海：上海中医药大学出版社，2000：290－291.)

学 习 小 结

　　温毒是感受温毒时邪而具有肿毒特征的温病,多发生于冬、春两季,大多与气候变化异常有关,有不同程度的传染性和流行性。温毒时邪致病特点有:一是攻窜流走,温毒病邪可随经脉流走攻窜,肌腠、筋骨、脏腑等均可受到损害,外窜肌肤则出现丹痧、斑疹;内流经脉则出现结核、包块等。二是蕴结壅滞,温毒病邪可使气血壅滞(毒壅气血),毒瘀互结,局部出现红肿疼痛,甚至破溃糜烂等肿毒特征。温毒病邪为六淫邪气蕴蓄不解形成,因此,温毒时邪未脱离六淫邪气范围。临证时当分辨出不同温毒病邪的六淫属性,可按"审因论治"进行针对性的治疗。对温毒病邪引起的肿毒特征,还须注重清热解毒。

　　大头瘟发病乃风热时毒,壅结于头面,局部气血阻滞而发病。初起即见表热证和局部证,邪犯肺卫,当疏风清热,宣肺利咽,宜内服葱豉桔梗汤,外敷如意金黄散。继而深入气分,以头面掀红肿痛为特征,病位多在肺、胃、肠,以气分热为病变中心,治疗重在清热解毒。若毒壅肺胃,当清热解毒,疏风消肿,宜内服普济消毒饮,外敷三黄二香散;兼热结肠腑,当清透热毒,通腑泄热,宜用通圣消毒散。后期多为毒去阴伤,当以甘寒救阴之品,宜用七鲜育阴汤。本病以邪在肺胃气分为主,若邪毒内陷亦可深入营血,出现动血耗血等病理变化,但临床上很少见。因此,本病预后较好。

　　烂喉痧是感受温热时毒引起的以发热、咽喉肿痛糜烂、肌肤丹痧密布为特点的一种急性外感热病,治疗以清热解毒、透泄邪热为基本原则。初起毒侵肺卫,当透表泄热,清咽解毒,宜内服清咽栀豉汤,外用玉钥匙吹喉。中期邪毒入里,毒壅气分,当清气解毒,利咽退疹,宜内服余氏清心凉膈散,外用锡类散。若毒燔气营(血),当气营(血)两清,解毒救阴,宜内服凉营清气汤,外用珠黄散吹喉;邪毒内闭心包,急予安宫牛黄丸、紫雪丹等清心开窍;内闭外脱,应以开闭固脱为急务,当予参附龙牡汤。后期余毒未尽,肺胃阴伤,当滋阴生津,兼清余热,宜用清咽养营汤。本病若经及时治疗,邪毒自肺胃外解,预后良好。若失治误治,温热时毒可从气分内陷营血,导致气血两燔,或邪毒从手太阴内陷厥阴,则病情危重;若咽喉大片糜烂,阻塞气道,可致呼吸窘迫,危及生命;后期亦可因遗毒侵入关节、心、肾而发生痹证、心悸、水肿等。

原著选读

第十六章 叶桂《温热论》选

导学

（1）掌握温病发生发展规律和辨治规律、卫气营血辨证理论体系。

（2）熟悉辨舌验齿、辨斑疹白㾦的诊断意义和相应治法。

（3）了解叶桂《温热论》的主要学术思想和对温病学的主要贡献、温病与伤寒在证治方面的异同、妇人温病的治疗原则。

（4）背诵原文标号第1至10条。

　　叶桂，字天士，号香岩，晚年号上津老人，生于清康熙六年（1667年），殁于清乾隆十一年（1746年），祖籍安徽歙县，先世迁吴，世居吴县（今苏州市）阊门外下塘上津桥畔。叶氏少承家学，祖父叶紫帆、父叶阳生都精通医术，尤其以儿科闻名。叶氏12岁开始从父学医，14岁时其父去世后，随其父的门人朱君学习医术，信守"三人行，必有我师"的古训，虚心求教，"师门深广"，从12岁到18岁仅仅6年，除继家学外，先后登门求教过的名医就有17人。叶氏不仅精于内科，而且精于儿科、妇科、外科，最擅长治疗时疫和痧痘等证。在医疗实践中敢于创新，注重取舍，故史书称他"治方不执成见"。叶氏一生治学严谨，对诊疗技术精益求精，能博采众长，融会贯通，自成一家。对自己的后代要求甚严，在遗嘱中告诫其子："医可为而不可为，必天资颖悟，读万卷书，而后可借术以济世也，不然鲜有不杀人者，是以药饵为刀刃也。吾死，子孙慎勿轻言医。"

　　叶氏一生平易近人，诊务十分繁忙，无暇著作，现流传的10余种著作系其门人或后人整理而成，而其中不乏伪托叶氏之名者。一般认为《临证指南医案》《温热论》《幼科要略》《叶氏医案存真》《眉寿堂方案选存》《叶氏医案未刻本》《叶天士晚年方案真本》等比较能真实地反映出叶氏的学术思想和诊疗经验。

　　《温热论》据传是叶氏门人顾景文根据其师口授之语记录而成。该篇文辞简要，论述精辟，甚切实际，在外感热病的辨证论治方面起到承前启后的作用。其主要内容概括为以下几方面：第一，阐明了温病的发生发展规律，指出了温病的病因、感邪途径及传变形式，并进一步明确了温病与伤寒的区别。第二，创立了卫气营血辨证论治理论体系，明确了温病的证治规律。第三，丰富和发展了温病诊断学的内容，如辨舌、验齿、辨斑疹白㾦等。第四，论述了妇人温病的证治特点，丰富了中医妇科学的内容。

　　本篇著作世传有两种版本，一是载于华岫云《临证指南医案》中的《温热论》（首刊于清乾隆四十二年），称为"华本"；二是收于唐大烈《吴医汇讲》中的《温证论治》（首刊于清乾隆五十七年），称为"唐本"。两本内容基本相同，但文字稍有出入。自本篇问世后，对其做注释者不下10余家；华岫云、章楠、王士雄等均对原文做了注释；尔后，注释本篇的还有凌嘉六、宋佑甫、周学海、陈光淞、吴锡璞、金寿山、杨达夫等。1964 年起《温热论》作为原著列入全国高等中医院校统编教材《温病学》中。本教材以"华本"为据，将内容稍作归类，原文后括号内数字为《温热论》原文顺序编号。

一、温病大纲

【原文】　1. 温邪上受①，首先犯肺，逆传②心包。肺主气属卫，心主血属营，辨营卫气血虽与伤寒同，若论治法则与伤寒大异也。（1）

【词解】

① 上受：指温邪由口鼻侵入。鼻气通于肺，口气通于胃，则温邪可从鼻犯肺和从口犯胃。本节叶桂强调"首先犯肺"，强调感邪部位在肺，因肺为华盖，居于上焦，故曰上受。

② 逆传：指温邪犯肺卫，邪热不顺传阳明气分，而直接内陷心包，出现高热、神昏、谵语等危重证候。

【提要】　温病证治总纲。

【释义】　本条概括了温病的病因、感邪途径、发病部位、传变趋势以及温病与伤寒治法的不同。

叶氏提出温病的病因是"温邪"，突出其温热的特性，明确了温邪并非指某种温病的病因，而是所有温病病因的总称，包括风热病邪、暑热病邪、湿热病邪、燥热病邪、"伏寒化温"的温热病邪、疠气、温毒等。对于温病病因的认识，明代以前医家多遵从《内经》"冬伤于寒，春必病温"之说，认为温病乃"伏寒化温"所致；明末医家吴有性提出了温疫由"杂气""疠气（戾气）"所致。温邪的提出，统一了长期以来温病病因混乱不清的认识。

温病的感邪途径是"上受"，即温邪由口鼻而侵入人体。华岫云说："邪从口鼻而入，故曰上受。"肺开窍于鼻，通乎天气，口气通于胃，肺胃经脉相连，温邪从口鼻而入，首先侵犯肺卫，肺居上焦，故曰上受。

"首先犯肺"，指出温病的发病部位在肺卫。因肺外合皮毛，与卫气相通，主一身之表，故温邪从口鼻入先犯肺卫，初起见肺卫表证。如吴瑭说："凡病温者，始于上焦，在手太阴。"但由于温邪性质有不同，其致病又有"同气相求"的特点，"上受"犯肺虽然是温邪的好发部位，但不能代表所有病邪的好犯部位。薛雪在《湿热病篇》中说："湿热之邪从表伤者十之一二，由口鼻入者十之八九。"强调湿热病邪从口鼻而入，好犯中焦脾胃。王士雄在《温病条辨》按语中指出："伏气自内而发，则病起于下者有之；胃为藏垢纳污之所，湿温、疫毒病起于中者有之；暑邪夹湿者亦犯中焦，又暑属火，而心为火脏，同气相求，邪极易犯，虽始上焦，亦不能必其在手太阴一经也。"由此可见，"首先犯肺"主要是指风温、秋燥等发病而言，而春温、暑温、伏暑、湿温等发病部位则各有不同。

温病邪在肺卫，病情轻浅，及时而正确的诊治，即可外解；若手太阴肺之邪热不解，传至阳明气分，称为"顺传"；肺卫邪热不经气分直接内陷心营，而出现神昏谵语等危重证候，称为"逆传"。逆传是相对顺传而言，在于突出"温邪"传变迅速，病情急剧转变，病势重险。

叶氏应用《内经》营卫气血生成的先后、分布部位的浅深、活动范围以及生理功能等理论，探讨卫气营血在病理上所反映出的病位浅深、病情轻重及病程先后等病变过程。以上焦肺与心包为例，"肺主气属卫，心主血属营"，分析了卫、气、营、血的病理变化，创立了反映病变浅深轻重的四个阶段的证候类型，形成了温病独特的辨证纲领。

伤寒与温病同属外感热病，其病理传变规律均为由表入里、由浅入深。伤寒虽以六经分证，但亦影响到卫气营血的病变，如《伤寒论》中有"卫气不共荣气谐和""卫强荣弱""血弱气尽""荣气不足，血少故也"，各种吐血、衄血、便血和蓄血证、热入血室证等论述，故叶氏说"辨营卫气血"与"伤寒同"。但是,伤寒与温病是两类不同性质的外感热病,有着各自不同的病理过程,故治疗法则大不相同。伤寒初起寒邪束表,治宜辛温解表;邪在少阳多见胆经枢机不利,治宜和解表里;里结阳明为燥屎内结于肠腑,治宜急下存阴;病程中易伤阳气,病至后期多见虚寒证,每需补益脾肾阳气。温病初起邪犯肺卫,治宜辛凉解表;邪在少阳多见三焦气化失司,治宜分消上下;里结阳明,除了阳明热结外,还有湿热积滞胶结肠腑,治宜轻法频下;病程中易伤津液,病至后期多见虚热证,需要滋养肺胃或肝肾之阴。故叶氏说"若论治法则与伤寒大异也"。

【原文】　2. 大凡看法,卫之后方言气,营之后方言血。在卫汗之可也,到气才可清气,入营犹可透热转气①,如犀角、玄参、羚羊角等物,入血就恐耗血动血②,直须凉血散血③,如生地、丹皮、阿胶、赤芍等物。否则前后不循缓急之法,虑其动手便错,反致慌张矣。(8)

【词解】

① 透热转气:是营分证的治疗大法,即在清营泄热的主药中加入金银花、连翘、竹叶等轻清透泄之品,使营分邪热转出气分而解的治疗方法。

② 耗血动血:是血分证的常见病理变化,即邪热深入血分,除血热的基本病变外,又出现"耗血动血"的病理变化。"耗血"指热毒炽盛,耗伤营阴和血液;"动血"指血热炽盛,迫血妄行,血溢脉外的出血及瘀血见症。

③ 凉血散血:是血分证的治疗大法,即针对血分阶段血热、耗血、血瘀、出血的病机,主以清泄血分邪热,配以凉血养阴、活血消瘀的治疗方法。

【提要】　温病卫气营血病机的浅深层次及其治疗大法。

【释义】　"卫之后方言气,营之后方言血"是继"肺主气属卫,心主血属营"后,进一步阐明卫气营血病机的浅深层次及轻重程度。一般说来,温病初起邪在卫分,病情轻浅;表邪入里,气分热炽,病情较重;热入营分,病情更重;邪陷血分,病情最为深重。新感温病的病机演变一般遵循卫气营血的传变规律,即由表入里、由浅入深、由轻到重;伏邪温病大多病发于里,由于患者的体质差异,致病原因不同,初起有病发于气分或发于营分之别,其病变过程亦有各自的规律和特点。卫气营血之间并不是截然割裂的,卫气营血传变过程中有卫气、卫营同病者,也有气营、气血两燔者,有的疾病甚至可同时波及卫气营血。总体而言,卫气营血的病理变化能反映温病发展过程中的病位浅深、病情轻重,对指导临床的治疗和判断预后均有重要的指导意义。

叶氏根据卫气营血不同阶段病变机制和证候表现,提出各自的治疗大法。

"在卫汗之可也":邪在卫分,治宜辛凉解表。这里所说的"汗"是"辛胜则汗",指用辛凉透达之剂,疏泄腠理,透邪外达;正如华岫云言"辛凉开肺便是汗剂,非如伤寒之用麻桂辛温也"。温邪在卫,忌辛温发汗,以免助热耗阴;也不宜过用寒凉,以免凉遏邪气。由于温邪性质有风热、暑热、湿热、燥热等不同,解表祛邪的方法又不尽相同。

"到气才可清气":表邪入里,气分热炽,治宜清气泄热。邪热初入气分,用轻清宣透之品;里热炽盛,用辛寒清气之品;热郁化火、热毒深重,用苦寒泻火之药,促使邪热外透。叶氏用"才可"二字,强调清气之品不可早投滥用,以防寒凉过早,凉遏邪热不解。由于气分证涉及病位广,有肺、胃、肠、脾、胆、三焦等不同,邪热的轻重有别,故气分证的具体治法亦较为复杂,"清气"只言其梗概,并不能包括气分证的所有治法。

"入营犹可透热转气":指邪热入营分的治疗仍然强调在透邪外达、凉营泄热的同时,佐以轻清透泄之品,使营分邪热转出气分而解。如犀角(今以水牛角代之)、玄参、羚羊角等凉营泄热药中配合金银花、连翘、竹叶等清泄之品,促使营分邪热外透气分而解。慎用滋腻养血和破散活血等药,以免腻滞留邪和破散伤血。"透热转气"是营分证的治疗大法。

"入血就恐耗血动血,直须凉血散血":"耗血"指热毒炽盛,耗伤营阴和血液;"动血"指血热炽盛,迫血妄行,血溢脉外的出血及瘀血见症。由此可见,血分证的病机特点是:热毒炽盛,耗血动血,热瘀互结。针对血热、耗血、瘀血、出血的病机,治宜凉血养阴,活血止血,药用犀角、牡丹皮等清解血分热毒;生地黄、阿胶等滋养阴血;牡丹皮、赤芍等消散瘀血以止血,并可防止凉血之品寒遏血行。热入血分者,切不可轻用炭类止血之品,以免加重瘀血之证。

二、邪在肺卫

【原文】 3. 盖伤寒之邪留恋在表,然后化热入里,温邪则热变最速。未传心包,邪尚在肺,肺主气,其合皮毛,故云在表。在表初用辛凉轻剂。夹风则加入薄荷、牛蒡之属,夹湿加芦根、滑石之流。或透风于热外①,或渗湿于热下②,不与热相搏,势必孤矣。(2)

【词解】

① 透风于热外:是温邪夹风在表的治疗方法,即在辛凉轻剂中可加入薄荷、牛蒡子等辛散之品,使风从外解,热易清除。

② 渗湿于热下:是温邪夹湿在表的治疗方法,即在辛凉轻剂中加入芦根、滑石等甘淡渗湿之品,使湿从下泄,不与热合,分而解之。

【提要】 温病与伤寒传变的区别以及温邪在表夹风、夹湿的不同治法。

【释义】 伤寒由外感寒邪所致,寒性收引,易伤阳气,初起寒邪束表,郁遏卫阳而呈现表寒见症,必待寒郁化热后逐渐内传阳明而成里热证候,化热传变的过程相对较长。温病由外感温邪所致,温性炎热,易伤阴津,初起温邪袭表,肺卫失宣而见肺卫表热证,热邪枭张,传变迅速,肺卫邪热每易逆传心包,或内陷营分,或深入血分而致病情骤然加剧,故曰"热变最速"。因此,温病与伤寒的病情演变有所区别。

温邪虽传变迅速,但邪从口鼻入,初起多有肺卫过程。肺主气,外合皮毛,上焦邪热未传心包尚在肺卫者病仍在表。温邪在表,治宜辛凉宣透,轻清疏泄,用辛凉轻剂。切不可滥用辛温发汗,助热伤津,而致生变。叶氏指出温邪每易兼夹风邪或湿邪为患,治疗夹风者,在辛凉轻剂中可加入薄荷、牛蒡子等辛散之品,使风从外解,热易清除;治疗夹湿者,在辛凉轻剂中加入芦根、滑石等甘淡渗湿之品,使湿从下泄,不与热合,分而解之。

【原文】 4. 不尔,风夹温热而燥生,清窍必干,为水主之气不能上荣,两阳相劫①也。湿与温合,蒸郁而蒙蔽于上,清窍为之壅塞,浊邪害清②也。其病有类伤寒,其验之之法,伤寒多有变证,温热虽久,在一经不移,以此为辨。(3)

【词解】

① 两阳相劫:风邪与温热之邪均属阳邪。两阳相合,风火交炽,耗劫津液,津伤火更烈,无津上荣,则出现口鼻咽等头面清窍干燥之象。

② 浊邪害清:"浊"指湿邪,"清"指耳目口鼻等清窍。湿为阴邪,重浊黏腻,温为阳邪,湿与热合,湿热交蒸,蒙蔽于上,清阳之气被其阻遏,必然出现耳聋、鼻塞、头目昏胀,甚或神识昏蒙等清窍壅塞见症。

【提要】 阐明温热夹风、夹湿的证候特点,以及温热夹湿与伤寒的鉴别要点。

【释义】 风与温热都属阳邪,两阳相合,风火交炽,势必耗劫津液,津伤邪炽,无津上荣,必然会出现口鼻咽等头面清窍干燥之象。湿为阴邪,温为阳邪,湿与热合,湿热交蒸,蒙蔽于上,清阳之气被其阻遏,必然出现耳聋、鼻塞、头目昏胀,甚或神识昏蒙等清窍壅塞见症,揭示了温热夹风与夹湿致病的不同病机特点和辨证要点。

温热夹湿证初起与伤寒类似,如吴瑭在《温病条辨》中说湿温"头痛恶寒,身重疼痛,有似伤寒",但两者的传变各有特点。叶氏认为"伤寒多有变证",初起邪气留恋在表,然后化热入里,传入少阳、阳明,或传入三阴,随着病程的传变,病证的性质有从表寒到里热到虚寒的变化。温热夹湿证,湿邪淹滞黏腻,病位以中焦脾胃为主,病程中湿热缠绵交蒸于中焦,上蒙下流,弥漫三焦,流连气分不解的时间较长,相对来说传变较慢,变化较少,故"温热虽久,在一经不移"。叶氏此处的"温热",显然是指温热夹湿而言,并非单纯的温热。

三、邪陷营血

【原文】 5. 前言辛凉散风,甘淡驱湿,若病仍不解,是渐欲入营也。营分受热,则血液受劫,心神不安,夜甚无寐,或斑点隐隐,即撤去气药。如从风热陷入者,用犀角、竹叶之属;如从湿热陷入者,犀角、花露之品,掺入凉血清热方中。若加烦躁,大便不通,金汁[①]亦可加入,老年或平素有寒者,以人中黄[②]代之,急急透斑为要。(4)

【词解】

① 金汁:粪清之别名,粪中清汁。苦,寒,归心、胃经。大解热毒。主治温热时行,昏热势剧者。

② 人中黄:粪汁所制之甘草。甘、咸,寒。归心、胃经。清热凉血,泻火解毒。主治温热疫毒发斑、痘疮、丹毒等。

【提要】 温病邪入营分的证治。

【释义】 前面已论及,温邪在肺卫时,夹风者治以辛凉散风,夹湿者治以甘淡驱湿,若病仍不解,则邪热有可能传入心营而致病情发生急剧变化。究其原因,多是邪热炽盛,或正气抗邪能力不足,或药轻不能胜邪,而致病邪进一步深入营分。心主血属营,营阴是血液的组成部分,热入营分必定要灼伤阴血;营气通于心,营热内扰,必定扰乱心神,心神不安而夜甚无寐;营热窜扰血络,则见斑点隐隐等。

热入营分的治疗,叶氏提出"即撤去气药",强调治疗的重心应转移到清营泄热透邪方面来,根据陷入营分的温邪性质而随症加减。营分热盛,以犀角(水牛角代)为主药,如风热邪陷营分,加竹叶之类透泄热邪;如湿热化燥陷入营分,加花露之类清泄芳化;若兼见烦躁不安,大便不通,则为热毒壅盛,锢结于内,治宜加入金汁以清火解毒,但因其性极寒凉,老年阳气不足或素体虚寒者当慎用,可用人中黄代之;邪热入营而见斑点隐隐者,病虽深入,但邪热有外泄之势,治疗总以泄热外达为急务,即所谓"急急透斑为要"。

透斑,指的是用清热解毒、凉血透邪的治法,促使营热得以随斑外透,而不是用升散透发之法,因辛温升透之品有助热伤阴之弊。透斑的具体方法甚多,本条所论邪热陷入营分者,用犀角(水牛角代)、竹叶、花露之类为透斑;用金汁或人中黄清泄热毒亦为透斑;阳明腑实而邪热锢结,清营解毒方中加入通下之品通腑气,里气通则表气顺,斑疹可透发,为通腑透斑。当然,攻下不宜过于峻猛,否则亦可引起邪毒内陷。

【原文】 6. 若斑出热不解者,胃津亡也,主以甘寒,重则如玉女煎,轻则如梨皮、蔗浆之类。或其人肾水素亏,虽未及下焦,先自彷徨矣,必验之于舌,如甘寒之中加入咸寒,务在先安未受邪之地,恐其陷入易易耳。(5)

【提要】 斑出热不解的病机及治法。

【释义】 温病发斑为阳明热毒,内迫营血,且有外透之机的表现。戴天章说:"时疫发斑,邪热出于经脉也,虽不及战汗,亦有外解之机。"故斑出之后,热势应逐渐下降。若斑出而热不解者,为邪热消烁胃津,阴津亏耗,不能济火,火旺而热势燎原,即叶氏所谓"胃津亡"的表现,治宜甘寒之剂清热生津。热盛伤津较重者,可用玉女煎之类方药清气凉营,泄热生津;轻者用梨皮、蔗浆之类甘寒滋养胃津。若患者素体肾水不足,邪热最易乘虚深入下焦,劫烁肾阴而加重病情,临床上多见舌质干绛甚则枯萎,治宜在甘寒之中加入咸寒之品兼补肾阴,使肾阴得以充养而邪热不易下陷,起到未病先防的作用,即"先安未受邪之地"。

四、流连气分

【原文】 7. 若其邪始终在气分流连者,可冀其战汗透邪,法宜益胃,令邪与汗并,热达腠开,邪从汗出。解后胃气空虚,当肤冷一昼夜,待气还自温暖如常矣。盖战汗而解,邪退正虚,阳从汗泄,故渐肤冷,未必即成脱证。此时宜令病者,安舒静卧,以养阳气来复,旁人切勿惊惶,频频呼唤,扰其元神,使其烦躁。但诊其脉,若虚软和缓,虽倦卧不语,汗出肤冷,却非脱证;若脉急疾,躁扰不卧,肤冷汗出,便为气脱之证矣。更有邪盛正虚,不能一战而解,停一二日再战汗而愈者,不可不知。(6)

【提要】 温邪流连气分的治法;战汗形成的机制、临床特点、护理措施、预后与脱证的鉴别等。

【释义】 温邪始终流连于气分者,说明机体正气尚未虚衰,邪正相持于气分,可希望通过"益胃"法,宣通气机,补足津液,借战汗来透达邪热外解。所谓"益胃",即以轻清宣透之品,疏通气机,并灌溉汤液,促使正气来复,热达于外,腠开汗泄,邪随汗解。正如王士雄所说:"益胃者,在疏瀹其枢机,灌溉汤水,俾邪气松达与汗偕行。"此处"益胃"并不是指补益胃气。

温病中出现战汗是正气驱邪外出的好现象,临床上见全身战栗,甚或肢冷脉伏,继而身热大汗。战而汗解者,脉静身凉,倦卧不语,这是大汗之后,胃中水谷之气亏乏,卫阳外泄,肌肤一时失却温养所致的短暂现象,虽"肤冷一昼夜",一俟阳气恢复,肌肤即可温暖如常。此时,应保持环境安静,让患者安舒静卧,以养阳气来复,切不可见其倦卧不语,误认为"脱证",以致惊慌失措,频频呼唤,反扰其元神,不利于机体恢复。

若战汗后脉象急疾,或沉伏,或散大,或虚而结代,神志不清,躁扰不卧,肤冷汗出者,为正气外脱、邪热内陷的危重现象。临床上还可见一次战汗后病邪不能尽解,须一二日后再次战汗而痊愈的情况,其原因主要是邪盛而正气相对不足,一次战汗不足以驱逐全部病邪,往往须停一二日,待正气渐复后再作战汗而获愈。

五、邪留三焦

【原文】 8. 再论气病有不传血分,而邪留三焦,亦如伤寒中少阳病也。彼则和解表里之半,此则分消上下①之势,随证变法,如近时杏、朴、苓等类,或如温胆汤之走泄②。因其仍在气分,犹可望其战汗之门户,转疟之机括。(7)

【词解】

① 分消上下:是邪留三焦的治疗方法,即温邪夹痰湿阻遏三焦,致使三焦气机郁滞,治疗宜用杏、朴、苓之品开上、畅中、渗下,以宣通三焦气机,化痰利湿,分消上中下三焦的病邪,又称"分消走泄"。

②走泄：是温邪夹痰湿郁滞三焦的治法。针对邪热、痰湿、气滞的病机,治宜宣展气机、清泄痰热,以祛除郁阻于三焦的痰湿。

【提要】　邪留三焦的治疗和转归。

【释义】　温邪久羁气分,不内传营血分,多见邪留三焦。三焦属手少阳,总司人体气化功能,是气血津液之通道。若邪热留滞三焦,气机郁滞,水道不利,常形成温热夹痰湿之证。

邪留三焦与伤寒少阳病均属半表半里之证,但伤寒为邪郁足少阳胆经,枢机不利,症见寒热往来,胸胁苦满,心烦喜呕,默默不欲食,口苦咽干,目眩等,治宜小柴胡汤和解表里;邪留三焦为湿热阻遏三焦,气化失司,症见寒热起伏,胸满腹胀,溲短,苔腻等,治宜分消走泄,宣通三焦,用杏仁、厚朴、茯苓,或用温胆汤宣通三焦气机、化痰清热利湿,此即"分消上下之势"。邪留三焦者应辨清热与湿的孰轻孰重,邪滞上中下三焦的部位,为选方用药提供依据。若热象较甚者,则以清气泄热为主,若误用分消走泄之品,反致化燥伤津,加重病情,故须"随证变法"。

湿热病邪在气分,正盛邪实,如治疗得法,气机宣通,痰湿得化,可望通过战汗或转为疟状,使邪与汗并出,逐邪外达而解。因此,邪留三焦阶段转归之关键在于能否促使邪随汗解,即所谓"战汗之门户,转疟之机括"。当然,邪留三焦的转归并不仅限于以上两种情况,还可因湿热留滞于三焦日久,而成水饮里结、痰热蒙蔽清窍、湿热下注膀胱等病变,甚则化燥化火,深入营血等。

六、里结阳明

【原文】　9. 再论三焦不得从外解,必致成里结。里结于何,在阳明胃与肠也。亦须用下法,不可以气血之分,就不可下也。但伤寒邪热在里,劫烁津液,下之宜猛;此多湿邪内搏,下之宜轻。伤寒大便溏为邪已尽,不可再下;湿温病大便溏为邪未尽,必大便硬,慎不可再攻也,以粪燥为无湿矣。(10)

【提要】　湿热里结的病位和治法,湿热病与伤寒运用下法的区别。

【释义】　湿热邪留三焦,经分消上下,泄化痰湿,随证变法治疗仍不能外解者,可里结于阳明胃和肠,形成湿热积滞胶结于胃肠之证,其临床表现为大便溏而不爽、色黄如酱、其气臭秽较甚等,同时可伴见身热不退、腹胀满、苔黄腻或黄浊等症状,治疗也须用下法。

伤寒阳明里结证为里热炽盛,劫烁津液,燥屎搏结于肠腑,临床以大便秘结为特征,故下之宜猛,以期急下存阴。湿温病里结阳明多系湿热与积滞胶结肠腑,非燥屎内结,临床上以大便溏而不爽,色黄如酱,其气臭秽等为主要表现,故下之宜轻宜缓,反复导滞通便,祛除肠中湿热胶滞。伤寒里结由燥热所致,攻下后见大便溏软为燥结已去,腑实已通,不可再用攻下法;湿温病里结为湿热积滞胶结肠腑,轻法频下后见大便成形为湿热积滞已尽,即叶氏所谓"以粪燥为无湿矣",慎不可再用下法。

【原文】　10. 再人之体,脘在腹上,其地位处于中,按之痛,或自痛,或痞胀,当用苦泄,以其入腹近也。必验之于舌,或黄或浊,可与小陷胸汤或泻心汤,随证治之;或白不燥,或黄白相兼,或灰白不渴,慎不可乱投苦泄。其中有外邪未解,里先结者,或邪郁未伸,或素属中冷者,虽有脘中痞闷,宜从开泄,宣通气滞,以达归于肺,如近俗之杏、蔻、橘、桔等,是轻苦微辛,具流动之品可耳。(11)

【提要】　湿热痰浊结于胃脘的主症、治法,以及不同类型痞证的证治鉴别。

【释义】　胃脘居于上腹部,位处中焦,若胃脘按之疼痛,或自痛,或痞满胀痛,当用苦泄之法治疗,因其入腹已近,以泄为顺。但脘痞疼痛的原因有多种,叶氏认为可依据舌苔变化来鉴别寒热虚实的不同,即"必验之于舌"。

临床上见舌苔黄浊者,为湿热痰浊互结之证,当用苦泄法,即辛开苦降以清热化痰祛湿,可用小陷胸汤或泻心汤等。其中偏于痰热者,用小陷胸汤;偏于湿热者,用泻心汤。若舌苔白而不燥者,为痰湿阻于胸脘,邪尚未化热;若舌苔黄白相兼者,为邪热已入里而表邪未解;若舌苔灰白且不渴者,为阴邪壅滞,阳气不化,或素禀中冷。后三类证候,虽见胃脘痞胀,但非湿热痰浊互结,不可轻投苦泄,宜用开泄法,即以轻苦微辛,流通气机之品,开泄上焦,宣通中焦,药如杏仁、蔻仁、橘皮、桔梗之类。痰湿重者,可加燥湿化痰之品,如半夏、苍术等;兼表证者可佐以透表之品,如藿梗、紫苏等;阳气不化而阴邪壅滞者,可酌加温通之品,如附子、干姜、白术等。至于"宣通气滞,以达归于肺",乃强调湿热互结胃脘时宣通气机的重要性。因肺主一身之气,能通调水道,肺气得宣,气机得畅,湿浊自去,痞闷自消,即所谓气化则湿化。

【原文】 11. 再前云舌黄或浊,须要有地之黄,若光滑者,乃无形湿热中有虚象,大忌前法。其脐以上为大腹,或满或胀或痛,此必邪已入里矣,表证必无,或十只存一。亦要验之于舌,或黄甚,或如沉香色,或如灰黄色,或老黄色,或中有断纹,皆当下之,如小承气汤,用槟榔、青皮、枳实、元明粉、生首乌等。若未见此等舌,不宜用此等法,恐其中有湿聚太阴为满,或寒湿错杂为痛,或气壅为胀,又当以别法治之。(12)

【提要】 痞证用苦泄法和腑实证用下法的辨舌要点。

【释义】 前条提出湿热痰浊结滞胃脘之痞症见舌苔黄浊,此种黄浊苔"须要有地之黄",即苔黄而腻浊有根,苔垢紧贴舌面刮之不去。若舌苔黄而光滑,松浮无根,刮之即去者,则是湿热内阻而中气已虚,治宜清热利湿、健脾益气,大忌苦泄,以免更伤中气。

脐上大腹部位见胀满疼痛,是邪已入里,表证已解或仅存十之一二,此时也要依据舌苔的特点来分辨其因:若见舌苔黄甚,或如沉香色,或如灰黄色,或老黄色,或中有断纹,为里结阳明之征象,宜用小承气汤苦寒攻下,或选用槟榔、青皮、枳实、元明粉、生首乌等导滞通腑之品。若虽腹满胀痛,未见上述种种舌苔表现,则说明病变非阳明腑实证,其中可能有因太阴脾湿未化,或寒湿内阻,气机壅滞等引起,当以其他方法辨证施治。切忌妄用攻下,造成脾胃阳气大伤,反生其他变证。

七、论湿

【原文】 12. 且吾吴湿邪害人最广。如面色白者,须要顾其阳气,湿胜则阳微也,法应清凉,然到十分之六七,即不可过于寒凉,恐成功反弃。何以故耶?湿热一去,阳亦衰微也;面色苍者,须要顾其津液,清凉到十分之六七,往往热减身寒者,不可就云虚寒,而投补剂,恐炉烟虽熄,灰中有火也,须细察精详,方少少与之,慎不可直率而往也。又有酒客里湿素盛,外邪入里,里湿为合。在阳旺之躯,胃湿恒多;在阴盛之体,脾湿亦不少,然其化热则一。热病救阴犹易,通阳最难。救阴不在血,而在津与汗;通阳不在温,而在利小便。然较之杂证,则有不同也。(9)

【提要】 湿邪致病的特点及其治疗大法和注意点。

【释义】 叶氏说"吾吴湿邪害人最广",指其所居吴地(今苏州一带)气候潮湿,且房屋沿内河而建,地势卑湿,湿气较盛,故患湿热病者较多,指出了湿邪致病具有地域性的特点。而湿邪伤人又有"外邪入里,里湿为合"的特点。里湿的产生多因脾失健运所致,举"酒客里湿素盛"为例,说明凡恣食生冷、过食肥甘可损伤脾胃之气;或素体肥胖、痰湿过盛者,可影响脾胃运化功能;或过饥、过劳伤及脾气,脾胃失职,均可致水湿不运,湿邪蕴滞于里,成为里湿。里湿素盛一旦再感受外湿,则必然内外相合而为病。由于脾为湿土之脏,胃为水谷之海,湿土之气同类相召,故湿热病邪致病多以脾胃为病变中心,且随着人体体质的差异而有不同的病机变化:如在"阳旺之躯",脾气不虚,胃火较旺,水湿易从热化,归于阳明,见热重于湿之证候,即叶氏所谓"胃湿恒多";在"阴盛之体",脾气亏虚,脾胃运化失职,水湿不化,湿滞太阴,多见湿重于热之证候,即叶氏所谓"脾湿亦不少"。可见,不同体质感受湿热病邪病位有所不同,湿热各有偏重,初起表现亦不相同,但随着病程的发展,湿邪逐渐化热化燥,则是其病机发展的共同趋势,故叶氏说"然其化热则一"。

湿热交蒸于中焦,其病理演变既能化燥伤阴,亦可损伤阳气,往往取决于患者的体质。凡面色㿠白而无华者,多属素体阳气不足,再感湿邪易更伤阳气,后期可致湿胜阳微,治疗时应注意顾护阳气,即使湿渐化热,需用清凉之法,也只能用至十分之六七,以免寒凉过度,重伤阳气,造成湿热虽去而阳气衰亡的恶果,即叶氏所云"成功反弃""湿热一去,阳亦衰微也"。凡面色苍而形体消瘦者,多属阴虚火旺,再感受湿热病邪,每易湿从燥化热化而更伤阴液,治疗时应注意顾护阴液,用清凉之剂到十分之六七,患者热退身凉后,切不可误认为虚寒证而投温补,须防余邪未尽,而导致"炉灰复燃"。

温邪最易伤津耗液而致阴液亏虚,温病治疗总以清热保津、滋养阴液为基本原则,且清热滋阴之品性偏甘凉,正合"热者寒之""燥者润之"的原则,容易掌握运用,故"热病救阴犹易"。然而,湿热病邪易困遏清阳,阻滞气机,阳气不得宣通,而成气滞阳郁之证,治疗既要分解湿热,又要宣通气机;而化湿之品,多芳香苦燥,可助长热势;清热之药多苦寒,苦寒太过又可凉遏气机,损伤脾气而助湿。因此,临证时要掌握好清热、祛湿、宣通之药的合理配伍,才能达到祛邪不伤正的目的,否则非但邪气不解,反而加重病情,阳气愈加闭阻不通,故叶氏云"通阳最难"。

温邪入里,热炽伤津,耗伤营血等是温病的病机特点,因此,温病的治疗重心在祛邪以救阴,即在祛邪的同时应顾护阴津,慎发汗以存津,防止汗泄太过伤阴津。王士雄说:"言救阴须用充液之药,以血非易生之物,而汗需津液以化也。"补血药厚重黏腻,用其救阴,不但血不能生,津难得充,反而会恋邪助邪,故叶氏强调温病"救阴不在血,而在津与汗"。湿热蕴滞中焦,阻滞气机,阳气不通,而致脘痞腹胀,甚至肢冷不温等,治宜清热化湿,宣通气机,使湿祛而阳无所困自然宣通;而湿热之邪以小便为其外泄之路,"治湿之法,不利小便非其治也",故叶氏云"通阳不在温,而在利小便",强调淡渗利湿法在祛湿中的重要性。通阳"不在温"不能认为祛湿不用温性药物,因祛湿药物中不乏温性之品,如理气化湿、苦温燥湿、芳香化湿等药,只是此等药物与辛热温阳药物作用不同而已。因此,温病治疗中"救阴""通阳"的意义与杂病有所不同。

八、辨舌验齿

【原文】　13.再舌苔白厚而干燥者,此胃燥气伤也,滋润药中加甘草,令甘守津还之意。舌白而薄者,外感风寒也,当疏散之。若白干薄者,肺津伤也,加麦冬、花露、芦根汁等轻清之品,为上者上之也。若白苔绛底者,湿遏热伏也,当先泄湿透热,防其就干也。勿忧之,再从里透于外,则变润矣。初病舌就干,神不昏者,急加养正透邪之药;若神已昏,此为内匮矣,不可救药。(19)

【提要】　辨白苔。

【释义】　舌苔薄白为外感邪气在表,其中有寒热之别。苔薄白而润,舌质正常,为外感风寒,治宜辛温疏散。若苔薄白而干,舌边尖红,为温邪袭表,肺卫津伤,治宜辛凉疏泄方中加入麦冬、花露、芦根汁之类,既能轻宣泄热,又能生津养肺,故称之"上者上之"。

舌苔白厚而干燥,为胃津不足,肺气已伤,治宜生津润燥,药中加入甘草,取其甘味可补益肺胃之气,津液生成与敷布功能得复而津液自生,即所谓"甘守津还"。白苔绛底指舌质红绛,苔白厚而腻,为"湿遏热伏"之征,治当开泄湿邪,湿开则热透。但泄湿之品多偏香燥,用之有耗津之弊,当防其温燥伤津而致舌面干燥无津;然而也不必过于忧虑,因湿开热透后,津液自能恢复,舌苔自可转润。

温病初起时舌即见干燥,是为温邪伤津的表现。但若属素禀津气亏损所致初病舌干无津者,应注意患者神志的变化:如无神昏等险恶证候出现,则预后尚好,当急予补益津气,透达外邪;如已见神昏者,属津气内竭,正不胜邪,邪热内陷,则预后不良。

【原文】 14. 舌苔不燥,自觉闷极者,属脾湿盛也。或有伤痕血迹者,必问曾经搔挖否? 不可以有血便为枯证,仍从湿治可也。再有神情清爽、舌胀大不能出口者,此脾湿胃热,郁极化风而毒延口也。用大黄磨入当用剂内,则舌胀自消矣。(21)

【提要】 脾湿盛与脾湿胃热郁极化风的舌苔特点及其治法。

【释义】 舌苔不燥,虽未说明苔色及厚薄,但从"自觉闷极,属脾湿盛"来分析,是指白厚而腻之苔,为脾湿内盛、气机阻滞之征象。如兼见有伤痕血迹,须问明是否因搔挖所致,不可一见血迹便认为是热盛阴伤之证,更不可误作动血之象而误投寒凉而伤及脾阳,仍可用化湿泄浊法治之。若见患者神情清爽,舌体胀大不能伸出口外,是脾湿胃热郁极化风,湿热秽之气循脾络上延于舌所致,治疗只需于清化湿热方中,加入大黄粉以泻火解毒,舌体肿胀便可消除,吐伸自如。

【原文】 15. 再舌上白苔黏腻,吐出浊厚涎沫,口必甜味也,为脾瘅病。乃湿热气聚与谷气相搏,土有余也,盈满则上泛,当用省头草芳香辛散以逐之则退。若舌上苔如碱者,胃中宿滞夹浊秽郁伏,当急急开泄,否则闭结中焦,不能从膜原达出矣。(22)

【提要】 脾瘅病和苔如碱状的辨治。

【释义】 舌苔白而黏腻,口吐浊厚涎沫,口有甜味,此为脾瘅病。因湿热蕴脾,脾失健运,水谷不化,湿热与谷气相搏,蒸腾于上所致。"土有余"指脾胃为湿热所困,湿浊内盛,治宜用省头草(即佩兰)芳香辛散、化浊醒脾,以祛湿浊之邪。

"舌上苔如碱"即舌苔垢白厚粗糙,状如碱粒,质地坚硬,为"胃中宿滞夹秽浊郁伏",临床上可伴见脘腹胀满疼痛、拒按,嗳腐呕恶等症,治宜"急急开泄",用大黄、枳实、厚朴、槟榔、半夏、神曲、藿香、佩兰等药,开其秽浊之闭,泄其胃中宿滞,以免湿浊闭结中焦不能外达而加重病情。

本条之开泄法与原文11条所说的开泄名同实异。此处指开秽浊、泄宿滞之法;原文11条指用轻苦微辛之品以宣气化湿。

【原文】 16. 若舌白如粉而滑,四边色紫绛者,温疫病初入膜原,未归胃府,急急透解,莫待传陷而入,为险恶之病,且见此舌者,病必见凶,须要小心。(26)

【提要】 湿热疫证邪入膜原的舌苔特征、病机、治法和预后。

【释义】 舌苔白滑如积粉,舌边尖呈紫绛色,乃秽湿内阻,遏伏邪热于膜原所致,见于湿热疫邪初入膜原,秽湿之邪尚未化热入里,邪热遏伏较深,病情较重,治宜"急急透解",使邪有外达之机,可选用吴有性的达原饮。因疫病传变极速,变化多端,治疗不及时每易造成邪陷内传而致病情恶化,故叶氏提醒"见此舌者,病必见凶,须要小心"。

【原文】 17. 再黄苔不甚厚而滑者,热未伤津,犹可清热透表;若虽薄而干者,邪虽去而津受伤也,苦重之药当禁,宜甘寒轻剂可也。(13)

【提要】 辨黄苔。

【释义】 黄苔主热主里,据其厚薄润燥,可判断气分热炽与津伤的程度。凡黄苔不甚厚而滑润者,热虽传里,但尚未伤津,病尚属轻浅,治宜清热透邪,冀邪从表而解。若苔薄而干燥者,则为邪热不甚,但津液已伤,治宜用甘寒轻剂,濡养津液,兼以清热,禁用苦寒沉降的药物,以防苦燥伤津败胃。

【原文】　18. 若舌无苔而有如烟煤隐隐者,不渴肢寒,知挟阴病。如口渴烦热,平时胃燥舌也,不可攻之。若燥者,甘寒益胃;若润者,甘温扶中。此何故? 外露而里无也。(23)

【提要】　舌上黑如烟煤隐隐的辨治。

【释义】　舌上无明显苔垢,仅现一层薄薄的黑晕,如烟煤隐隐之状,此种黑苔所主病证有寒热虚实之分。若见口不渴,肢寒,舌面湿润者,为中阳虚衰、阴寒内盛之征,属虚寒证,治宜"甘温扶中",温补中阳。若见口渴,烦热而舌面干燥者,为中阳素旺,胃燥津液不足,属阳热证,治宜甘寒养胃生津,不可妄用攻下。黑苔极薄者,表示里热盛但无实邪内结,故"不可攻下"。

【原文】　19. 若舌黑而滑者,水来克火,为阴证,当温之。若见短缩,此肾气竭也,为难治。欲救之,加人参、五味子勉希万一。舌黑而干者,津枯火炽,急急泻南补北。若燥而中心厚者,土燥水竭,急以咸苦下之。(24)

【提要】　进一步论述黑苔的辨治。

【释义】　舌苔黑而滑润的,为阴寒内盛,"水来克火"之证,必伴有四肢寒冷、下利清谷、脉微细无力等症,治宜温阳祛寒。若兼见舌体短缩,为肾气竭绝,病情险恶难治,可在所用方中加入人参、五味子等敛补元气之品,以期挽回于万一。舌苔黑而干燥,属"津枯火炽",即肾阴枯竭,心火亢盛所致,治宜清心泄火、滋肾救阴,即"急急泻南补北",可用黄连阿胶汤之类。若见舌苔黑而干燥,舌中心有较厚苔垢者,是"土燥水竭",阳明腑实燥热太盛而下竭肾水所致,治宜急投增液承气汤类,滋阴攻下。

【原文】　20. 又不拘何色,舌上生芒刺者,皆是上焦极热也,当用青布拭冷薄荷水揩之,即去者轻,旋即生者险矣。(20)

【提要】　舌生芒刺的病机与处理方法。

【释义】　叶氏认为舌上有芒刺,无论舌苔为何色,均为上焦热极的表现。临床施治除内服药物外,局部可用青布拭冷薄荷水揩之。揩之芒刺即能除去者,说明热邪尚未锢结,病情较轻;揩后芒刺旋即复生的,为热毒极盛,病邪锢结难解,病情重险的标志。舌生芒刺,实际上是气分热盛的表现,不一定局限于上焦。

【原文】　21. 再论其热传营,舌色必绛。绛,深红色也。初传绛色中兼黄白色,此气分之邪未尽也,泄卫透营,两和可也。纯绛鲜泽者,包络受病也,宜犀角、鲜生地、连翘、郁金、石菖蒲等。延之数日,或平素心虚有痰,外热一陷,里络就闭,非菖蒲、郁金等所能开,须用牛黄丸、至宝丹之类以开其闭,恐其昏厥为痉也。(14)

【提要】　热传心营、包络受邪见绛舌的辨治。

【释义】　热灼营阴,必见绛舌。邪热初入营分,舌色虽已转绛,但常罩有黄白苔垢,此为气营同病,营热未甚而气热未尽,病情较轻,治宜于清营药物中佐以清气透泄之品,两清气营邪热,即"泄卫透营"。若热入心营,包络受邪,则见舌质纯绛鲜泽,治宜清心开窍,用犀角(水牛角代)、鲜生地黄、连翘、菖蒲、郁金之类。若治不及时,延之数日,或患者平素心虚有痰湿内伏,热陷心包之后必与痰浊互结而闭阻包络,则神志症状更为严重,甚至出现昏愦不语等危重证候,此时已非菖蒲、郁金等一般芳香开窍之品所能胜任,当急予安宫牛黄丸、至宝丹之类清心化痰开窍,否则可造成痉厥等险恶局面。

【原文】　22. 再色绛而舌中心干者,乃心胃火燔,劫烁津液,即黄连、石膏亦可加入。若烦渴烦热,舌心干,四边色红,中心或黄或白者,此非血分也,乃上焦气热烁津,急用凉膈散,散其无形之热,

再看其后转变可也。慎勿用血药，以滋腻难散。至舌绛望之若干，手扪之原有津液，此津亏湿热熏蒸，将成浊痰蒙闭心包也。(15)

【提要】　绛舌而中心干、绛舌望之干扪之有津液的病机及治疗。

【释义】　舌中心为胃之分野，绛舌而中心干者，为热在心营兼胃火烁津之象，属气营两燔证，治宜在清心凉营透热药中加入黄连、石膏等清胃泻火之品，以两清气营。若口渴烦热，舌中心干，四边色红，或舌中心有或黄或白苔垢者，此非邪在营血分，而是上焦气分热炽燔灼津液所致，治宜急用凉膈散，清散上焦无形邪热，其后再随证治之，不可误认为是邪已入营血，而用凉血滋阴之药，致邪热锢结不解，故叶氏指出"慎勿用血药，以滋腻难散"。若舌绛而望之若干，用手扪之却有津液，则为湿热蕴蒸酿痰将发生湿热痰浊蒙蔽心包之证，治疗非清营透热可奏效，当投清热化湿、芳香化浊、涤痰开窍之剂。

【原文】　23. 舌色绛而上有黏腻似苔非苔者，中夹秽浊之气，急加芳香逐之。舌绛欲伸出口，而抵齿难骤伸者，痰阻舌根，有内风也。舌绛而光亮，胃阴亡也，急用甘凉濡润之品。若舌绛而干燥者，火邪劫营，凉血清火为要。舌绛而有碎点白黄者，当生疳也，大红点者，热毒乘心也，用黄连、金汁。其有虽绛而不鲜，干枯而痿者，肾阴涸也，急以阿胶、鸡子黄、地黄、天冬等救之，缓则恐涸极而无救也。(17)

【提要】　继续论述七种绛舌的辨治。

【释义】　凡邪热完全深入营血，其舌多绛而无苔垢，兼有苔者，多为气分邪热未解。舌色绛而舌面上罩有黏腻似苔非苔者，为邪在营分而中焦兼夹秽浊之气所致，治宜清营透热的同时配合芳香化浊之品以开逐秽浊，否则浊气不除可导致清窍蒙蔽。若舌质红绛而舌体伸展不利，以致欲伸舌出口而抵齿却难以骤伸，是热邪亢盛、内风欲动而有痰浊内阻之象。舌绛光亮是胃阴衰亡的表现，应急投重剂甘凉濡润之品救其胃阴。舌质红绛而舌面干燥无津者，为营热炽盛、劫灼营阴之证，治宜大剂清营凉血泻火之剂。若舌绛而舌面布有碎点呈黄白色者，系热毒炽盛，舌将生疳疮的征象。舌绛呈大红点者，为热毒乘心、心火炽盛的表现，治宜急进黄连、金汁等清火解毒。另有舌虽绛而不鲜，干枯而痿，毫无荣润之色者，为肾阴枯涸的表现，治宜大剂咸寒滋肾补阴之品，如阿胶、鸡子黄、地黄、天冬等以救欲竭之阴，否则精气涸竭，危局难以挽回。

【原文】　24. 其有舌独中心绛干者，此胃热心营受灼也，当于清胃方中，加入清心之品。否则延及于尖，为津干火盛也。舌尖绛独干，此心火上炎，用导赤散泻其腑。(18)

【提要】　舌中心绛干及舌尖绛干的辨治。

【释义】　舌独中心干绛，属胃经热邪亢炽，心营被其燔灼，治宜清胃泄热方中加入清心凉营之品，否则心胃热毒更伤津液，舌之干绛可由中心扩展到舌尖。若仅有舌尖红绛而干者，是心火上炎之证，心与小肠相表里，故可予导赤散泻小肠以清心火。

【原文】　25. 再有热传营血，其人素有瘀伤宿血在胸膈中，夹热而搏，其色必紫而暗，扪之湿，当加入散血之品，如琥珀、丹参、桃仁、丹皮等。不尔，瘀血与热为伍，阻遏正气，遂变如狂发狂之证。若紫而肿大者，乃酒毒冲心。若紫而干晦者，肾肝色泛也，难治。(16)

【提要】　紫舌的辨治。

【释义】　紫舌多见于营血分热毒极盛。若热传入营血而素体有瘀伤宿血在胸膈者，可致瘀热相搏，舌呈暗紫色，扪之潮湿，治宜清营凉血方中加入活血散瘀之品，如琥珀、丹参、桃仁、牡丹皮等；如不用散血之法，必致瘀血与热邪互结，瘀热阻遏机窍，扰乱神明而出现如狂、发狂等险恶证候。若见舌紫而肿大者，为平素嗜酒、酒毒冲心所致。若见舌紫而晦暗干涩者，为邪热深入下焦，劫烁肝肾之阴,肝肾脏色外露的表现,甚难救治,预后不良。

【原文】 26. 舌淡红无色者,或干而色不荣者,当是胃津伤而气无化液也,当用炙甘草汤,不可用寒凉药。(25)

【提要】 淡红舌的辨治。

【释义】 舌淡红无苔每见于气血亏虚者,在温病多见于病程后期。舌质淡红干燥而色泽不荣润,是胃津耗伤,脾胃不能化生气血津液,舌本失充,治宜炙甘草汤滋养阴血,气液双补。不可因舌面干燥,便认为是热盛伤津而投以寒凉,以致徒伤胃气,气血津液更难化生,故叶氏说"不可用寒凉药"。

【原文】 27. 再温热之病,看舌之后亦须验齿。齿为肾之余,龈为胃之络。热邪不燥胃津必耗肾液,且二经之血皆走其地,病深动血,结瓣于上。阳血者色必紫,紫如干漆;阴血者色必黄,黄如酱瓣。阳血若见,安胃为主;阴血若见,救肾为要。然豆瓣色者多险,若证还不逆者尚可治,否则难治矣。何以故耶? 盖阴下竭阳上厥也。(31)

【提要】 辨齿龈。

【释义】 叶氏认为温病辨舌之后还须验齿。肾主骨,齿为骨之余,龈为阳明经脉所络,少阴与阳明两经均循行于齿龈,胃津与肾液的耗伤程度可以反映在齿、龈上。温病邪热伤阴,早期以耗伤胃津为主,后期以伤及肾液为主,观察齿、龈的变化可以了解热邪的浅深轻重,为辨证施治提供依据。

胃热和肾火均能迫血妄行而动血,血从上溢而齿龈出血,血凝结于齿龈部而形成瓣状物。胃热属气分热炽之实证,肾火属阴虚火旺之虚证,临床上应辨证分明。凡齿龈瓣色紫,甚则紫如干漆,为"阳血",属阳明热盛动血所致,治宜清胃泄热以止血,即"安胃为主"。若瓣色发黄,或黄如酱瓣者,为"阴血",乃肾阴亏虚,虚火上浮而动血,治宜滋养肾阴以降虚火,即"救肾为要"。龈血结瓣呈豆瓣色者,病已深入下焦,真阴耗竭而虚火上炎,证多险恶,若无衰败之象,尤可救治;若已见衰败之象,则属真阴下竭而虚阳上逆,即"阴下竭阳上厥"之逆候,为阴阳离决之兆,故难救治。

【原文】 28. 齿若光燥如石者,胃热甚也。若无汗恶寒,卫偏胜也,辛凉泄卫,透汗为要。若如枯骨色者,肾液枯也,为难治。若上半截润,水不上承,心火上炎也,急急清心救水,俟枯处转润为妥。(32)

【提要】 验齿。

【释义】 牙齿光燥如石,多属胃热炽盛,胃津受伤。如兼见无汗恶寒等表证,则为阳热内郁,卫气不通,津不布化所致,治宜辛凉透表,表开热散则津液可以布化,牙齿自可转润。若牙齿干燥而无光泽,色如枯骨者,为肾液枯竭,证属难治。若齿上半截润,下半截燥,为肾水不足、不能上济于心、心火燔灼上炎之证,治宜清心滋肾并进,如黄连阿胶汤之类,使心火得降,肾水得复,水火相济,则牙齿干燥部分自可逐渐转润。

【原文】 29. 若咬牙啮齿者,湿热化风,痉病;但咬牙者,胃热气走其络也。若咬牙而脉症皆衰者,胃虚无谷以内荣,亦咬牙也。何以故耶? 虚则喜实也。舌本不缩而硬,而牙关咬定难开者,此非风痰阻络,即欲作痉证,用酸物擦之即开,木来泄土故也。(33)

【提要】 辨咬牙啮齿。

【释义】 咬牙指上下牙齿咬定,啮齿指牙齿相互磨切。凡咬牙啮齿并见者,多见于热盛动风之痉病。痉病原因甚多,此处乃指湿热化燥化火致风火内动者。若仅咬牙而不啮齿,有两种情况,一是胃热邪气走窜经络所致,为实证;二是胃之津气亏虚不能上荣,经络失养而成,为虚证,叶氏称之为"虚则喜实"。叶氏辨其虚实,主要从脉症鉴别:胃热而咬牙者,其脉症皆实,必有胃热炽盛或胃腑热结见症;胃虚而咬牙者,其脉症皆虚,必有中虚而脾胃不足之见症。若见舌体不短缩而硬、牙关咬定难开者,亦有两种病机,一为风痰阻络;一为热盛动风欲作痉证,临床上须四诊合参全面辨证。局部治疗可用酸物如乌梅肉擦齿龈,往往可使牙关得开。酸属木,齿龈属土,故称"木来泄土",此为应急措施。

【原文】 30. 若齿垢如灰糕样者,胃气无权,津亡湿浊用事,多死。而初病齿缝流清血,痛者,胃火冲激也;不痛者,龙火内燔也。齿焦无垢者,死;齿焦有垢者,肾热胃劫也,当微下之,或玉女煎清胃救肾可也。(34)

【提要】 辨齿垢与齿缝流血。

【释义】 温病过程中见齿垢,多由热邪蒸腾胃中浊气上泛而结于齿。有三种情况:一是齿垢如灰糕样,即枯燥而无光泽,为胃中津气两竭,湿浊上泛所致,预后不良。二是齿焦无垢,为胃肾气液已竭,预后亦不良。三是齿焦有垢,属胃热炽盛,劫烁肾阴,气液尚未枯涸,治疗当根据具体情况,或以调胃承气汤微下其胃热,或用清胃滋水之法,如玉女煎加减方。

齿缝流血有虚实之别。凡齿缝流血而痛者,多为胃火冲激而致,属实证;凡齿缝流血而不痛者,多为肾阴亏虚,虚火上炎,即"龙火内燔"所致,属虚证。

九、辨斑疹白㾦

【原文】 31. 凡斑疹初见,须用纸撚照见胸背两胁。点大而在皮肤之上者为斑,或云头隐隐,或琐碎小粒者为疹,又宜见而不宜见多。按方书谓斑色红者属胃热,紫者热极,黑者胃烂,然亦必看外证所合,方可断之。(27)

【提要】 斑和疹的区别及其诊断意义。

【释义】 斑疹初现时,以胸背及两胁最为多见,临证上应详细检查。斑与疹在形态上有所区别:点大成片,平摊于皮肤之上者为斑;如云头隐隐,或呈琐碎小粒,高出于皮面者为疹。斑疹外发,标志着营血分邪热有外达之机,故"宜见";如斑疹外发过多过密,表明营血分热毒深重,故"不宜见多"。发斑为阳明热毒、内迫营血、外溢肌肤所致,故观察其色泽可以判断阳明热毒的深浅程度。色红为胃热炽盛;色紫则为邪毒深重;色黑为热毒极盛,故称"胃烂"。但仅凭斑色来判断病情是不全面的,必须结合全身脉症进行综合分析,才能作出正确的诊断。

【原文】 32. 若斑色紫,小点者,心包热也;点大而紫,胃中热也。黑斑而光亮者,热胜毒盛,虽属不治,若其人气血充者,或依法治之,尚可救;若黑而晦者必死;若黑而隐隐,四旁赤色,火郁内伏,大用清凉透发,间有转红成可救者。若夹斑带疹,皆是邪之不一,各随其部而泄。然斑属血者恒多,疹属气者不少。斑疹皆是邪气外露之象,发出宜神情清爽,为外解里和之意;如斑疹出而昏者,正不胜邪,内陷为患,或胃津内涸之故。(29)

【提要】 进一步论述斑疹的诊断意义。

【释义】 斑疹皆以红润为顺,若见斑色发紫,为热邪深重之象,但其形态大小又与邪热所犯病位有关:若紫而点小,多为心包热盛,热不能畅透;紫而点大者,为阳明热炽,迫血外溢;若斑色黑,为热盛毒甚,若黑而色泽光亮者,为热毒深重,但气血尚充,及时正确地治疗,尚有转危为安的可能;若斑色黑而晦暗者,热毒极重而气血呆滞,正不胜邪,预后不良;若斑色黑而隐隐,四旁呈赤色者,为热毒郁伏不能外达之象,须用大剂清热凉血解毒之剂,使郁伏之邪透达于外,则斑色亦可由黑转红,成为可救之候。

"斑属血者恒多,疹属气者不少",叶氏指出斑为阳明热毒内迫血分、外溢肌肉所致,病偏血分;疹为太阴气分热炽波及营络,外发肌肤而成,病偏气分;若斑疹同时外发,则为热毒盛于气营血分。斑疹透发后见神情清爽,脉静身凉,为邪热外解,脏腑气血渐趋平和之征;若斑疹外发,身热不解,神昏者,属正不胜邪,邪热乘虚内陷,或胃中津液枯涸,水不制火,火毒过盛,预后多属不良。

【原文】 33. 然春夏之间,湿病俱发疹为甚,且其色要辨。如淡红色,四肢清,口不甚渴,脉不洪数,非虚斑即阴斑。或胸微见数点,面赤足冷,或下利清谷,此阴盛格阳于上而见,当温之。(28)

【提要】 虚斑、阴斑的辨治。

【释义】 温病失治误治或过用寒凉可致变证而见虚斑或阴斑,临证时从斑疹的形态色泽结合全身证候进行辨别。虚斑由阳气虚衰、虚火浮越所致,特点是斑呈淡红色,并有四肢清冷,口不甚渴,脉不洪数等见症;阴斑由阴寒内盛、格阳于上而成,特点是仅胸前微见数点,面赤足冷或下利清谷等见症,治"当温之",可用附子、肉桂等温阳散寒,引火归原。

【原文】 34. 再有一种白痦,小粒如水晶色者,此湿热伤肺,邪虽出而气液枯也,必得甘药补之。或未至久延,伤及气液,乃湿郁卫分,汗出不彻之故,当理气分之邪,或白如枯骨者多凶,为气液竭也。(30)

【提要】 辨白痦。

【释义】 白痦又称白疹,是一种突出于皮肤表面的细小白色疱疹,形如粟米,内含浆液,呈水晶色,消退后有很薄的脱屑,多由气分湿热郁蒸肺卫,汗出不畅而成,治宜清泄气分湿热为主。

白痦每随发热汗出而分批外发,反复透发,邪气虽得以外解,气液亦必受耗伤,故治宜甘平清养,增补气液,不可过用苦燥之品耗伤气液。若气液耗伤过甚以致枯竭而见出空壳无浆,色如枯骨,谓之枯,则为正虚已极,无力托邪外出的危重证候,预后大多不良。

十、论妇人温病

【原文】 35. 再妇人病温与男子同,但多胎前产后,以及经水适来适断。大凡胎前病,古人皆以四物加减用之,谓护胎为要,恐来害妊,如热极用井底泥,蓝布浸冷,覆盖腹上等,皆是保护之意,但亦要看其邪之可解处。用血腻之药不灵,又当省察,不可认板法。然须步步保护胎元,恐损正邪陷也。(35)

【提要】 妇女胎前病温的治法。

【释义】 妇女患温病证治与男子相同,但在怀孕、产后、经水适来适断等特殊情况下,则须特殊处理。大凡在妊娠期间患温病,须特别注意保护胎元。古人治疗孕妇病温,多在四物汤的基础上加减用药,热势极盛时,用井底泥或凉水浸泡蓝布覆盖腹部,局部降温,减少邪热对胎元的影响。而叶氏认为孕妇病温,在保护胎元的同时"亦要看其邪之可解处",以祛除邪热达到保护胎元,即"邪去正自安"。若邪热在表,治宜辛凉宣透,祛邪从表解,以免邪热内陷伤胎;若阳明热炽,治宜辛寒清气,达热出表;若阳明热结,则适时攻下,使燥热从大便而解,不可过于顾虑胎元而延误治疗时机。若一味强调护胎,滥用养血滋腻药,非但不能祛除病邪,反易恋邪滞病,病更难解,即叶氏所说"不可认板法"。

【原文】 36. 至于产后之法,按方书谓慎用苦寒,恐伤其已亡之阴也。然亦要辨其邪能从上中解者,稍从证用之,亦无妨也。不过勿犯下焦,且属虚体,当如虚怯人病邪而治。总之无犯实实虚虚之禁,况产后当气血沸腾之候,最多空窦,邪势必乘虚内陷,虚处受邪,为难治也。(36)

【提要】　产后温病的治疗原则。

【释义】　由于产后不仅阴血耗损,阳气亦不足,历代医家有"胎前宜凉,产后宜温"之说,认为应慎用苦寒之品,以免苦燥伤阴、寒凉伤阳而使虚者更虚,病情加重,但这仅指一般产后调理常用之法,不是绝对的用药禁忌。若感受温邪发为温病,邪热充斥上、中二焦,为了及时祛邪外出,可酌量使用苦寒药以清热祛邪并无妨碍,但须注意勿使下焦阴血受损。

产后体质虚弱,病温当按虚人病温治疗,防止邪热乘虚内陷而生变,故"当如虚怯人病邪而治",是产后病温的治疗原则。产后病温还须慎用补益药,以免滋腻恋邪,勿犯"实实虚虚"之禁。

【原文】　37. 如经水适来适断,邪将陷血室,少阳伤寒言之详悉,不必多赘。但数动与正伤寒不同。仲景立小柴胡汤,提出所陷热邪,参、枣扶胃气,以冲脉隶属阳明也,此与虚者为合治。若热邪陷入,与血相结者,当从陶氏小柴胡汤去参、枣加生地、桃仁、楂肉、丹皮或犀角等。若本经血结自甚,必少腹满痛,轻者刺期门,重者小柴胡汤去甘药加延胡、归尾、桃仁,夹寒加肉桂心,气滞者加香附、陈皮、枳壳等。然热陷血室之证,多有谵语如狂之象,防是阳明胃实,当辨之。血结者身体必重,非若阳明之轻旋便捷者。何以故耶?阴主重浊,络脉被阻,侧旁气痹,连胸背皆拘束不遂,故祛邪通络,正合其病。往往延久,上逆心包,胸中痛,即陶氏所谓血结胸也。王海藏出一桂枝红花汤加海蛤、桃仁,原是表里上下一齐尽解之理,看此方大有巧手,故录出以备学者之用。(37)

【提要】　热入血室的证治。

【释义】　妇人感受温邪适值月经来潮,或将净之时,血室较平时空虚,邪气容易乘虚内陷,形成热入血室证。由于体质强弱和感邪轻重有别,热入血室的治疗用药也不尽相同。

如妇人经水适来适断之时感受寒邪,邪从少阳将陷血室,或初陷而未深,见寒热往来而脉弦者,可用小柴胡汤清透少阳,此《伤寒论》《金匮要略》中论述较详。血室与冲脉相系隶属阳明胃经,寒邪逐渐化热将内陷时,往往胃中空虚,故于小柴胡汤中加入甘温益气之人参、大枣,扶助胃气,驱邪外出,适用于邪热内陷而血未结者。在温病过程中,热入血室与血搏结,脉症与伤寒不同,不可用小柴胡汤原方,应适当加减。临证时若见神昏谵语如狂,少腹拘急而痛,或经行不畅,舌绛或有瘀点,当用陶氏小柴胡汤去人参、大枣等甘温助热之品,加生地黄、桃仁、楂肉、丹皮或犀角(水牛角代)等清热凉血、活血祛瘀的药物;若血室及其经络血结较甚,见少腹满痛,轻者可刺期门,以行气活血;重者用小柴胡汤去参、草、枣等甘味壅补之品,加延胡、归尾、桃仁等活血散瘀药物;如兼寒邪凝滞、小腹畏寒者,加肉桂心温散寒邪;兼气滞而胁腹作胀明显者,加香附、陈皮、枳壳等理气行滞。

热入血室,瘀热扰心,症见谵语如狂,易与阳明胃热所致的谵语相混淆,应当加以鉴别。热入血室而神昏者,瘀血内阻,周身经络气血运行不畅,故可见身体困重,胁及少腹痞痛不舒,牵连胸背部亦拘束不遂,治宜凉血解毒祛邪、活血化瘀通络之法。阳明胃实而神昏者,无瘀血内阻,气血流畅,故肢体活动较为轻便。两者之鉴别,还须结合具体脉症及月经情况全面分析。

热入血室证,瘀热日久不解,上逆致使胸膈气血郁结,甚至内扰心包,形成血结胸,症见胸胁胀满硬痛、谵妄如狂、大便黑、小便利等症,治宜凉血解毒,活血祛瘀。王海藏用桂枝红花汤(即《伤寒论》桂枝汤加红花)加海蛤、桃仁,调和营卫,通行上下,为"表里上下一齐尽解"之剂,可供临床加减应用。

热入血室证,王士雄指出:"温邪热入血室有三证,如经水适来,因热邪陷入而搏结不行者,此宜破其血结;若经水适断,而邪乃乘血舍之空虚以袭之者,宜养营以清热;其邪热传营,逼血妄行,致经未当期而至者,宜清热以安营。"其论颇得要领,可供临床参考。

学 习 小 结

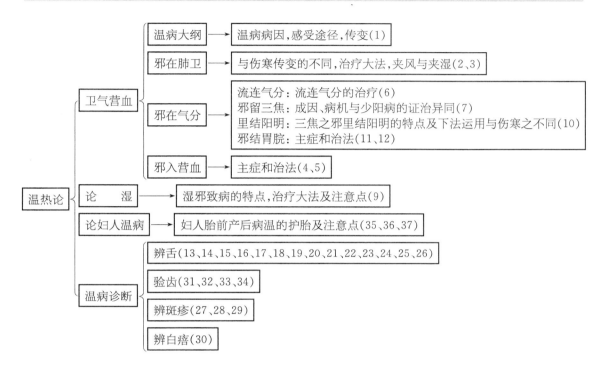

第十七章　薛雪《湿热病篇》选

导学

（1）掌握湿热病的病因、发病和病机演变的理论。

（2）熟悉湿热病卫气营血分与三焦的辨证论治、后期善后调理的治法。

（3）了解湿热病类证如暑病、下利、寒湿等的辨证论治。

（4）背诵原文标号第1~3、第8~11和第13条。

薛雪，字生白，晚年自号一瓢，又号扫叶老人，江苏吴县人（今苏州市），生于清康熙二十年（1681年），卒于清乾隆三十五年（1770年）。薛氏出身于书香门第，自幼刻苦攻读，以博学多才闻名于世，擅长诗画，尤其精通医学。薛氏淡泊名利，在乾隆初年朝廷曾召举为"鸿博"，但他拒不应试，而以医为业。薛氏在医学上特别擅长湿热病的治疗，著有《湿热病篇》《医经原旨》《扫叶庄医案》《自讲日记》，收于吴金寿刻的《三家医案合刻》中的薛氏医案。

《湿热病篇》是以自述自注的形式，全面论述外感湿热病发生发展规律和辨证治疗的专著，内容以湿温、暑湿等夏秋季节的常见病为主，兼及痢疾、夏日感冒、寒湿等病证。主要讲述了湿温病在卫分、气分、营血分以及后期化热伤阴、余邪留滞的各种证治，提出湿热病的病机中心是中焦脾胃和阳明太阴两经，主张三焦分治。在治疗中既重视养阴保津，又注意顾护阳气，尤其对湿热痉厥、湿热内结等变局的证治亦有精辟的论述。本篇的问世，为后世将温病明确分为温热、湿热两大类奠定了理论基础，特别是薛氏提出的对湿热进行三焦辨治的方法，具有很高的学术价值，起到了承前启后的作用。从内容来看，不失为一篇较系统、完整而有临床价值的文献，对后世辨治湿热病产生了重要影响，被列为医家必读之本。所以，李清俊在《南病别鉴》序中说："薛氏《湿热论》……其见之也确，其言之也详，其治之各得其宜，可为后世法，莫能出其范围者。"

《湿热病篇》约成书于1770年之前，初刊于1831年。未见原本，版本有多种，编次、条文互有出入。舒松摩重刻李言恭著《医师秘籍》首载本篇，名为《薛生白湿热条辨》，载有前35条，江白仙《温热病指南集》与吴子音《温热赘言》中均采集20条，又增补11条为31条本，王士雄《温热经纬》乃收录吴人陈秋垞抄本为46条本，被认为是全豹之作，王氏名之为《薛生白湿热病篇》。另外，本篇在《医门棒喝》《南病别鉴》《陈修园医书七十二种》《王旭高医书六种》《中西医劝读十二种》《感证集腋》等书中均有收载而编次互异。本教材根据《温热经纬》所辑《湿热病篇》条文为依据，予以归类叙述。

一、湿热病提纲

【原文】　1. 湿热证，始恶寒，后但热不寒，汗出胸痞，舌白或黄，口渴不引饮。（1）

自注：此条乃湿热证之提纲也。湿热病属阳明太阴经者居多，中气实则病在阳明，中气虚则病在太阴。病在二经之表者,多兼少阳三焦;病在二经之里者,每兼厥阴风木。以少阳厥阴同司相火,阳明太阴湿热内郁,郁甚则少火皆成壮火,而表里上下充斥肆逆。故是证最易耳聋、干呕、发痉、发厥。而提纲中不言及者,因以上诸症,皆湿热证兼见之变局,而非湿热病必见之正局也。始恶寒者,阳为湿遏而恶寒,终非若寒伤于表之恶寒,后但热不寒,则郁而成热,反恶热矣。热盛阳明则汗出,湿蔽清阳则胸痞,湿邪内盛则舌白,湿热交蒸则舌黄,热则液不升而口渴,湿则饮内留而不引饮。然所云表者,乃太阴阳明之表,而非太阳之表。太阴之表四肢也,阳明也;阳明之表肌肉也,胸中也。故胸痞为湿热必有之证,四肢倦怠,肌肉烦疼,亦必并见。其所以不干太阳者,以太阳为寒水之腑,主一身之表,风寒必自表入,故属太阳。湿热之邪,从表伤者十之一二,由口鼻入者十之八九。阳明为水谷之海,太阴为湿土之脏,故多阳明太阴受病。膜原者,外通肌肉,内近胃腑,即三焦之门户,实一身之半表半里也。邪由上受,直趋中道,故病多归膜原。要之湿热之病,不独与伤寒不同,且与温病大异。温病乃少阴太阳同病,湿热乃阳明太阴同病也。而提纲中言不及脉者,以湿热之证,脉无定体,或洪或缓,或伏或细,各随证见,不拘一格,故难以一定之脉,拘定后人眼目也。

　　湿热之证,阳明必兼太阴者,徒知脏腑相连,湿土同气,而不知当与温病之必兼少阴比例。少阴不藏,木火内燔,风邪外袭,表里相应,故为温病。太阴内伤,湿饮停聚,客邪再至,内外相引,故病湿热。此皆先有内伤,再感客邪,非由腑及脏之谓。若湿热之证,不夹内伤,中气实者,其病必微,或有先因于湿,再因饥劳而病者,亦属内伤夹湿,标本同病。然劳倦伤脾为不足,湿饮停聚为有余,所以内伤外感孰多孰少,孰实孰虚,又在临证时权衡矣。

　　【提要】　湿热病提纲。

　　【释义】　湿热病的病因:湿热病邪。湿热病邪一年四季均可形成,但以夏末秋初尤为多见,因夏秋气候炎热,雨水较多,天暑下迫,地湿上蒸之际,容易形成湿热病邪;东南沿海地区,临海傍水,气候温暖潮湿,湿气偏重,故湿热病邪致病较多。湿热之邪伤人,多从口鼻而入,即薛氏所云:"从表伤者十之一二,由口鼻入者十之八九。"

　　湿热病的发病特点:"内外合邪"。薛氏强调:"太阴内伤,湿饮停聚,客邪再至,内外相引,故病湿热。"恣食生冷、肥甘厚味、饥劳失度等均可伤及脾胃,脾胃失职,湿自内生,则容易感受湿热病邪而为病。叶桂也认为,湿热病的发生是"里湿素盛,外邪入里,里湿为合"。

　　湿热病病位:以中焦脾胃为病变中心。脾为湿土之脏,胃为水谷之海,脾胃同属中土,湿为土之气,两者同气相求,内外相引,故湿热病邪易犯阳明、太阴。在病程中湿热交蒸而自始至终都有轻重不等的胸闷、脘痞、呕恶、腹泻等脾胃气机阻滞的症状。湿热为患,素体中阳偏盛者,病位多在胃,多表现为热重于湿的证候;素体中阳不足者,病位多在脾,多表现为湿重于热,正如薛氏所说:"中气实则病在阳明,中气虚则病在太阴。"若感受湿热秽浊之气较甚,则"邪由上受,直趋中道,故病归膜原",临床上可见寒热往来、寒甚热微、舌苔白如积粉等湿热秽浊郁伏膜原的症状。

　　湿热病病机演变的一般规律:初期,湿困太阴、阳明之表;继则邪传中焦,湿热困阻脾胃,阻滞气机;亦可传入手少阳三焦或足少阳胆经,出现湿热困阻胆腑、三焦之候,导致干呕、耳聋等病证;湿热交蒸于中焦脾胃可传入手足厥阴经,出现湿浊蒙蔽心包证、湿滞肝经动风证,导致发痉、发厥。故薛氏说:"病在二经之表,多兼少阳、三焦,病在二经之里,每兼厥阴风木……最易耳聋、干呕、发痉、发厥。"

　　湿热病初起证候:始恶寒,后但热不寒,汗出胸痞,舌白,口渴不引饮,表明湿热病初起湿邪较盛。始恶寒为湿困肌表,热为湿遏;后但热不寒系湿郁化热,邪在气分;汗出为湿热郁蒸之象;胸痞为湿蔽清阳,气机阻滞所致;舌白为湿邪内盛的表现;口渴不引饮为湿热内阻,津不上承的表现;脉或洪或缓或伏或细说明湿热病变过程中,证候演变较为复杂,故脉象不定。此外,湿邪困遏肌表,还可见四肢倦怠,肌肉烦疼等临床表现。湿热病表证与伤寒表证均可有恶寒发热等表现,但两者在病位和病理性质方面有一定的差异,伤寒表证为太阳之表,病位在皮毛,病机为寒邪束表,经气郁滞,腠理闭塞,故头痛、身痛、无汗、脉浮紧等症状较为显著;湿热病表证为太阴阳明之表,病位在四肢、胸中,病机为湿邪困阻,气机不畅,故四肢倦怠、肌肉烦疼、胸痞等症状较为明显。

薛氏认为"湿热之病,不独与伤寒不同,且与温病大异"。这里所说的"温病"主要是指伏气温病的春温。春温为少阴太阳同病,由邪伏少阴,少阴肾水不足而厥阴风火内盛,又感受外邪,邪犯太阳之表而发病。湿热病则是太阴阳明同病,即湿热之邪犯于脾胃而发病。所以,在临床上的表现两者虽都有发热恶寒,但春温病初起里热亢盛,湿热病初起则湿遏卫气症状明显,故并不难区别。薛氏通过对温、湿的辨异,使湿热病自成体系,从而为温病证治明确分为温热、湿热两大类奠定了基础。

二、邪在卫表

【原文】　2. 湿热证,恶寒无汗,身重头痛。湿在表分。宜藿香、香薷、羌活、苍术皮、薄荷、牛蒡子等味。头不痛者,去羌活。(2)

自注:身重恶寒,湿遏卫阳之表证。头痛必夹风邪,故加羌活,不独胜湿,且以祛风。此条乃阴湿伤表之候。

【提要】　"阴湿"伤表的证治。

【释义】　"阴湿"是指湿邪尚未化热。湿邪伤表,卫阳郁闭,则见恶寒,无汗;湿着肌腠,气机阻遏,则见身重头痛。因湿未化热,病位在表,里湿不著,故治宜芳香辛散,宣化湿邪。药用藿香、苍术皮、香薷等芳香辛散之品,佐以羌活祛风胜湿,薄荷、牛蒡子宣透卫表。羌活药性温燥,易于助热化燥,头不痛者,说明夹风之象不明显,故去之。

【原文】　3. 湿热证,恶寒发热,身重,关节疼痛,湿在肌肉,不为汗解。宜滑石、大豆黄卷、茯苓皮、苍术皮、藿香叶、鲜荷叶、白通草、桔梗等味。不恶寒者,去苍术皮。(3)

自注:此条外候与上条同,惟汗出独异,更加关节疼痛,乃湿邪初犯阳明之表。而即清胃脘之热者,不欲湿邪之郁热上蒸,而欲湿邪之淡渗下走耳。此乃阳湿伤表之候。

【提要】　"阳湿"伤表的证治。

【释义】　"阳湿"与"阴湿"相对而言,指湿已化热,湿热郁于肌表,热象较为明显。其临床表现除了湿遏肌表之恶寒、身重、关节疼痛外,同时见发热不为汗解等湿中蕴热之症。治宜宣化湿邪的同时,配合泄热之品,药用藿香、苍术皮芳化辛散为主药,配合滑石、大豆黄卷、茯苓皮、通草、荷叶等渗湿泄热。因蕴热已成,故香薷、羌活等辛温燥烈之品不宜使用,更不可误用辛温发汗。若不恶寒者说明表邪已解,或湿邪化热,热象转甚,故不宜应用苍术。

阴湿伤表与阳湿伤表病位虽同而病性却异。阴湿为湿未化热,临床上以恶寒无汗为特点,治宜芳化透邪为主;阳湿为湿中蕴热,临床上以恶寒发热、汗出热不解为特点,治宜芳化透散配合淡渗凉泄。

【原文】　4. 湿热证,胸痞发热,肌肉微疼,始终无汗者,腠理暑邪内闭。宜六一散一两,薄荷叶三四分,泡汤调下即汗解。(21)

自注:湿病发汗,昔贤有禁。此不微汗之,病必不除。盖既有不可汗之大戒,复有得汗始解之治法,临证者知所变通矣。

【提要】　暑湿郁表的证治。

【释义】 暑湿郁于肌表而不得外泄,故发热无汗、肌肉微疼;湿热蕴结,气机不宣,故胸痞不适。治宜疏解肌表,清利湿热为主,药用薄荷、六一散。取滑石解肌清热、滑窍利湿,甘草清热和中,薄荷透解风热。薛氏提出泡汤调服,以取其轻清宣透之妙,达到轻可去实的目的。其原理有二:一为薄荷不宜久煎,泡汤服有利于保持药性;二为本证属病变早期,且病势较轻,治疗时药力不宜过猛,采用泡服之法,以轻宣透邪,达到轻可去实的目的。

湿热病初起禁辛温发汗,若误用则有助热伤阴之弊,治宜开泄腠理,微汗而解。湿温初起的表证以脾胃为病变中心,乃脾胃之表,治宜芳香辛散,宣气化湿,表里双解,非单纯发汗可解,"临证者当知所变通矣"。

三、邪在气分

(一)邪在上焦

【原文】 5. 湿热证,初起壮热口渴,脘闷懊侬,眼欲闭,时谵语,浊邪蒙闭上焦。宜涌泄,用枳壳、桔梗、淡豆豉、生栀子,无汗者加葛根。(31)

自注:此与第九条宜参看,彼属余邪,法当轻散;此则浊邪蒙闭上焦,故懊侬脘闷。眼欲闭者,肺气不舒也。时谵语者,邪郁心包也。若投轻剂,病必不除。《经》曰:"高者越之。"用栀豉汤涌泄之剂,引胃脘之阳而开心胸之表,邪从吐散。

【提要】 湿热浊邪蒙蔽上焦的证治。

【释义】 湿热病见壮热口渴,为热炽在气分;脘闷懊侬,为湿郁上焦胸膈,气机不畅;眼欲闭,时谵语,为湿热浊邪上蒙清阳,扰及神明。故本证属湿热浊邪蒙蔽上焦气分,治宜清宣上焦气机,透化湿热之邪,药用枳壳、桔梗、淡豆豉、生栀子等轻开上焦之气,使气化则湿亦化。若佐以石菖蒲、郁金等则更为对证,无汗加葛根,不如藿香更为贴切。

本证治疗选用方药乃仿栀子豉汤之意,并无涌泄之作用,况且本证为无形邪热在上焦,不比上焦痰涎、宿食可吐而去之,谓本法为"涌泄",似不妥当。

【原文】 6. 湿热证,初起即胸闷不知人,瞀乱①大叫痛,湿热阻闭中上二焦。宜草果、槟榔、鲜菖蒲、芫荽、六一散各重用,或加皂角,地浆水②煎。(14)

自注:此条乃湿热俱盛之候。而去湿药多清热药少者,以病邪初起即闭,不得不以辛通开闭为急务,不欲以寒凉凝滞气机也。

【词解】

① 瞀乱:瞀(mào),视物不明,甚至昏蒙。瞀乱为视物不明,心中闷乱,甚至神识昏蒙。

② 地浆水:把新汲水倒入约三尺深的黄土坑,俟其沉淀后,取清液用,有清暑解毒作用。

【提要】 湿热浊邪阻闭上中二焦的证治。

【释义】 湿热证初起即见胸闷,不知人,瞀乱,大叫痛,为湿热秽浊之邪阻闭上中二焦,气机逆乱所致,俗称"发痧",起病急骤,病情较重。治宜辛通开闭,利气宣透,化湿泄浊。药用草果、槟榔辛开理气,菖蒲、芫荽芳香辟秽,六一散清利湿热,皂角、地浆水辟秽解毒。

薛氏认为本证属湿热俱盛之证,但从其证候特点和用药方面来看,本证以湿热秽浊之邪为主,热势并不炽盛。

(二)邪在中焦

【原文】 7. 湿热证,寒热如疟,湿热阻遏膜原①。宜柴胡、厚朴、槟榔、草果、藿香、苍术、半夏、

干菖蒲、六一散等味。（8）

自注：疟由暑热内伏,秋凉外束而成。若夏月腠理大开,毛窍疏通,安得成疟。而寒热有定期,如疟证发作者,以膜原为阳明之半表半里,热湿阻遏,则营卫气争,证虽似疟,不得与疟同治,故仿又可达原饮之例。盖一由外凉束,一由内湿阻也。

【词解】

① 膜原：指半表半里。本条言膜原为阳明之半表半里,实指邪伏半表半里兼阻脾胃,出现寒热如疟、脘腹痞闷、苔白厚腻如积粉等湿热秽浊郁闭之象,治宜疏利透达膜原之邪。

【提要】 湿热阻遏膜原的证治。

【释义】 湿热邪伏膜原,病在半表半里,故常见寒热往来如疟状,并伴见脘腹痞闷、苔白厚腻如积粉等湿热秽浊郁闭之象,治宜疏利透达膜原之邪,用药仿吴有性达原饮。以柴胡和解枢机,透邪外达;苍术、厚朴、草果、槟榔、半夏理气燥湿;藿香、菖蒲芳化湿浊;六一散清利湿热。本方清热之力较弱而燥湿之性较强,用于寒甚热微之证较为适宜。

【原文】 8. 湿热证,舌遍体白,口渴,湿滞阳明。宜用辛开,如厚朴、草果、半夏、干菖蒲等味。（12）

自注：此湿邪极盛之候。口渴乃液不上升,非有热也。辛泄太过即可变而为热,而此时湿邪尚未蕴热,故重用辛开,使上焦得通,津液得下也。

【提要】 湿浊阻滞中焦脾胃的证治。

【释义】 "湿滞阳明"指湿浊阻于中焦脾胃,且以湿在太阴脾为主,因无下利之症,与一般之湿阻脾胃证稍有不同,故称之为"湿滞阳明"。湿邪极盛而尚未化热,则舌遍体白,即舌上满布白腻之苔;湿浊阻遏,津液不升则口渴;本证尚可有脘痞、呕恶、腹胀等湿浊内阻见症。治宜辛开理气,燥化湿浊,使上焦气机通畅,津液得以上输下布。药用厚朴、草果、半夏、干菖蒲等辛开之品。

【原文】 9. 湿热证,初起发热,汗出胸痞,口渴舌白,湿伏中焦。宜藿梗、蔻仁、杏仁、枳壳、桔梗、郁金、苍术、厚朴、草果、半夏、干菖蒲、佩兰叶、六一散等味。（10）

自注：浊邪上干则胸闷,胃液不升则口渴。病在中焦气分,故多开中焦气分之药。此条多有夹食者,其舌根见黄色,宜加瓜蒌、楂肉、莱菔子。

【提要】 湿热阻于中焦、湿重于热的证治。

【释义】 湿热病初起不恶寒,说明湿热郁伏中焦,病位不在表;湿热交蒸则虽发热汗出而热不除;湿热上犯,肺气失于宣畅,见胸痞;湿浊中阻,津液不得上承则口渴,但多渴不欲饮;湿重于热,故舌苔白。治宜宣气化湿为主,药用杏仁、桔梗、枳壳轻宣肺气,苍术、厚朴、草果、半夏燥湿化浊,郁金、菖蒲、藿梗、佩兰、蔻仁芳香化湿辟秽,六一散清利湿热。

湿热阻于中焦,脾胃运化失常,容易导致饮食停滞,临床上可见舌根黄腻、嗳腐吞酸、便溏不爽等湿热积滞胶结于胃肠的表现,治宜加入山楂、莱菔子、瓜蒌等消食导滞药物。

【原文】 10. 湿热证,舌根白,舌尖红,湿渐化热,余湿犹滞。宜辛泄①佐清热,如蔻仁、半夏、干菖蒲、大豆黄卷、连翘、绿豆衣、六一散等味。（13）

自注：此湿热参半之证。而燥湿之中,即佐清热者,亦所以存阳明之液也。上二条凭验舌以投剂,为临证时要诀。盖舌为心之外候,浊邪上熏心肺,舌苔因而转移。

【词解】

① 辛泄：指辛散开泄化湿的治法,即湿热阻于中焦而湿重于热,宜用蔻仁、半夏、菖蒲、大豆黄卷等辛散开泄、通达宣利之品,分利湿热,使湿热分解,湿去热退而津存。

【提要】　湿渐化热、余湿犹滞的证治。

【释义】　本证薛氏自注为"湿热参半"之证,但舌根白,舌尖红,为湿渐化热,而热势尚不太甚,实际上仍属湿重热轻之证。治宜辛泄为主,佐以清热,使湿热分解,邪祛以存津,即所谓"燥湿之中,即佐清热者,亦所以存阳明之液也"。

上三条原文(12)、(10)、(13)同属中焦湿热而湿重于热,而以舌遍体白、舌白及舌根白、舌尖红,作为判断湿热偏胜的指征,"凭验舌以投剂,为临证时要诀",足见验舌对于湿热病辨治的重要性。

【原文】　11. 湿热证,壮热口渴,自汗,身重,胸痞,脉洪大而长者,此太阴之湿与阳明之热相合。宜白虎加苍术汤。(37)

自注:热渴自汗,阳明之热也;胸痞身重,太阴之湿兼见矣。脉洪大而长,知湿热滞于阳明之经,故用苍术白虎汤以清热散湿,然乃热多湿少之候。白虎汤仲景用以清阳明无形之燥热也。胃汁枯涸者,加人参以生津,名曰白虎加人参汤;身中素有痹气者,加桂枝以通络,名曰桂枝白虎汤,而其实意在清胃热也。是以后人治暑热伤气身热而渴者,亦用白虎加人参汤;热渴汗泄,肢节烦疼者,亦用白虎加桂枝汤;胸痞身重兼见,则于白虎汤加入苍术以理太阴之湿;寒热往来兼集,则于白虎汤中加入柴胡,以散半表半里之邪。凡此皆热盛阳明,他证兼见,故用白虎清热,而复各随证以加减。苟非热渴汗泄,脉洪大者,白虎便不可投。辨证察脉,最宜详审也。

【提要】　热重于湿的证治。

【释义】　湿热病,壮热口渴,自汗,脉洪大而长者,为阳明热盛之象;胸痞,身重,为太阴脾湿未化之征。治宜清泄阳明胃热,兼化太阴脾湿,方用白虎加苍术汤。薛氏提出"苟非热渴汗泄,脉洪大者,白虎便不可投"。强调白虎汤适用于阳明里热蒸腾者。若阳明热盛,兼津气两虚,见身热而渴,背微恶寒者,用白虎加人参汤以清阳明胃热,兼以益气生津;若阳明热盛,兼经脉痹阻,见热渴汗泄,肢节烦疼者,用白虎加桂枝汤以清阳明胃热,兼通络行痹;若阳明热盛,兼表里失和,见寒热往来者,用白虎加柴胡汤以清阳明胃热,兼和解表里。临证时当灵活加减。

(三) 邪在下焦

【原文】　12. 湿热证,数日后自利,溺赤,口渴,湿流下焦。宜滑石、猪苓、茯苓、泽泻、萆薢、通草等味。(11)

自注:下焦属阴,太阴所司。阴道虚故自利,化源滞则溺赤,脾不转津则口渴。总由太阴湿盛故也。湿滞下焦,故独以分利为治,然兼证口渴胸痞,须佐入桔梗、杏仁、大豆黄卷开泄中上,源清则流自洁,不可不知。

湿热之邪不自表而入,故无表里可分,而未尝无三焦可辨,犹之河间治消渴亦分三焦者是也。夫热为天之气,湿为地之气,热得湿而愈炽,湿得热而愈横。湿热两分,其病轻而缓;湿热两合,其病重而速。湿多热少,则蒙上流下,当三焦分治;湿热俱多,则上闭下壅,而三焦俱困矣。犹之伤寒门二阳合病、三阳合病也。盖太阴湿化、三焦火化,有湿无热,止能蒙蔽清阳,或阻于上,或阻于中,或阻于下,若湿热一合则身中少火悉化为壮火,而三焦相火有不起而为虐者哉? 所以上下充斥,内外煎熬,最为酷烈。兼之木火同气,表里分司,再引肝风,痉厥立至。胃中津液几何,其能供此交征乎? 至其所以必属阳明者,以阳明为水谷之海,鼻食气,口食味,悉归阳明。邪从口鼻而入,则阳明为必由之路。其始也,邪入阳明,早已先伤其胃液;其继也,邪盛三焦,更欲取资于胃液。司命者,可不为阳明顾虑哉?

【提要】　湿流下焦、泌别失职的证治。

【释义】 湿热困阻中焦,津不上承,则口渴;湿热流注下焦,大肠传导失司,则大便下利;膀胱气化失司,泌别失职,则小便短赤。治宜淡渗分利,通调水道。以茯苓、猪苓、泽泻导水下行,通利小便;滑石利水通淋;萆薢分利湿浊;通草清热利水。小便通利则便泄自止,湿邪一去则口渴自愈,所谓"治湿不利小便,非其治也",亦符合"利小便所以实大便"之旨。因肺为水之上源,宣开上焦肺气有助于下焦水道的通利,佐以桔梗、杏仁、大豆黄卷,意在宣开上焦肺气,"源清则流自洁"。

薛氏提出"热得湿而愈炽,湿得热而愈横",指出湿热证以湿蕴热蒸为主要病理变化。湿热交蒸有上蒙清窍、下蕴膀胱的特点,湿多热少可蒙上流下,弥漫三焦;湿热俱盛则可下闭上壅而三焦俱困;湿热化燥化火可内陷营血,深入手足厥阴,出现斑疹,窍闭神昏,动风抽搐等重证;湿从热化,亦常可损伤阴液。治宜清热化湿并举,"湿热两分,其病轻而缓,湿热两合,其病重而速"。

"下焦属阴,太阴所司",指出了位于下焦的大小肠、膀胱与太阴脾在生理病理上密切相关。"阴道虚故自利"中的"阴道虚"主要是指肠道的功能失调,湿胜则濡泄,并非指虚证。"湿热之邪不自表而入,故无表里之分",强调湿热之邪多从口鼻而入,初起多湿热困阻卫气分,不单纯为表证或里证,故曰"无表里之分"。

【原文】 13. 湿热证,四五日,忽大汗出,手足冷,脉细如丝或绝,口渴,茎痛,而起坐自如,神清语亮。乃汗出过多,卫外之阳暂亡,湿热之邪仍结,一时表里不通,脉故伏,非真阳外脱也。宜五苓散去术加滑石、酒炒川连、生地、芪皮等味。(29)

自注:此条脉证,全似亡阳之候,独于举动神气得其真情。噫! 此医之所以贵识见也。

【提要】 湿热蕴阻下焦、卫阳暂亡的证治。

【释义】 湿热病见大汗出,手足冷,脉细如丝或绝之症,证似阴盛阳亡之象。但阴盛者,必神倦欲寐,或有郑声,而本证患者起坐自如,神清语亮,为湿热蕴结下焦,表里阳气不能交通,汗出过多致卫阳暂亡之象;口渴,茎痛,则为湿热阻于下焦、阴液耗伤之征。治宜清热利湿,兼以固表、滋阴,药用四苓加滑石、黄连,清热利湿,通利小便;芪皮固护卫表,生地黄滋养阴液。

四、邪入营血

【原文】 14. 湿热证,壮热口渴,舌黄或焦红,发痉,神昏谵语或笑,邪灼心包,营血已耗。宜犀角、羚羊角、连翘、生地、元参、钩藤、银花露、鲜菖蒲、至宝丹等味。(5)

自注:上条言痉,此条言厥。温暑之邪,本伤阳气,及至热极,逼入营阴,则津液耗而阴亦病;心包受灼,神识昏乱。用药以清热救阴,泄邪平肝为务。

【提要】 湿热化燥、深入营血、邪灼心营的证治。

【释义】 本证舌黄或焦红,神昏谵语或笑,发痉,同时伴有壮热口渴,为湿热化燥,内陷营血,热闭心窍,引动肝风,但气分邪热未除,为气营两燔证。治宜清热凉血,清心开窍,凉肝息风。药用犀角、生地黄、玄参清心凉营、滋阴养液,银花露、连翘清气泄热、透热转气,羚羊角、钩藤凉肝息风,至宝丹、菖蒲芳香宣窍,辟秽化浊。身热,渴饮较甚,石膏、知母等清热生津之品,可以加入。"此条言厥",当指因热闭心包而致昏厥或热邪引动肝风致痉厥。

【原文】 15. 湿热证,壮热烦渴,舌焦红或缩,斑疹,胸痞,自利,神昏痉厥,热邪充斥表里三焦。宜大剂犀角、羚羊角、生地、元参、银花露、紫草、方诸水[①]、金汁、鲜菖蒲等味。(7)

自注:此条乃痉厥中之最重者,上为胸闷,下夹热利,斑疹痉厥,阴阳告困。独清阳明之热,救阳明之液为急务者,恐胃液不存,其人自焚而死也。

【词解】

① 方诸水：露水，又名明水。方诸为古代在月下承取露水的器具名称。一说方诸水用大蚌，磨之令热，向月取之则水生，即当明月当空时取蚌体分泌之汁液，性甘寒无毒，功能止渴除烦，明目定心。

【提要】　湿热化燥、热邪充斥表里三焦气血的证治。

【释义】　本证壮热烦渴为气分热炽，舌焦红或缩，斑疹为热燔血分。热毒充斥上焦则胸痞，下迫大肠则自利，窜入厥阴则神昏痉厥。治宜清热解毒，凉血养阴，息风开窍。以犀角、生地黄、玄参清营凉血，解毒救阴，银花露、紫草、金汁、方诸水清热解毒，羚羊角凉肝息风，鲜菖蒲芳香开窍。

本证湿热邪气化燥化火，热毒充斥气血，故薛氏曰："独清阳明之热，救阳明之液为急务。"但其病变涉及表里上下、气血、手足厥阴，而非阳明之热独盛。从其用药来看，清热解毒，凉营救阴同治，应理解为广义的清热救阴，根据病情辨证施治，而不独"救阳明之液"。

【原文】　16. 湿热证，经水适来，壮热口渴，谵语神昏，胸腹痛，或舌无苔，脉滑数，邪陷营分。宜大剂犀角、紫草、茜根、贯众、连翘、鲜菖蒲、银花露等味。（32）

自注：热入血室，不独妇女，男子亦有之，不第凉血，并须解毒，然必重剂乃可奏功。

【提要】　湿热化火、热入血室的证治。

【释义】　湿热化火，致邪热下陷，恰逢妇女月经适来，热与血结，形成热入血室之证。热毒内炽血室，气滞血凝，则胸腹痛，当以少腹部疼痛尤为显著；瘀热上扰心神，则谵语神昏；壮热口渴，舌无苔，为热毒陷于血分，口虽渴亦不甚渴饮。治宜凉血解毒，活血化瘀，宁心安神。药用犀角、紫草、连翘、金银花露、贯众凉血解毒，鲜菖蒲芳香开窍，茜根活血散瘀，以使热退神安。

薛氏提出男子也有热入血室的可能，提示邪热下陷，热与血结，气血两燔之证，病位可在胞宫，还可以在大小肠、膀胱等下焦部位。

【原文】　17. 湿热证，上下失血或汗血，毒邪深入营分，走窜欲泄。宜大剂犀角、生地、赤芍、丹皮、连翘、紫草、茜根、银花等味。（33）

自注：热逼而上下失血、汗血，势极危而犹不即坏者，以毒从血出，生机在是。大进凉血解毒之剂，以救阴而泄邪，邪解而血自止矣。血止后，须进参、芪善后乃得。汗血即张氏所谓肌衄也。《内经》谓"热淫于内，治以咸寒"，方中当增入咸寒之味。

【提要】　湿热化火、深入营血、迫血妄行的证治。

【释义】　湿热化燥化火，内逼营血，损伤血络，迫血外溢致上下失血或汗血。阳络伤则血外溢见衄血、吐血，阴络伤则血内溢见便血、溺血，血从肌肤而出则为汗血。治宜凉血解毒与救阴并施，药用犀角地黄汤清热解毒，凉血化瘀，金银花、连翘、紫草清热解毒，茜草活血行瘀。

薛氏认为邪热可随动血而外出，但诸出血之症是血热亢盛之象，均是危重之候，特别是出血量多势急者，必须积极救治。"邪解而血自止"，强调了热入血分清除热毒的重要性，血热得清，出血自止。若不清血热而只投止血之剂，不仅出血难止，反有留瘀助邪之弊。

文中所说的血止后要进参、芪以善后，却不可一概而论。如属出血后气随血脱者，可以用参、芪以益气固脱，但对于血止后热邪未尽或虚热内生者，滥用参、芪反能助热伤阴。

五、变证

（一）湿热致痉

【原文】　18. 湿热证，三四日即口噤，四肢牵引拘急，甚则角弓反张，此湿热侵入经络脉隧中。

宜鲜地龙、秦艽、威灵仙、滑石、苍耳子、丝瓜藤、海风藤、酒炒黄连等味。（4）

　　自注：此条乃湿邪夹风者。风为木之气，风动则木张，乘入阳明之络则口噤，走窜太阴之经则拘挛，故药不独胜湿，重用息风。一则风药能胜湿，二则风药能疏肝也。选用地龙、诸藤者，欲其宣通脉络耳。

　　或问仲景治痉，原有桂枝加栝蒌根及葛根汤两方，岂宜于古而不宜于今耶？今之痉者与厥相连，仲景不言及厥，岂《金匮》有遗文耶？余曰：非也。药因病用，病源既异，治法自殊。伤寒之痉自外来，证属太阳，治以散外邪为主；湿热之痉自内出，波及太阳，治以息内风为主。盖三焦与肝胆同司相火，中焦湿热不解，则热盛于里而少火悉成壮火，火动则风生而筋挛脉急，风煽则火炽而识乱神迷。身中之气随风火上炎而有升无降，常度尽失，由是而形若尸厥。正《内经》所谓"血之与气，并走于上，则为暴厥"者是也。外窜经脉则成痉，内侵膻中则为厥。痉厥并见，正气犹存一线，则气复反而生，胃津不克支持，则厥不回而死矣。所以痉与厥往往相连，伤寒之痉自外来者，安有是哉？

　　暑月痉证与霍乱同出一源，风自火生，火随风转，乘入阳明则呕，贼及太阴则泻，是名霍乱；窜入筋中则挛急，流入脉络则反张，是名痉。但痉证多厥，霍乱少厥。盖痉证风火闭郁，郁则邪势愈甚，不免逼乱神明，故多厥；霍乱风火外泄，泄则邪热外解，不至循经而走，故少厥。此痉与霍乱之分别也。然痉证邪滞三焦，三焦乃火化，风得火而愈煽，则逼入膻中而暴厥；霍乱邪走脾胃，脾胃乃湿化，邪由湿而停留，则淫及诸经而拘挛。火郁则厥，火窜则挛。又痉与厥之遗祸也，痉之挛结乃湿热生风，霍乱之转筋乃风来胜湿。痉则由经及脏而厥，霍乱则由脏及经而挛，总由湿热与风淆乱清浊、升降失常之故。夫湿多热少，则风入土中而霍乱，热多湿少，则风乘三焦而痉厥。厥而不返者死，胃液干枯，火邪盘踞也；转筋入腹者死，胃液内涸，风邪独劲也。然则胃中之津液所关顾不巨哉？厥证用辛开，泄胸中无形之邪也；干霍乱用探吐，泄胃中有形之滞也。然泄邪而胃液不上升者，热邪愈炽；探吐而胃液不四布者，风邪更张，终成死候，不可不知。

　　【提要】　湿热兼夹风邪侵袭经脉而致痉的证治。

　　【释义】　湿热夹风侵袭阳明、太阴经络可致发痉。邪入阳明经脉，致口噤；湿窜太阴经气不利，则四肢牵引拘急；湿滞太阴经脉则拘挛，甚则角弓反张。治宜祛风化湿，清热通络。以秦艽、威灵仙、苍耳子祛风胜湿，鲜地龙镇痉通络，丝瓜络、海风藤通络舒筋，滑石、黄连利湿清热。

　　本条之"痉"发生在病变初期，为湿热夹风侵犯脾胃经脉所致，临床上虽有发痉，但热势不盛，神志清楚，形体尚实。热盛动风之痉多见于病的极期，来势急骤，抽搐频繁有力，必伴有壮热、神昏谵语、苔黄燥、脉弦数等症状。虚风内动之痉多见于病的后期，以手足蠕动或瘛疭、口角微微颤动为特点，常伴神倦、耳聋、舌绛枯痿、脉虚等肝肾阴竭的症状。三种痉证临床上应认真鉴别。

　　【原文】　19. 湿热证，发痉，神昏笑妄，脉洪数有力，开泄不效者，湿热蕴结胸膈，宜仿凉膈散。若大便数日不通者，热邪闭结肠胃，宜仿承气微下之例。（6）

　　自注：此条乃阳明实热，或上结，或下结。清热泄邪止能散络中流走之热，而不能除膈中蕴结之邪。故阳明之邪，仍假阳明为出路也。

　　【提要】　湿热化燥、热结于里之发痉神昏的证治。

　　【释义】　湿热化燥，邪热蕴结上焦胸膈，内扰厥阴可致发痉、神昏笑妄；其脉洪数有力，且无舌绛，说明本证不属邪入厥阴心肝之证；用安宫牛黄丸、至宝丹等清心开窍药"开泄不效"，说明病位不在手足厥阴。本证治宜清泄膈热，通下热结，"假阳明为出路"。热蕴胸膈者，为"上结"，用凉膈散凉泄上焦之热结，方中大黄、芒硝等味，寓有承气汤攻下之意；实热结于肠腑者，为"下结"，用承气汤清泄肠腑之热结。

【原文】　20. 湿热证,发痉撮空,神昏笑妄,舌苔干黄起刺或转黑色,大便不通者,热邪闭结胃腑。宜用承气汤下之。(36)

自注:撮空一证,昔贤谓非大实即大虚,虚则神明涣散,将有脱绝之虞;实则神明被逼,故多撩乱之象。今舌苔黄刺干涩,大便闭而不通,其为热邪内结阳明,腑热显然矣。徒事清热泄邪,止能散络中流走之热,不能除胃中蕴结之邪,故假承气以通地道,然舌不干黄起刺者,不可投也。承气用硝、黄,所以逐阳明之燥火实热,原非湿热内滞者所宜用,然胃中津液为热所耗,甚至撮空缭乱,舌苔干黄起刺,此时胃热极盛,胃津告竭,湿火转成燥火,故用承气以攻下。承气者,所以承接未亡之阴气于一线也。湿温病至此,亦危矣哉。

【提要】　湿热化燥、热结阳明之撮空的证治。

【释义】　湿热化燥,热结阳明,热扰手足厥阴可致发痉撮空,神昏笑妄,大便不通,脉洪数有力或沉实有力,舌苔干黄起刺或转为黑色。治宜通下蕴结之邪,釜底抽薪,以承气汤通腑泄热。若邪热已深入手足厥阴,当须配合清心开窍、凉肝息风之品,如安宫牛黄丸、紫雪丹、羚角钩藤汤等。

"撮空"即神志昏糊时两手无意识地抓空,既可见于大实之证,又可见于大虚之证。大实之证为热,邪热扰心所致;大虚之证则见于垂死之前,系元气将脱、神明涣散所致。

【原文】　21. 湿热证,口渴,苔黄起刺,脉弦缓,囊缩舌硬,谵语,昏不知人,两手搐搦,津枯邪滞。宜鲜生地、芦根、生首乌、鲜稻根等味。若脉有力,大便不通,大黄亦可加入。(35)

自注:胃津劫夺,热邪内踞,非润下以泄邪,则不能达,故仿承气之例,以甘凉易苦寒,正恐胃气受伤,胃津不复也。

【提要】　湿热化燥、热结阴伤、肝风内动的证治。

【释义】　口渴,苔黄起刺,神昏谵语,为阳明腑实、阴液耗伤之象;脉弦,囊缩舌硬,搐搦,为热盛动风之征。治宜通腑泄热,滋阴润肠。药用鲜生地黄、芦根、生首乌、鲜稻根生津养液,大黄攻下热结。本证湿已化热,非大剂泄热救阴、凉肝息风不可,仅用生地黄、首乌等滋阴,恐病重药轻,缓不济急。故临证时可加入羚羊角、钩藤、桑叶、菊花、紫雪丹等凉肝泄热、息风止痉之品。首乌苦涩微温,生用虽能通便,似非本证所宜。

【原文】　22. 湿热证,数日后,汗出热不除,或痉,忽头痛不止者,营液大亏,厥阴风火上升。宜羚羊角、蔓荆子、钩藤、元参、生地、女贞子等味。(20)

自注:湿热伤营,肝风上逆,血不荣筋而痉,上升颠顶则头痛,热气已退,木气独张,故痉而不厥。投剂以息风为标,养阴为本。

【提要】　湿已化燥、阴液亏耗、肝风内动的证治。

【释义】　湿热化燥,阴液耗伤,肝风内动,可见汗出热不除或痉而头痛不止。治宜滋养阴液,息风止痉。药用玄参、生地黄、女贞子滋补真阴,羚羊角、钩藤息风止痉,蔓荆子疏风止痛。王士雄认为"蔓荆不若以菊花、桑叶易之",可供参考。

【原文】　23. 湿热证,发痉神昏,独足冷阴缩。下体外受客寒,仍宜从湿热治,只用辛温之品煎汤熏洗。(30)

自注:阴缩为厥阴之外候,合之足冷,全似虚寒,乃谛观本证,无一属虚,始知寒客下体,一时营气不达,不但证非虚寒,并非上热下寒之可拟也,仍从湿热治之,又何疑耶?

【提要】　湿热化燥、热陷厥阴、阳气郁闭的证治。

【释义】　湿热化火,内陷厥阴,引动肝风,蒙蔽心包见发痉神昏的同时,出现足冷、阴缩为阳气被邪热郁闭不能达于四肢所致,热深则厥深,即薛氏所谓"一时营气不达"。肝脉络于阴器,厥阴肝经热极则筋脉挛急而阴囊内缩。"仍从湿热治之"是指按湿热化燥化火内陷厥阴证施治,治宜清心开窍,凉肝息风,可用紫雪丹、至宝丹、安宫牛黄丸开窍息风。以辛温之品熏洗有助于阳气外达,故可改善足冷、阴缩,但此非治本之法,尤其对于发痉神昏之证,用辛温之品熏洗,虽无大碍,但未必有益。

(二) 湿热致神情呆钝

【原文】 24. 湿热证,七八日,口不渴,声不出,与饮食亦不却,默默不语,神识昏迷,进辛香凉泄,芳香逐秽,俱不效。此邪入厥阴,主客浑受,宜仿吴又可三甲散,醉地鳖虫、醋炒鳖甲、土炒穿山甲、生僵蚕、柴胡、桃仁泥等味。(34)

自注:暑湿先伤阳分,然病久不解,必及于阴。阴阳两困,气钝血滞而暑湿不得外泄,遂深入厥阴。络脉凝瘀,使一阳不能萌动,生气有降无升,心主阻遏,灵气不通,所以神不清而昏迷默默也。用直入厥阴之药,破滞通瘀,斯络脉通而邪亦解矣。

【提要】 湿热病后期气血凝滞、灵机失运的证治。

【释义】 湿热病后期络脉凝瘀,气血呆滞,灵机不运,可致神情呆钝,默默不语;口不渴,说明非阳明热盛上扰心包所致神昏;予饮食亦不却,可知其神识并未完全消失;给予辛香凉泄,芳香逐秽俱不效,知非热闭或痰蒙心包之证。治宜活血通络,破滞散瘀,用吴有性三甲散去龟甲之滋、牡蛎之涩,而以地鳖虫破瘀通滞之品易之,用桃仁引其入血分,使血分之邪泄于下;鳖甲破积消瘀,用柴胡作引,使阴中之邪外达于表;山甲搜风通络,用僵蚕引其入络,使络中痰瘀之邪消散而解。

"主客浑受"之说源于吴有性《温疫论》"主客交病"。"主"指阴阳、气血、脏腑、血脉等,也包括了患者体质虚弱或患慢性病证,导致精气亏耗,或气滞,或血瘀,或水停等内在的病理基础;所谓"客"是指暑湿病邪。"主客浑受"即为暑湿病邪久留,乘精血正气亏耗衰微而深入阴分和血脉之中,并与瘀滞之气血互结,胶固难解,形成络脉凝瘀之顽疾。

(三) 湿热致呕

【原文】 25. 湿热证,四五日,口大渴,胸闷欲绝,干呕不止,脉细数,舌光如镜,胃液受劫,胆火上冲。宜西瓜汁、金汁、鲜生地汁、甘蔗汁,磨服郁金、木香、香附、乌药等味。(15)

自注:此营阴素亏,木火素旺者。木乘阳明,耗其津液,幸无饮邪,故一清阳明之热,一散少阳之邪。不用煎者,取其气全耳。

【提要】 湿热化燥、胃阴大伤、胃气上逆的证治。

【释义】 湿热化燥,胃阴大伤,胆火犯胃,胃气上逆,临床上见口大渴,舌光如镜,脉细数,胸闷欲绝,干呕不止。治宜滋养胃津,疏理肝胆气机。药用西瓜汁、金汁、鲜生地汁、甘蔗汁滋养胃阴,郁金、木香、香附、乌药疏理肝胆气机。本证阴虚与气逆并存,如投滋阴有壅滞之害,如进香散又有耗液之弊,故必须滋阴与理气并施。采用诸"汁"滋胃液清热,滋而不腻,磨服辛香散逆的诸"香",调气而不伤阴。其实诸汁以"鲜"者更善养阴,诸"香"磨服则行气之力更强。

【原文】 26. 湿热证,呕吐清水或痰多,湿热内留,木火上逆。宜温胆汤加瓜蒌、碧玉散等味。(16)

自注:此素有痰饮而阳明少阳同病,故一以涤饮,一以降逆。与上条呕同而治异,正当合参。

【提要】 湿热内留、胆火上逆的证治。

【释义】 湿热证痰热内阻,夹胆火上逆,常表现为呕吐清水、胸闷痰多等。治宜化痰以涤饮,清胆以降逆。药用温胆汤化痰涤饮,和胃降逆,瓜蒌清化痰热,碧玉散清利湿热而兼清肝胆。

上条干呕不止,为胃阴伤而肝胆气逆所致,治宜滋阴行气。本条呕吐清水痰涎,为痰饮内留而胆火上逆所致,治宜涤饮降逆,临证时还需四诊合参。

【原文】　27. 湿热证,呕恶不止,昼夜不瘥,欲死者,肺胃不和,胃热移肺,肺不受邪也。宜用川连三四分,苏叶二三分,两味煎汤,呷①下即止。(17)

自注:肺胃不和,最易致呕,盖胃热移肺,肺不受邪,还归于胃。必用川连以清湿热,苏叶以通肺胃。投之立愈者,以肺胃之气,非苏叶不能通也,分数轻者,以轻剂恰治上焦之病耳。

【词解】

① 呷(xiā):吸饮。

【提要】　湿热余邪在胃而致呕恶的证治。

【释义】　"呕恶不止,昼夜不瘥,欲死",是形容呕吐的剧烈,并不代表病情的危重。本条只是湿热之邪在胃,胃失和降,胃气上逆所致,病势比较轻浅。治宜用川连清除湿热,降胃火,苏叶宽胸顺气降逆;且以极轻之分量,即可除余湿阻胃引起的胃气上逆而呕恶不止,每获良效。

六、类证

(一) 暑病

【原文】　28. 湿热证,湿热伤气,四肢困倦,精神减少,身热气高,心烦溺黄,口渴自汗,脉虚者,用东垣清暑益气汤主治。(38)

自注:同一热渴自汗而脉虚神倦,便是中气受伤而非阳明郁热。清暑益气汤乃东垣所制,方中药味颇多,学者当于临证时斟酌去取可也。

【提要】　暑热兼湿、耗伤津气的证治。

【释义】　暑热炽盛,则身热息高,心烦溺黄;津气耗伤,则口渴自汗,神疲,脉虚;湿滞肌腠,则四肢困倦。治宜补益津气,清暑泄热,佐以祛湿,方用东垣清暑益气汤。本方以补气养阴、健脾和中为主,清化湿热为辅,清暑泄热之味较少,故有清暑之名而无清暑之实。临证时若见暑热耗伤津气较甚,不兼湿者,则可选用王氏清暑益气汤,清暑泄热,益气生津,不用燥湿之药。故薛氏指出"方中药味颇多,学者当于临证时斟酌去取可也"。

【原文】　29. 湿热证,咳嗽昼夜不安,甚至喘不得眠者,暑邪入于肺络,宜葶苈、枇杷叶、六一散等味。(18)

自注:人但知暑伤肺气则肺虚,而不知暑滞肺络则肺实。葶苈引滑石直泻肺邪则病自除。

【提要】　暑湿犯肺而致咳喘的证治。

【释义】　暑湿犯肺,肺失宣降,气逆于上可致咳嗽频作,昼夜不安,重者可因肺气壅塞而喘不得眠。治宜泻肺清暑利湿,药用葶苈子泻肺平喘,枇杷叶肃肺止咳,佐以六一散清暑利湿。

【原文】　30. 暑月热伤元气,气短倦怠,口渴多汗,肺虚而咳者,宜人参、麦冬、五味子等味。(39)

自注:此即《千金》生脉散也,与第十八条同一肺病,而气粗与气短有分,则肺实与肺虚各异,实则泻而虚则补,一定之理也。然方名生脉,则热伤气之脉虚欲绝可知矣。

【提要】　暑热伤肺、津气大伤的证治。

【释义】　本证的病理特点是暑热虽去,但津气大伤,致肺无所主,则呼吸短促而咳,气虚不能敛津液则汗多,汗多津液外泄过甚则口渴。若津气损伤严重,津气欲脱者常伴有身热骤降,脉散大无力,甚至脉虚欲绝。治宜生脉散益气生津,敛肺固脱。药用人参养肺补益元气,麦冬滋养肺胃阴液,五味子敛津止汗。

上条暑湿犯肺致"气粗"而咳嗽频剧,昼夜不安,甚则喘息不得眠,为实证,治宜泻肺清暑利湿。本条为暑热耗散肺气以气短喘促而咳,为虚证,治宜益气生津,敛汗固脱。

【原文】 31. 暑月乘凉饮冷,阳气为阴寒所遏,皮肤蒸热,凛凛畏寒,头痛头重,自汗烦渴,或腹痛吐泻者,宜香薷、厚朴、扁豆等味。(40)

自注:此由避暑而感受寒湿之邪,虽病于暑月而实非暑病。昔人不曰暑月伤寒湿而曰阴暑,以致后人淆惑,贻误匪轻,今特正之。其用香薷之辛温,以散阴邪而发越阳气;厚朴之苦温,除湿邪而通行滞气;扁豆甘淡,行水和中。倘无恶寒、头痛之表证,即无取香薷之辛香走窜矣。无腹痛、吐利之里证,亦无取厚朴、扁豆之疏滞和中矣。故热渴甚者,加黄连以清暑,名四味香薷饮;减去扁豆名黄连香薷饮。湿盛于里,腹膨泄泻者,去黄连加茯苓、甘草名五物香薷饮;若中虚气怯汗出多者,加入参、芪、白术、橘皮、木瓜名十味香薷饮。然香薷之用,总为寒湿外袭而设,不可用以治不夹寒湿之暑热也。

【提要】 夏月寒湿的证治。

【释义】 夏季因乘凉露宿或过食生冷而感受寒湿者,邪郁肌表,阳气为阴寒所遏,见皮肤蒸热,凛凛畏寒,头痛头重;寒湿内犯中焦脾胃,见腹痛、吐泻等。治宜散寒透表,和中化湿,以香薷饮加减。香薷辛温能发汗解肌,宣化湿邪,扁豆甘淡能祛暑渗湿和脾,厚朴苦温能燥湿理气和中。

若暑湿内郁而兼寒邪束表之证,临床上见发热恶寒,头痛,身形拘急,无汗,脘痞心烦或渴,治宜新加香薷饮外散表寒,内清暑湿。薛氏认为:"香薷之用,总为寒湿外袭而设,不可用以治不夹寒湿之暑热也。"提示香薷虽为暑月之常用药,但其是辛温散寒解表之品,不宜滥用。

(二) 下利

【原文】 32. 湿热证,十余日后,左关弦数,腹时痛,时圊血[①],肛门热痛,血液内燥,热邪传入厥阴之证,宜仿白头翁法。(23)

自注:热入厥阴而下利,即不圊血,亦当宗仲景治热利法。若竟逼入营阴,安得不用白头翁汤凉血而散邪乎?设热入阳明而下利,即不圊血,又宜师仲景治下利谵语,用小承气汤之法矣。

【词解】

① 圊血:圊(qīng),指厕所。圊血为大便有血,此处指便下脓血。

【提要】 湿热内迫肠道而下利的证治。

【释义】 湿热郁滞肠道,夹肝经邪热为患,故脉左关弦数而腹部时痛;热伤气滞,里急后重,则下利时肛门灼热疼痛;邪入血分,则便下脓血。治宜清化肠道湿热,凉血止痢,方用白头翁汤。若热入阳明而下利者多为热结旁流,症见纯利稀水、腹部硬痛拒按、潮热谵语等,治宜用承气汤通下热结。

【原文】 33. 湿热证,十余日后,尺脉数,下利,或咽痛,口渴心烦,下泉不足[①],热邪直犯少阴之证,宜仿猪肤汤凉润法。(24)

自注:同一下利,有厥少之分,则药有寒凉之异。然少阴有便脓之候,不可不细审也。

【词解】

① 下泉不足:下泉指肾阴,下泉不足即肾阴不足。

【提要】 湿热化燥、肾阴受伤、虚火上浮所致下利、咽痛的证治。

【释义】 湿热病后期,湿热化燥,劫烁肾阴,水亏而虚火上炎,故见咽痛、口渴、心烦、尺脉数等阴虚内热表现;热邪在下,阴津外泄故伴见下利。治宜滋养肾阴,兼制虚火,用《伤寒论》猪肤汤。猪皮滋肾养阴;白蜜甘寒润肺,清在上之虚火而润燥;米粉健脾和中止利。

本条猪肤汤证与白头翁汤证之下利有虚实之异,当注意辨别。

【原文】 34. 湿热内滞太阴,郁久而为滞下,其证胸痞腹痛,下坠窘迫,脓血稠黏,里结后重,脉软数者。宜厚朴、黄芩、神曲、广皮、木香、槟榔、柴胡、煨葛根、银花炭、荆芥炭等味。(41)

自注: 古之所谓滞下,即今所谓痢疾也。由湿热之邪内伏太阴,阻遏气机,以致太阴失健运,少阳失疏达。热郁湿蒸,传导失其常度,蒸为败油脓血,下注肛门,故后重。气壅不化,乃数至圊而不能便。伤气则下白,伤血则下赤,气血并伤,赤白兼下,湿热盛极,痢成五色。故用厚朴除湿而行滞气,槟榔下逆而破结气,黄芩清庚金之热,木香、神曲疏中气之滞,葛根升下陷之胃气,柴胡升土中之木气,热侵血分而便血,以银花、荆芥入营清热。若热盛于里,当用黄连以清热,大实而痛,宜增大黄以逐邪。昔张洁古制芍药汤以治血痢,方用归、芍、芩、连、大黄、木香、槟榔、甘草、桂心等味,而以芍药名汤者,盖谓下血,必调藏血之脏,故用之为君,不特欲其土中泻木,抑亦赖以敛肝和阴也。然芍药味酸而敛,终非湿热内蕴者所宜服。倘遇痢久中虚,而宜用芍药、甘草之化土者,恐难任芩、连、大黄之苦寒,木香、槟榔之破气。若其下痢初作,湿热正盛者,白芍酸敛滞邪,断不可投。此虽昔人已试之成方,不敢引为后学之楷式也。

【提要】 湿热痢疾的证治。

【释义】 湿热积滞壅结肠道,伤及气血而可致痢疾。湿热久滞中焦,脾胃运化失常,升降失司,气机壅滞,可见胸痞腹痛、里急后重;湿热壅滞肠道,蒸腐肠道脂膜,损伤肠络,故见便下脓血稠黏;脉软数即为濡数之脉,为湿热内蕴之象。治宜清肠止痢,化湿导滞。药用厚朴、木香、槟榔、陈皮理气行滞化湿,葛根、柴胡升举下陷之清阳之气,金银花、连翘、荆芥炭清解肠道热毒,黄芩清热燥湿,神曲消食化滞。若热盛于里者可加黄连,大实而痛者加大黄。以上诸药,对湿热积滞壅结肠道、伤及气血而致的痢疾,可谓正治。

张洁古之芍药汤为治疗湿热痢疾的常用方,芍药性虽酸敛,但具有泄热和营、缓急止痛之效,为治疗痢疾的要药。薛氏认为芍药酸敛滞邪,湿热痢疾初起,湿热正盛者不可使用,但经过合理的配伍使用并无妨碍。

【原文】 35. 痢久伤阳,脉虚滑脱者,真人养脏汤加甘草、当归、白芍。(42)

自注: 脾阳虚者,当补而兼温。然方中用木香,必其腹痛未止,故兼疏滞气。用归、芍,必其阴分亏残,故兼和营阴。但痢虽脾疾,久必传肾,以肾为胃关,司下焦而开窍于二阴也。况火为土母,欲温土中之阳,必补命门之火,若虚寒甚而滑脱者,当加附子以补阳,不得杂入阴药矣。

【提要】 痢久损伤脾阳的证治。

【释义】 湿热痢久不愈,脾阳大伤,中气下陷,常见大便滑脱不禁、脉虚弱,并可伴有痢下白冻、腹痛喜按、形寒怕冷、舌淡苔白润滑等。治宜真人养脏汤加甘草、当归、白芍温中补虚,涩肠固脱。若虚寒甚而滑脱明显者,为脾阳久虚致肾阳不足,治宜"欲温土中之阳,必补命门之火",可加入附子温补肾阳。

【原文】 36. 痢久伤阴,虚坐努责者,宜用熟地炭、炒当归、炒白芍、炙甘草、广皮之属。(43)

自注: 里结欲便,坐久而仍不得便者,谓之虚坐努责。凡里结属火居多,火性传送至速,郁于大肠,窘迫欲便,而便仍不舒。故痢疾门中,每用黄芩清火,甚者用大黄逐热。若痢久血虚,血不足则生热,亦急迫欲便,但久坐而不得便耳。此热由血虚所生,故治以补血为主。里结与后重不同,里结者急迫欲便,后重者肛门重坠。里结有虚实之分:实为火邪有余,虚为营阴不足。后重有虚实之异：实为邪实下壅，虚由气虚下陷。是以治里结者，有清热养阴之异；治后重者，有行气升补之殊。虚实之辨，不可不明。

【提要】　痢久损伤阴液的证治。

【释义】　湿热痢迁延日久，不仅可损伤阳气，更易耗伤阴液。痢久伤阴多表现为虚坐努责、急迫欲便但又不得解出，常并见潮热、口干而渴、舌光红或剥、脉细数等症。治宜和营养阴，佐以和中理气，方用四物汤去川芎，加甘草、陈皮。

（三）寒湿

【原文】　37. 湿热证，身冷脉细，汗泄胸痞，口渴舌白，湿中少阴之阳。宜人参、白术、附子、茯苓、益智等味。（25）

自注：此条湿邪伤阳，理合扶阳逐湿。口渴为少阴证，乌得妄用寒凉耶。

【提要】　湿从寒化、损伤阳气的证治。

【释义】　湿热证，由于患者素体阳气不足，或湿邪久留损伤阳气，或治疗中寒凉太过等，都可导致湿从寒化而伤阳气。寒湿内阻，损伤阳气，则身冷、胸痞、脉细、舌白；津不上乘则口渴；阳气大伤则汗泄不止。治宜"扶阳逐湿"，以人参、附子、益智补阳温肾，白术、茯苓健脾化湿。

【原文】　38. 暑月病初起，但恶寒，面黄，口不渴，神倦，四肢懒，脉沉弱，腹痛下利，湿困太阴之阳。宜仿缩脾饮，甚则大顺散、来复丹等法。（26）

自注：暑月为阳气外泄，阴气内耗之时。故热邪伤阴，阳明消烁，宜清宜凉；太阴告困，湿浊弥漫，宜温宜散。古法最详，医者鉴诸。

【提要】　寒湿困遏脾阳的证治。

【释义】　夏月起病无发热，但见恶寒、倦怠、四肢懒、面黄、口不渴、腹痛下利、脉沉弱等症，为湿甚困阻脾阳之寒湿证，薛氏称"太阴告困，湿浊弥漫"。治"宜温宜散"，轻者用缩脾饮温脾化湿，重者用大顺散或来复丹苦温香燥，温阳化湿。

夏月感受湿热，若热邪偏盛或湿从热化者，病在阳明，以热盛伤津为特点，治宜清热生津；若湿邪偏盛或湿从寒化者，病在太阴，以湿困伤阳为特点，治宜温散。具有临床指导意义。

【原文】　39. 暑湿内袭，腹痛吐利，胸痞脉缓者，湿浊内阻太阴，宜缩脾饮。（44）

自注：此暑湿浊邪伤太阴之气，以致土用不宣，太阴告困，故以芳香涤秽、辛燥化湿为制也。

【提要】　湿困脾阳而致吐利的证治。

【释义】　暑湿浊邪困遏脾阳，运化失职，升降失司，则腹痛吐利，胸痞脉缓。临床上尚可见畏寒肢冷，脘闷食减，大便稀溏等症。治宜缩脾饮温脾和中，燥湿化浊。

【原文】　40. 暑月饮冷过多，寒湿内留，水谷不分，上吐下泻，肢冷脉伏者，宜大顺散。（45）

自注：暑月过于贪凉，寒湿外袭者，有香薷饮；寒湿内侵者，有大顺散。夫吐泻、肢冷、脉伏，是脾胃之阳为寒湿所蒙，不得升越，故宜温热之剂调脾胃，利气散寒。然广皮、茯苓似不可少，此即仲景治阴邪内侵之霍乱而用理中汤之旨乎。

【提要】　寒湿内侵脾胃而致吐利的证治。

【释义】　本证见吐利，较上条寒湿为甚，以致阳气不能达于四肢，并见四肢逆冷、脉沉伏等症。治宜温脾祛寒化湿之大顺散。自注提出加入广皮、茯苓等理气渗湿之品，更为切证。临证时恐仅大顺散力所不及，还可考虑加理中、四逆之类。

【原文】　41. 腹痛下利，胸痞，烦躁，口渴，脉数大，按之豁然空者，宜冷香饮子①。（46）

自注：此不特湿邪伤脾，抑且寒邪伤肾。烦躁热渴，极似阳邪为病，惟数大之脉，按之豁然而空，知其躁渴等症为虚阳外越，而非热邪内扰。故以此方冷服，俾下咽之后，冷气既消，热性乃发，庶药气与病气无扞格②之虞也。

【词解】

① 冷香饮子：出自《张氏医通》，由生附子、草果、橘红、甘草、生姜等组成。

② 扞格：扞，同"捍"。扞格即抵触不合之意。

【提要】　寒湿损伤脾肾阳气的证治。

【释义】　寒湿伤及脾肾阳气，虚阳外越，可见腹痛下利、胸痞、烦躁、口渴和脉数大、按之豁然而空等真寒假热之症。治宜温补脾肾，回阳散寒，方取冷香饮子。以草果辛香，祛寒湿郁滞；附子补阳益火，温中止痛；橘红、生姜燥湿祛寒；甘草和中。"热药冷服"取反佐法之意，用于真寒假热之证。因虚阳外越，投以热药恐被虚阳格拒而发生呕吐，而采用热药冷服之法，使"药气与病气无扞格之虞"。

七、善后调理

【原文】　42.湿热证，数日后脘中微闷，知饥不食，湿邪蒙绕三焦。宜藿香叶、薄荷叶、鲜荷叶、枇杷叶、佩兰叶、芦尖、冬瓜仁等味。(9)

自注：此湿热已解，余邪蒙蔽清阳，胃气不舒。宜用极轻清之品，以宣上焦阳气。若投味重之剂，是与病情不相涉矣。

【提要】　湿热病后期余湿未尽、胃气未醒的证治。

【释义】　湿热病后期湿热之邪已基本解除，尚有余湿蒙蔽清阳，胃气不舒，可见脘中微闷、知饥不食等症。治宜轻宣芳化，清泄湿热，醒脾舒胃，用薛氏五叶芦根汤。以枇杷叶清宣肺气，薄荷叶、鲜荷叶清泄余热，藿香叶、佩兰叶芳香化湿，醒脾舒胃，芦尖、冬瓜仁淡渗利湿。不可使用浓浊味厚质重之品，恐腻滞不化，反生变证。

【原文】　43.湿热证，十余日，大势已退，唯口渴，汗出，骨节痛，余邪留滞经络。宜元米汤泡于术，隔一宿，去术煎饮。(19)

自注：病后湿邪未尽，阴液先伤，故口渴身痛。此时救液则助湿，治湿则劫阴。宗仲景麻沸汤之法，取气不取味，走阳不走阴，佐以元米汤养阴逐湿，两擅其长。

【提要】　湿热病后期余邪留滞经络的证治。

【释义】　湿热病后期，患者热退神清，但仍有骨节痛、口渴、汗出等临床表现，此乃湿热损伤阴液、余湿留滞经络所致。治宜养阴祛湿并举，用元米汤泡于术，以于术化湿，元米养阴补脾，有养阴而不碍湿、化湿而不伤阴之妙。不采用煎剂，而是仿仲景泻心汤以麻沸汤浸泡之法，取其气而不取其味，取香气以利于药力入经络而祛湿，避免燥性伤阴之弊，符合"轻可去实"之意。若湿滞经络较甚，骨节疼痛明显，可酌情加入防己、薏苡仁、络石藤、丝瓜络、秦艽等化湿通络之品。

【原文】　44.湿热证，按法治之，数日后，或吐下一时并至者，中气亏损，升降悖逆。宜生谷芽、莲心、扁豆、米仁、半夏、甘草、茯苓等味，甚者用理中法。(22)

自注：升降悖逆，法当和中，犹之霍乱之用六和汤也。若太阴愈甚，中气不支，非理中不可。

【提要】　湿热病后期中气亏损、升降悖逆的证治。

【释义】　湿热病后期中气亏损，脾失升运，胃失和降，可出现吐下一时并至，治宜轻补中虚，降逆和胃，以莲心、扁豆、甘草健脾，生谷芽、半夏和胃降逆，米仁、茯苓利湿。吐泻之属脾胃虚寒甚者，可用理中汤温中散寒。

【原文】 45. 湿热证,按法治之,诸证皆退,惟目瞑则惊悸梦惕,余邪内留,胆气未舒,宜酒浸郁李仁、姜汁炒枣仁、猪胆皮等味。(27)

自注:"滑可去着",郁李仁性最滑脱,古人治惊后肝系滞而不下,始终目不瞑者,用之以治肝系而去滞。此证借用,良由湿热之邪留于胆中,胆为清虚之府,藏而不泻,是以病去而内留之邪不去,寐则阳气行于阴,胆热内扰,肝魂不安,用郁李仁以泄邪,而以酒行之,酒气独归胆也。枣仁之酸,入肝安神,而以姜汁制,安神而又兼散邪也。

【提要】 湿热病后期胆热内扰、神魂不安的证治。

【释义】 湿热证后期湿热余邪未净,留滞肝胆,上扰心神,可见目瞑则惊悸梦惕。治宜清泄胆经余邪,安神定惊,药用酒浸郁李仁泄邪下行,用酒制者取"酒气独归胆"之意,引药至胆,以助肝胆之邪外泄;姜汁炒枣仁,以枣仁安神定惊,以姜汁制者,取其散邪之意;猪胆皮清泄肝胆余邪,并防姜、枣过于温散。

【原文】 46. 湿热证,曾开泄下夺,恶候皆平,独神思不清,倦语不思食,溺数,唇齿干。胃气不输,肺气不布,元神大亏。宜人参、麦冬、石斛、木瓜、生甘草、生谷芽、鲜莲子等味。(28)

自注:开泄下夺,恶候皆平,正亦大伤,故见证多气虚之象。理合清补元气,若用腻滞阴药,去生便远。

【提要】 湿热病后期肺胃气阴两虚的证治。

【释义】 曾有恶候,说明湿热化燥较甚,已伤津耗液,又经开泄、下夺,邪虽去而正已伤,形成气虚阴亏之证。神思不清、倦语属精神萎靡不振的状态,为元气大伤、气虚未复之象;不思饮食说明胃之气阴亏虚,胃气未复;溺数为肺阴不足,肺气不得通畅所致;唇齿干乃胃津不得上承。证属肺胃气阴两虚,元神大亏,治宜"清补"元气为大法。以人参益气生津;麦冬、石斛、木瓜、甘草酸甘化阴,滋养肺胃阴液;生谷芽、鲜莲子和中醒胃,后世称其为薛氏参麦汤。临床上不仅用于热病愈后,对内科杂病的瘥后调养亦每见功效。王旭高曾说:"胃气不输,肺气不布,难用清滋腻浊之药,故此生津和胃之法,清补元气,体气薄弱者,最宜仿此。"

学 习 小 结

薛雪《湿热病篇》系统论述了湿热病的病因为湿热病邪,其病变部位以中焦脾胃为中心。先有太阴内伤,再感时令之湿热病邪,内外相引而发病。其中气实、阳气偏旺者,病变偏于阳明胃,表现热重湿轻;中气虚者,阳气相对较虚,病变偏于太阴脾,表现湿重热轻。中焦湿热有蒙上流下的特点,其治疗以分解湿热为大法,因为湿热两分其病轻而缓,湿热相合其病重而速。初感在表未化热者为阴湿伤表,治以芳香辛散,透表化湿;其化热在表者,为阳湿伤表,宜芳香宣化,渗湿泄热。中焦湿邪偏重以辛开(开泄)治疗为主,虽有热邪不可寒凉遏之。湿热参半不得独以辛开,宜开泄与清热并施,使湿热两解。湿流下焦,泌别失司,独以分利为治。湿邪黏滞,后期余邪未尽,蒙蔽清阳,胃气不舒,宜用极轻清之品,以宣上焦阳气,如五叶芦根汤。

第十八章 吴瑭《温病条辨》选

导学

掌握温病三焦辨证理论及其传变规律；温热类温病和湿热类三焦传变的主要证候类型及其治法、治禁。

　　吴瑭，字佩珩，号鞠通，生于清乾隆二十三年(1758年)，卒于清道光十六年(1836年)，江苏淮阴人。吴氏少习儒学，后因父、侄患病身亡而慨然弃举子业，专事方术，怀救世之心，嗜学不厌，研理务精，终至一代医学巨匠。吴氏著作主要有《温病条辨》《医医病书》《吴鞠通医案》等。

　　《温病条辨》是一部理、法、方、药具备的温病学著作。该书是吴氏汇集历代医家精华，并结合自身临床经验，于清嘉庆三年(1798年)成书。全书共6卷，并卷首1卷，计265条，附方208首。该书以三焦为纲，病名为目，重点论述了风温、温热、温疫、温毒、冬温、暑温、伏暑、湿温、秋燥、寒湿和疟、痢、疸、痹等病证治。书中并附论说若干则，以对三焦分证加以补充。在体裁上采用"自条自辨"的写作方法，逐条叙证，简明扼要，便于记诵，又在每条后自加注释以阐述其未尽之义。

　　《温病条辨》创立了温病三焦辨治纲领。书中将三焦辨证与卫气营血辨证一炉而冶，相辅而行，完善了温病的辨证论治体系，丰富了温病的证治内容，详备了温病病证的理、法、方、药，具有很高的理论水平和实用价值。该书刊行后流传甚广，版本甚多，一直被奉为学习温病学的必读之书，备受后世医家推崇，被誉为"治温之津梁"。学习《温病条辨》，应将"条"与"辨"结合起来，前后互参，并参后世医家注释，方能融会贯通，明彻其义。

　　本教材根据国家中医药管理局颁布的《中医学经典必读》的要求，节选了《温病条辨》重要条文37条，分温病大纲、上焦篇、中焦篇、下焦篇和治则与治禁五节进行归类，提要阐述。原文括号内数字为《温病条辨》原文条文编号。

一、温病大纲

　　【原文】　1. 温病者：有风温、有温热、有温疫、有温毒、有暑温、有湿温、有秋燥、有冬温、有温疟。(上焦篇1)

　　此九条，见于王叔和《伤寒例》中居多，叔和又牵引《难经》之文以神其说。按时推病，实有是证，叔和治病时，亦实遇是证。但叔和不能别立治法，而叙于《伤寒例》中，实属蒙混，以《伤寒论》为治外感之妙法。遂将一切外感悉收入《伤寒例》中，而悉以治伤寒之法治之。后人亦不能打破此关，因仍苟简，千余年来，贻患无穷，皆叔和之作俑[①]，无怪见驳于方有执、喻嘉言诸公也。然诸公虽驳叔和，亦未曾另立方法,喻氏虽立治法,仍不能脱却伤寒圈子,弊与叔和无二,以致后人无所遵依。本论详加考核,准古酌今,细立治法,除伤寒宗仲景法外,俾四时杂感,朗若列眉②;未始非叔和有以肇其端,东垣、河间、安道、又可、嘉言、天士宏其议,而瑭得以善其后也。

风温者,初春阳气始开,厥阴行令,风夹温也。温热者,春末夏初,阳气弛张,温盛为热也。温疫者,厉气流行,多兼秽浊,家家如是,若役使然也。温毒者,诸温夹毒,秽浊太甚也。暑温者,正夏之时,暑病之偏于热者也。湿温者,长夏初秋,湿中生热,即暑病之偏于湿者也。秋燥者,秋金燥烈之气也。冬温者,冬应寒而反温,阳不潜藏,民病温也。温疟者,阴气先伤,又因于暑,阳气独发也。

按:诸家论温,有顾此失彼之病,故是编首揭诸温之大纲,而名其书曰《温病条辨》。

【词解】

① 作俑:指创始,但具贬义。

② 朗若列眉:所见真切,如眉毛那样显而易见。

【提要】 温病的概念及范围。

【释义】 吴氏首先对温病的概念进行了阐述,明确了温病是多种外感热病的总称,包括风温、温热、温疫、温毒、暑温、湿温、秋燥、冬温、温疟九种具体疾病。其中初春感受风热,以肺卫表热证为主者称风温;春末夏初感受温热,以里热证为主,称为温热(实指春温);温疫是由疠气秽浊导致的,互相传染,引起流行的温病;温毒则是除温病一般见症外,尚有局部肿毒特征的温病;暑温是盛夏发生的以热盛为主的暑病;湿温是长夏初秋发生的湿热性温病;秋燥是秋季感受燥热病邪而致的温病;冬温为冬季感受温热之气而致的温病;温疟是阴气先伤,夏伤于暑,阴伤而阳热亢盛的一种疟疾。这九种疾病,虽然发生于不同季节,但都具有温热的特性,因此都属温病范畴。现代对温病概念的解释是:温病是由温邪引起的,以发热为主症,以热象偏重、易化燥伤阴为病机特点的一类急性外感热病的总称。

二、上焦篇

【原文】 2. 太阴温病,血从上溢者,犀角地黄汤合银翘散主之。有中焦病者,以中焦法治之。若吐粉红血水者,死不治;血从上溢,脉七八至以上,面反黑者,死不治;可用清络育阴法。(上焦篇11)

血从上溢,温邪逼迫血液上走清道①,循清窍而出,故以银翘散败温毒,以犀角地黄清血分之伏热,而救水即所以救金也。至粉红水非血非液,实血与液交迫而出,有燎原之势,化源速绝。血从上溢,而脉至七八至,面反黑,火极而似水,反兼胜己之化②也,亦燎原之势莫制,下焦津液亏极,不能上济君火,君火反与温热之邪合德,肺金其何以堪,故皆主死。化源绝,乃温病第一死法也。仲子③曰:敢问死? 孔子曰:未知生,焉知死。瑭以为医者不知死,焉能救生。细按温病死状百端,大纲不越五条。在上焦有二:一曰肺之化源绝者死;二曰心神内闭,内闭外脱者死。在中焦亦有二:一曰阳明太实,土克水者死;二曰脾郁发黄,黄极则诸窍为闭,秽浊塞窍者死。在下焦则无非热邪深入,消烁津液,涸尽而死也。

犀角地黄汤方(见下焦篇)

银翘散(方见前)

已用过表药者,去豆豉、芥穗、薄荷。

【词解】

① 清道:此处指头面口鼻诸窍。

② 胜己之化：上言"火极似水"，即水胜火，火过亢盛，反有似水的表现。

③ 仲子：即仲由，字子路，孔子的学生之一，春秋时鲁国人。

【提要】　太阴温病血分证的证治。

【释义】　血从上溢是指血从面部诸窍道而出，乃因温邪入于血分，迫血伤络，逼血上循清道所致。病在上焦，肺络受伤，故以银翘散引经走上。病属血分，热迫血行，故用血分证的代表方犀角地黄汤凉血散血。二方相合，治上焦手太阴血分证最为恰当。如果出现吐粉红色血水，或血从上溢，脉七八至以上，面反黑这两种情况，均为死不治。吴氏认为"粉红水非血非液，实血与液交迫而出，有燎原之势，化源速绝"，故死不治。至于血从上溢，口鼻出血，脉七八至以上，颜面反呈现晦暗无泽的气色，吴氏谓"火极而似水"，即下焦阴液亏极，不能上济心火，心火与热相合，形成燎原之势，上灼肺阴，化源告竭，病情十分险恶。吴氏提出"可用清络育阴法"，即凉血安络、甘寒养阴的法则，方可选用犀角地黄汤合黄连阿胶汤加减。

吴氏在自注中分析了引起温病死亡的主要原因，提出了不外以下五个方面：属于上焦的原因有两条：一是肺的生化之源欲绝；二是心神被邪闭阻于内，元气暴脱于外，导致内闭外脱。属于中焦的原因也有两条：一是阳明腑实证，病情严重而致阳明邪热耗竭肾阴；二是病邪郁闭于脾经而发生黄疸，黄疸严重而秽浊之邪闭塞清窍，也可造成死亡。属于下焦的原因，无非是邪热深入下焦而耗竭肾阴而致肾阴枯竭。吴氏对于温病危重证的阐述，颇有临床指导意义，但也不能拘泥。

【原文】　3. 太阴温病，寸脉大，舌绛而干，法当渴，今反不渴者，热在营中也，清营汤去黄连主之。（上焦篇 15）

渴乃温之本病，今反不渴，滋人疑惑；而舌绛且干，两寸脉大，的系温病。盖邪热入营，蒸腾营气上升，故不渴，不可疑不渴非温病也。故以清营汤清营分之热。去黄连者，不欲其深入也。

清营汤（见暑温门中）

【提要】　太阴温病营分证的证治。

【释义】　温病始于上焦手太阴，今寸脉大，知上焦热重，也是手太阴温病应有之脉象。舌干燥、色绛知病位虽在上焦，但病邪已不在卫、气，而已经深入营分。舌绛是营分证的特殊舌象。"口反不渴"是邪入营分、蒸腾营阴、上泛于口所致，与卫分证之微渴、气分证之大渴显然有别。

病在营分，当以清营泄热为主，用营分证的代表方清营汤治疗。今去黄连，吴氏提出是为了"不欲其深入"，其实是根据"舌绛而干"，推断营阴耗伤较甚，而黄连苦燥，恐更伤阴液。否则，黄连可用。

【原文】　4. 手太阴暑温，或已经发汗，或未发汗，而汗不止，烦渴而喘，脉洪大有力者，白虎汤主之；脉洪大而芤者，白虎加人参汤主之；身重者，湿也，白虎加苍术汤主之；汗多，脉散大，喘喝欲脱者，生脉散主之。（上焦篇 26）

此条与上文少异者，只已经发汗一句。

白虎加苍术汤方

即于白虎汤内加苍术三钱。

汗多而脉散大，其为阳气发泄太甚，内虚不可留恋可知。生脉散酸甘化阴，守阴所以留阳，阳留，汗自止也。以人参为君，所以补肺中元气也。

生脉散方（酸甘化阴法）

人参三钱　麦冬（不去心）二钱　五味子一钱

水三杯，煮取八分二杯，分二次服，渣再煎服。脉不敛，再作服，以脉敛为度。

【提要】　暑温病气分的证治。

【释义】　由暑入阳明发展为暑伤津气,最后发展到津气欲脱,反映了暑温病气分阶段由实致虚的发展规律。

本条虽冠以"手太阴暑温",然其病位不局限于肺,肺胃经脉相连,生理病理密切相关,故白虎汤和白虎加人参汤所主治者每为肺胃热盛。无论是否用过发汗之法,患者表现为汗出不止、心烦口渴、呼吸粗大而喘、脉象洪大有力者,即为肺胃热盛,当用白虎汤治疗。如出现洪大而中空无力的芤脉,乃是热盛津伤之证,用白虎加人参汤治疗。

若兼见身体困重等症,属阳明热盛兼太阴脾湿,方选白虎加苍术汤,用白虎汤清阳明之热,加苍术兼燥太阴脾湿。若身热虽退而汗出不止、脉象散大、呼吸急促如喘等,乃因阳泄太过,阴伤严重,阳失依附而不能收敛,致津气外脱。生脉散酸甘化阴,固守阴液而使阳气得以内留,阳留则固摄阴液而汗自止,故以君药人参补益元气,配以麦冬、五味子滋阴敛阴。

【原文】　5.脉虚,夜寐不安,烦渴,舌赤,时有谵语,目常开不闭,或喜闭不开,暑入手厥阴也。手厥阴暑温,清营汤主之。舌白滑者,不可与也。(上焦篇30)

夜寐不安,心神虚而阳不得入于阴也。烦渴舌赤,心用恣而心体亏也。时有谵语,神明欲乱也。目常开不闭,目为火户,火性急,常欲开以泄其火,且阳不下交于阴也;或喜闭不开者,阴为亢阳所损,阴损则恶见阳光也。故以清营汤急清宫中之热,而保离①中之虚也。若舌白滑,不惟热重,湿亦重矣。湿重忌柔润药,当于湿温例中求之,故曰不可与清营汤也。

清营汤方(咸寒苦甘法)

犀角三钱　生地黄五钱　元参三钱　竹叶心一钱　麦冬三钱　丹参二钱　黄连一钱五分金银花三钱　连翘(连心用)二钱

水八杯,煮取三杯,日三服。

【词解】

① 离:八卦之一,代表火,这里指心。

【提要】　暑温病营分的证治。

【释义】　暑性火热,深入手厥阴心包,扰及心神,必出现神志症状,其夜寐不安、心中烦乱、时有谵语皆是。舌赤又是暑热深入心营的标志。暑热耗气伤阴,故脉虚弱。至于口渴,当是口渴而不欲饮,乃热蒸营阴、上泛于口所致。"目常开不闭"者,吴氏认为"目为火户",窗户打开而使火热得以外泄。又"喜闭不开"者,乃暑热耗伤阴液,阴伤则怕见阳光,故闭而不开。开与不开,皆暑热或阴伤所致,这与营分证热灼营阴、心神被扰的病机是一致的。清营汤是营分证之主方,方中犀角、黄连清营热,生地黄、玄参、麦冬养营阴,丹参引诸药入心包以清心安神,金银花、连翘、竹叶宣通气机,合奏清心凉营之效。若舌苔白腻而滑,湿邪较盛,当忌用滋阴清热等阴柔药物,清营汤不可与也。

【原文】　6.小儿暑温,身热,卒然痉厥,名曰暑痫①,清营汤主之,亦可少与紫雪丹。(上焦篇33)

小儿之阴,更虚于大人,况暑月乎!一得暑温,不移时有过卫入营者,盖小儿之脏腑薄也。血络受火邪逼迫,火极而内风生,俗名急惊,混与发散消导,死不旋踵。惟以清营汤清营分之热而保津液,使液充阳和,自然汗出而解,断断不可发汗也。可少与紫雪者,清包络之热而开内窍也。

【词解】

① 暑痫:暑热炽盛,引动肝风,身热,猝然痉厥者,称为暑痫。

【提要】　小儿暑痫的证治。

【释义】　小儿脏腑娇嫩,稚阴稚阳,若感受酷烈之暑邪,极易过卫入营,深入厥阴,热闭心包,引动肝风,出现身热、神昏、发痉等症,称为暑痫,又名"急惊风"。治疗用清营汤清营泄热,保护阴液,并用紫雪丹开窍息风止痉。从临床角度而言,小儿暑痫并非都属营分证,气分阶段可以出现,邪入血分也可见到,故治疗时还应根据病情立法选方。

【原文】　7. 大人暑痫,亦同上法。热初入营,肝风内动,手足瘈疭,可于清营汤中加钩藤、丹皮、羚羊角。(上焦篇34)

清营汤、紫雪丹(方法并见前)

【提要】　成人暑痫的证治。

【释义】　成人非同于稚阴稚阳之小儿,为成熟满壮之体。若患暑痫,其基本治法与小儿同。然邪热深入营分,引动肝风,出现手足抽搐者,即应在清营汤中加入钩藤、牡丹皮、羚羊角等凉肝息风止痉药物,以加强清热凉营息风之效。

【原文】　8. 伏暑、暑温、湿温,证本一源,前后互参,不可偏执。(上焦篇42)

【提要】　伏暑、暑温、湿温的证治内容可以前后互相参照。

【释义】　三个病种的致病原因都与暑、热、湿有关,尤其是邪传中焦气分均可表现为湿热交争之证。这三个病种虽因发病季节不同而名称各异,但三者在病机和证治方面有共同之处,可以前后相互参照,不必拘执病名之别。

吴氏在本条中所讲的暑温与伏暑,是暑邪夹湿所致的病变,通常称为暑湿病,属于湿热类温病范畴。若暑温、伏暑病的暑邪不夹湿,则通常称为暑热病,属温热类温病范畴,与湿温病因有别,其不在本条所论范围之内。

【原文】　9. 头痛恶寒,身重疼痛,舌白不渴,脉弦细而濡,面色淡黄,胸闷不饥,午后身热,状若阴虚,病难速已,名曰湿温,汗之则神昏耳聋,甚则目瞑①不欲言,下之则洞泄,润之则病深不解,长夏深秋冬日同法,三仁汤主之。(上焦篇43)

头痛恶寒,身重疼痛,有似伤寒,脉弦濡,则非伤寒矣。舌白不渴,面色淡黄,则非伤暑之偏于火者矣。胸闷不饥,湿闭清阳道路也。午后身热,状若阴虚者,湿为阴邪,阴邪自旺于阴分,故与阴虚同一午后身热也。湿为阴邪,自长夏而来,其来有渐,且其性氤氲②黏腻,非若寒邪之一汗即解,温热之一凉即退,故难速已。世医不知其为湿温,见其头痛恶寒、身重疼痛也,以为伤寒而汗之,汗伤心阳,湿随辛温发表之药蒸腾上逆,内蒙心窍则神昏,上蒙清窍则耳聋目瞑不言。见其中满不饥,以为停滞而大下之,误下伤阴,而重抑脾阳之升,脾气转陷,湿邪乘势内渍,故洞泄。见其午后身热,以为阴虚而用柔药润之,湿为胶滞阴邪,再加柔润阴药,二阴相合,同气相求,遂有锢结而不可解之势。惟以三仁汤轻开上焦肺气,盖肺主一身之气,气化则湿亦化也。湿气弥漫,本无形质,以重浊滋味之药治之,愈治愈坏。伏暑湿温,吾乡俗名秋呆子,悉以陶氏《六书》③法治之,不知从何处学来,医者呆,反名病呆,不亦诬乎! 再按:湿温较诸温,病势虽缓而实重,上焦最少,病势不甚显张,中焦病最多,详见中焦篇,以湿为阴邪故也。当于中焦求之。

三仁汤方

杏仁五钱　飞滑石六钱　白通草二钱　白蔻仁二钱　竹叶二钱　厚朴二钱　生薏仁六钱半夏五钱

甘澜水八碗,煮取三碗,每服一碗,日三服。

【词解】

① 目瞑:闭目。

② 氤氲(yīn yūn)：烟雾弥漫。

③ 陶氏《六书》：指陶节庵的《伤寒六书》。

【提要】 湿温初起的证治及治禁。

【释义】 湿温病多发于夏秋之交，有起病缓、传变慢、病势缠绵难愈等特点。该病初起，病偏上焦，卫气同病，症见头痛恶寒、身重疼痛、面色淡黄、胸闷不饥、午后身热、舌白不渴、脉弦细而濡等。治用具有芳香宣气化湿之功的三仁汤，轻开肺气，因肺主一身之气，肺气一开，则湿邪自化。

湿温初起治疗有三大禁忌。其一禁汗：若见恶寒头痛，身重疼痛，易误认为伤寒而用辛温发汗之药。若误用辛温则易耗伤心阳，湿浊随辛温之品上蒙清窍，可致神昏、耳聋、目闭等症。其二禁下：若见胸闷不饥等湿热阻滞脾胃之症，易误以为胃肠积滞而用苦寒攻下。若妄用苦寒攻下则脾阳受损，脾气下陷，湿邪下趋而为洞泄。其三禁润：若见午后身热等而易误认为阴虚，若妄用滋腻阴柔之药，势必使湿邪锢结难解，病情加重而难以治愈。

【原文】 10. 燥伤肺胃阴分，或热或咳者，沙参麦冬汤主之。(上焦篇56)

此条较上二条，则病深一层矣，故以甘寒救其津液。

沙参麦冬汤(甘寒法)

沙参三钱　玉竹二钱　生甘草一钱　冬桑叶一钱五分　麦冬三钱　生扁豆一钱五分　花粉一钱五分

水五杯，煮取二杯，日再服。久热久咳者，加地骨皮三钱。

【提要】 秋燥肺胃阴伤的证治。

【释义】 燥热耗伤肺胃阴液，原文虽仅提到"或热或咳"二症，临证时尚可见到咽干鼻燥、口干渴、舌干红少苔、脉细数等症，原文所提到的热多为低热，咳多为干咳，且少痰或无痰，此皆燥热耗伤肺胃津液所致。沙参麦冬汤是治疗温病肺胃阴伤的代表方，方中多为甘寒生津、滋养肺胃之品，同时具有轻清宣透、宣散肺热之功，本方不仅可用于秋燥之燥伤肺胃证，而且对各种温病所出现的肺胃阴伤证皆可使用。

【原文】 11. 燥气化火，清窍①不利者，翘荷汤主之。(上焦篇57)

清窍不利，如耳鸣目赤、龈胀咽痛之类。翘荷汤者，亦清上焦气分之燥热也。

翘荷汤(辛凉法)

薄荷一钱五分　连翘一钱五分　生甘草一钱　黑栀皮一钱五分　桔梗二钱　绿豆衣二钱

水二杯，煮取一杯，顿服之。日服二剂，甚者日三。

[加减法] 耳鸣者，加羚羊角、苦丁茶；目赤者，加鲜菊叶、苦丁茶、夏枯草；咽痛者，加牛蒡子、黄芩。

【词解】

① 清窍：指头面、目、耳、口等诸窍。

【提要】 秋燥燥热化火、清窍不利的证治。

【释义】 所谓清窍不利，吴氏解释为"如耳鸣目赤，龈肿咽痛"之类，临床上尚可有苔薄黄而干、脉数等症，治疗用翘荷汤清火润燥。方中连翘、黑栀皮、绿豆皮清解燥火，薄荷辛凉清利头目，桔梗、甘草利咽而消龈肿。

三、中焦篇

【原文】 12. 面目俱赤，语声重浊，呼吸俱粗，大便闭，小便涩，舌苔老黄，甚则黑有芒刺，但恶热,不恶寒,日晡①益甚者,传至中焦,阳明温病也。脉浮洪躁甚者,白虎汤主之;脉沉数有力,甚则脉体反小而实者,大承气汤主之。暑温、湿温、温疟,不在此例。（中焦篇 1）

　　阳明之脉荣于面,《伤寒论》谓阳明病面缘缘正赤②,火盛必克金,故目白睛亦赤也。语声重浊,金受火刑而音不清也。呼吸俱粗,谓鼻息来去俱粗,其粗也平等,方是实证;若来粗去不粗,去粗来不粗,或竟不粗,则非阳明实证,当细辨之,粗则喘之渐也。大便闭,阳明实也。小便涩,火腑不通,而阴气不化也。口燥渴,火烁津也。舌苔老黄,肺受胃浊,气不化津也（按《灵枢》论诸脏温病,独肺温病有舌苔之明文,余则无有。可见舌苔乃胃中浊气,熏蒸肺脏,肺气不化而然）。甚则黑者,黑,水色也,火极而似水也。又水胜火,大凡五行之极盛,必兼胜己之形。芒刺,苔久不化,热极而起坚硬之刺也;倘刺软者,非实证也。不恶寒,但恶热者,传至中焦,已无肺证,阳明者,两阳合明也,温邪之热,与阳明之热相搏,故但恶热也。或用白虎,或用承气者,证同而脉异也。浮洪躁甚,邪气近表,脉浮者不可下。凡逐邪者,随其所在,就近而逐之。脉浮则出表为顺,故以白虎之金飚以退烦热。若沉小有力,病纯在里,则非下夺不可矣,故主以大承气。按吴又可《温疫论》中云:舌苔边白但见中微黄者,即加大黄,甚不可从。虽云伤寒重在误下,温病重在误汗,即误下不似伤寒之逆之甚,究竟承气非可轻尝之品,故云舌苔老黄,甚则黑有芒刺,脉体沉实,的系燥结痞满,方可用之。

　　或问:子言温病以手经主治,力辟用足经药之非,今亦云阳明证者何? 阳明特非足经乎?曰:阳明如市,胃为十二经之海,土者万物之所归也,诸病未有不过此者。前人云伤寒传足不传手,误也,一人不能分为两截。总之伤寒由毛窍而豀③,豀,肉之分理之小者;由豀而谷④,谷,肉之分理之大者;由谷而孙络⑤,孙络,络之至细者;由孙络而大络,由大络而经,此经即太阳经也。始太阳,终厥阴,伤寒以足经为主,未始不关手经也。温病由口鼻而入,鼻气通于肺,口气通于胃。肺病逆传则为心包,上焦病不治,则传中焦,胃与脾也。中焦病不治,即传下焦,肝与肾也。始上焦,终下焦。温病以手经为主,未始不关足经也。但初受之时,断不可以辛温发其阳耳。盖伤寒伤人身之阳,故喜辛温、甘温、苦热,以救其阳;温病伤人身阴,故喜辛凉、甘寒、甘咸,以救其阴。彼此对勘,自可了然于心目中矣。

　　白虎汤（方见上焦篇）

　　大承气汤方

　　大黄六钱　芒硝三钱　厚朴三钱　枳实三钱

　　水八杯,先煮枳、朴,后纳大黄、芒硝,煮取三杯。先服一杯,约二时许,得利止后服,不知,再服一杯,再不知,再服。

　　[方论] 此苦辛通降咸以入阴法。承气者,承胃气也。盖胃之为腑,体阳而用阴,若在无病时,本系自然下降,今为邪气蟠踞于中,阻其下降之气,胃虽自欲下降而不能,非药力助之不可,故承气汤通胃结,救胃阴,仍系承胃腑本来下降之气,非有一毫私智穿凿于其间也,故汤名承气。学者若真能透彻此义,则施用承气,自无弊窦⑥。大黄荡涤热结,芒硝入阴软坚,枳实开幽门之不通,厚朴泻中宫之实满（厚朴分量不似《伤寒论》中重用者,治温与治寒不同,畏其燥也）。曰大承气者,合四药而观之,可谓无坚不破,无微不入,故曰大也。非真正实热蔽痼⑦,气血俱结者,不可用也。若去入阴之芒硝,则云小矣;去枳、朴之攻气结,加甘草以和中,则云调胃矣。

　　【词解】

　　① 日晡:指申时,即下午 3～5 点。

　　② 缘缘正赤:整个部位俱为红色。

　　③ 豀(xī):指机体肌肉之间的细小缝隙。

④ 谷：指机体肌肉之间的较大缝隙。

⑤ 孙络：人体络脉中最细的部分。

⑥ 弊窦：指不良后果。

⑦ 蔽痼：指内伏郁结。

【提要】 阳明温病的证治大纲。

【释义】 温热之邪传入中焦阳明，其主要临床表现以面目俱赤、语声重浊、呼吸俱粗、大便闭、小便涩、舌苔老黄甚则黑有芒刺、但恶热不恶寒、日晡益甚等阳明里热亢盛的症状为主。阳明温病又有经证与腑证之别：阳明经证为无形邪热亢盛，充斥表里内外，故出现脉浮洪而躁急；阳明腑证为有形邪热与燥屎结于肠腑，病邪完全在里，故脉象沉而有力。阳明经证属阳明无形邪热浮盛内外，治疗当用白虎汤清泄里热为主。阳明腑证属有形热结于内，治疗当以大承气汤通腑泄热为要。由于攻下法易耗阴伤正，故吴氏强调："承气非可轻尝之品，故云舌苔老黄，甚则黑有芒刺，脉体沉实，的系燥结痞满，方可用之。"而临床上对热结肠腑者，并非一定要等到舌苔老黄甚则黑有芒刺、痞满燥实俱全才用下法，以免错过了攻下时机。

对于治疗温病如何有效地祛除病邪，吴氏提出了一个重要的观点，即："凡逐邪者，随其所在，就近而逐之。"提示温病的治疗首先应立足于祛除温邪，温病祛除邪气的方法除了应辨别邪气的性质之外，关键在于辨清邪犯部位，选择适当的祛邪方法。如邪在肺卫，应选用辛凉透表之法，祛除表邪；无形邪热炽盛阳明，应用辛寒清气的治法，以达热出表；邪热与肠中糟粕相搏结，传导失司，又当以软坚攻下泄热之法，以通腑泄热等。因此，吴氏在本条所提出的温病祛邪要点，是指导温病治疗非常重要的原则，临床上应予遵循，并灵活把握。

本节还简要阐述了温病三焦传变的规律。吴氏强调温病一般多起始于上焦肺，逆传则入心包。上焦病不解，则传入中焦脾胃；中焦病不解，灼耗真阴，则传入下焦肝肾，所以说："始上焦，终下焦。"吴氏对温病三焦传变规律的阐述，是对温病病理演变本质的揭示，也是对叶桂卫气营血辨证论治体系的补充，标志着温病学理论体系的完善。从临床实际而言，并非所有温病都起自上焦肺，也并非所有温病最后都要出现肝肾真阴耗竭，因此，临证之时必须针对不同的疾病具体分析，分别对待。

【原文】 13. 阳明温病，无上焦证，数日不大便，当下之。若其人阴素虚，不可行承气者，增液汤主之。服增液汤已，周十二时①观之，若大便不下者，合调胃承气汤微和之。（中焦篇11）

此方所以代吴又可承气养荣汤法也。妙在寓泻于补，以补药之体，作泻药之用，既可攻实，又可防虚。余治体虚之温病，与前医误伤津液、不大便、半虚半实之证，专以此法救之，无不应手而效。

增液汤方（咸寒苦甘法）

元参一两　麦冬（连心）八钱　细生地黄八钱

水八杯，煮取三杯，口干则与饮，令尽，不便，再作服。

[方论] 温病之不大便，不出热结液干二者之外。其偏于阳邪炽甚，热结之实证，则从承气法矣；其偏于阴亏液涸之半虚半实证，则不可混施承气，故以此法代之。独取元参为君者，元参味苦咸微寒，壮水制火，通二便，启肾水上潮于天，其能治液干，固不待言，本经称其主治腹中寒热积聚，其并能解热结可知。麦冬主治心腹结气，伤中伤饱，胃络脉绝，羸瘦短气，亦系能补能润能通之品，故以为之佐。生地亦主寒热积聚，逐血痹。用细者，取其补而不腻，兼能走络也。三者合用，作增水行舟之计，故汤名增液，但非重用不为功。

本论于阳明下证，峙立三法：热结液干之大实证，则用大承气；偏于热结而液不干者，旁流是也,则用调胃承气;偏于液干多而热结少者,则用增液,所以迴护其虚,务存津液之心法也。

按吴又可纯恃承气以为攻病之具,用之得当则效,用之不当,其弊有三:一则邪在心包、阳明两处,不先开心包,徒攻阳明,下后仍然昏惑谵语,亦将如之何哉?吾知其必不救矣。二则体亏液涸之人,下后作战汗,或随战汗而脱,或不蒸汗徒战而脱。三者下后虽能战汗,以阴气大伤,转成上嗽下泄,夜热早凉之怯证,补阳不可,救阴不可,有延至数月而死者,有延至岁余而死者,其死均也。在又可当日,温疫盛行之际,非寻常温病可比,又初创温病治法,自有矫枉过正不暇详审之处,断不可概施于今日也。本论分别可与不可与、可补不可补之处,以俟明眼裁定,而又为此按语于后,奉商天下之欲救是证者。至若张氏②、喻氏③,有以甘温辛热立法者,湿温有可用之处,然须兼以苦泄淡渗。盖治外邪,宜通不宜守也,若风温、温热、温疫、温毒,断不可从。

【词解】

① 周十二时:指满十二个时辰,即一昼夜。

② 张氏:指明代医家张景岳。

③ 喻氏:指清代医家喻昌。

【提要】　阳明热结阴亏的证治。

【释义】　阳明温病,无上焦症状,数日不大便者,应使用攻下法治疗。如患者素体阴液亏虚,尽管大便不通,也不可滥投承气,可用增液汤润肠通便。正如叶子雨所说:“温病以存津液为第一要着。若阳明病虽不大便,而脉不沉实,腹不硬痛,审系胃府液干之秘,此方颇精当。”药后一昼夜,如大便仍然不通,说明尚有热结存在,可配合调胃承气汤轻下,以使胃气调和而大便通畅。

吴氏指出:“热结与液干”是不大便的两大因素,脉实证实者用承气法,偏于阴亏而半虚半实者用增液汤。方中玄参壮水润肠,麦冬能润能通,生地黄滋液不腻,三者合用,寓泻于补,增水行舟,所谓以补药之体作泻药之用,攻实防虚,两擅其用。吴氏自注中所论阳明用下三法,旨在通下之时不要耗伤津液,所谓“务存津液之心法也”。

【原文】　14. 阳明温病,下后汗出,当复其阴,益胃汤主之。(中焦篇12)

温热本伤阴之病,下后邪解汗出,汗亦津液之化,阴液受伤,不待言矣,故云当复其阴。此阴指胃阴而言,盖十二经皆禀气于胃,胃阴复而气降得食,则十二经之阴皆可复矣。欲复其阴,非甘凉不可。汤名益胃者,胃体阳而用阴,取益胃用之义也。下后急议复阴者,恐将来液亏燥起,而成干咳身热之怯证①也。

益胃汤方(甘凉法)

沙参三钱　麦冬五钱　冰糖一钱　细生地黄五钱　玉竹(炒香)一钱五分

水五杯,煮取二杯,分二次服,渣再煮一杯服。

【词解】

① 怯证:一般指虚劳证,此处指以虚损为主的病证。

【提要】　攻下后汗出伤阴的证治。

【释义】　阳明温病常常是热结阴亏的病变,攻下固然是重要的,但养阴生津也是不可或缺的。下后伤阴,汗出又复伤阴。汗为津液所化生,汗出势必导致阴液受伤,故治疗上“当复其阴”为主。复阴,是指复其胃阴而言。胃为水谷之海,十二经脉皆禀气于胃,胃阴复则能食,而全身的阴液就可得以恢复。方用益胃汤,方中沙参、麦冬、冰糖清养胃阴,细生地黄、玉竹生津养液,滋而不腻,为益胃养阴之良方。

【原文】　15. 阳明温病,下之不通,其证有五:应下失下①,正虚不能运药②,不运药者死,新加黄龙汤主之。喘促不宁,痰涎壅滞,右寸实大,肺气不降者,宣白承气汤主之。左尺牢坚③,小便赤痛,时烦渴甚,导赤承气汤主之。邪闭心包,神昏舌短,内窍不通,饮不解渴者,牛黄承气汤主之。津液不足,无水舟停者,间服增液,再不下者,增液承气汤主之。(中焦篇17)

《经》谓下不通者死,盖下而至于不通,其为危险可知,不忍因其危险难治而遂弃之。兹按温病中下之不通者共有五因:其因正虚不运药者,正气既虚,邪气复实,勉拟黄龙法,以人参补正,以大黄逐邪,以冬、地增液,邪退正存一线,即可以大队补阴而生,此邪正合治法也。其因肺气不降,而里证又实者,必喘促、寸实,则以杏仁、石膏宣肺气之痹,以大黄逐肠胃之结,此脏腑合治法也。其因火腑不通,左尺必现牢坚之脉(左尺,小肠脉也,俗候于左寸者非,细考《内经》自知),小肠热盛,下注膀胱,小便必涓滴赤且痛也,则以导赤去淡通之阳药,加连、柏之苦通火腑,大黄、芒硝承胃气而通大肠,此二肠同治法也。其因邪闭心包,内窍不通者,前第五条已有先与牛黄丸,再与承气之法,此条系已下而不通,舌短神昏,闭已甚矣,饮不解渴,消亦甚矣,较前条仅仅谵语,则更急而又急,立刻有闭脱之虞,阳明大实不通,有消亡肾液之虞,其势不可少缓须臾,则以牛黄丸开手少阴之闭,以承气急泻阳明,救足少阴之消,此两少阴合治法也。再此条亦系三焦俱急,当与前第九条用承气、陷胸合法者参看。其因阳明太热,津液枯燥,水不足以行舟,而结粪不下者,非增液不可。服增液两剂,法当自下,其或脏燥太甚之人,竟有不下者,则以增液合调胃承气汤,缓缓与服,约二时服半杯沃之,此一腑中气血合治法也。

新加黄龙汤(苦甘咸法)

细生地黄五钱　生甘草二钱　人参一钱五分(另煎)　生大黄三钱　芒硝一钱　元参五钱　麦冬(连心)五钱　当归一钱五分　海参(洗)二条　姜汁六匙

水八杯,煮取三杯。先用一杯,冲参汁五分、姜汁二匙,顿服之,如腹中有响声,或转矢气者,为欲便也;候一二时不便,再如前法服一杯;候二十四刻④,不便,再服第三杯;如服一杯,即得便,止后服,酌服益胃汤一剂(益胃汤方见前),余参或可加入。

[方论] 此处方于无可处之地,勉尽人力,不肯稍有遗憾之法也。旧方用大承气加参、地、当归,须知正气久耗,而大便不下者,阴阳俱惫,尤重阴液消亡,不得再用枳、朴伤气而耗液,故改用调胃承气,取甘草之缓急,合人参补正,微点姜汁,宣通胃气,代枳、朴之用,合人参最宣胃气,加麦、地、元参,保津液之难保,而又去血结之积聚。姜汁为宣气分之用,当归为宣血中气分之用。再加海参者,海参咸能化坚,甘能补正,按海参之液,数倍于其身,其能补液可知,且蠕动之物,能走络中血分,病久者必入络,故以之为使也。

宣白承气汤方(苦辛淡法)

生石膏五钱　生大黄三钱　杏仁粉二钱　栝蒌皮一钱五分

水五杯,煮取二杯,先服一杯,不知再服。

导赤承气汤

赤芍三钱　细生地黄五钱　生大黄三钱　黄连二钱　黄柏二钱　芒硝一钱

水五杯,煮取二杯,先服一杯,不下再服。

牛黄承气汤

即用前安宫牛黄丸二丸,化开,调生大黄末三钱,先服一半,不知再服。

增液承气汤

即于增液汤内,加大黄三钱,芒硝一钱五分。

水八杯,煮取三杯,先服一杯,不知再服。

【词解】

① 应下失下：应该用攻下法治疗而没能及时应用。

② 正虚不能运药：正气严重亏虚，影响药物的吸收和运化，药物作用不能发挥。

③ 左尺牢坚：左手尺部的脉象实大弦长而硬。

④ 二十四刻：一小时为四刻，二十四刻为六小时。

【提要】　五加减承气汤的证治。

【释义】　"阳明温病，下之不通，其证有五"，应理解为使用攻下法仍未取效，或不能单纯用攻下法的五种病证。这是因为除了阳明腑实外，尚有其他病理因素存在，单纯用攻下法并不对证，故无效。其具体有五：

邪正合治法：适用于阳明腑实应下失下，邪气留连，正气内虚，不能运药。当采用扶正逐邪，邪正合治。用新加黄龙汤，方中以增液承气汤滋阴攻下，海参补液，人参补气，姜汁宣通气分，当归宣通血分，甘草调和诸药，共奏补益气阴、攻下腑实之效。

脏腑合治法：适用于痰热阻肺，腑有热结者。此时不能徒恃通下所能取效，须一面宣肺气之痹，一面逐肠胃之结。方用宣白承气汤，药用杏仁、蒌皮宣肺，石膏清肺胃之热，大黄逐热结。

二肠同治法：用于阳明腑实，小肠热盛证。此时治法，一以通大便之秘，一以泄小肠之热，选用导赤承气汤，方中大黄、芒硝攻大肠腑实，黄连、黄柏泄小肠之热，生地黄、赤芍滋膀胱之液。故属大小肠合治之法。

两少阴合治法：用于热入心包，阳明腑实。此时徒攻阳明无益，须同时开少阴心窍方可。方选牛黄承气汤，一以牛黄丸清心开窍，一以大黄攻下泄热，以急消肾液亡失之虞。

气血合治法：由于阴液亏耗，大便不通，有如江河无水，船舶不能行驶一样，治用"增水行舟"的增液汤，以滋阴通便。服二剂后大便仍不下者，乃因邪入阳明，阴液损伤太重，可用养阴荡结的增液承气汤，此为一腑之中，进行"气血合治"的治法。

朱武曹云："五证精细详核。此论反复详尽，无一字非的义，诚得《内经》《金匮》之精。"高度赞扬了吴瑭对泻下法的突出贡献。

【原文】　16. 阳明温病，干呕口苦而渴，尚未可下者，黄连黄芩汤主之。不渴而舌滑者属湿温。（中焦篇19）

温热，燥病也，其呕由于邪热夹秽，扰乱中宫而然，故以黄连、黄芩彻其热，以芳香蒸变化其浊也。

黄连黄芩汤方（苦寒微辛法）

黄连二钱　黄芩二钱　郁金一钱五分　香豆豉二钱

水五杯，煮取二杯，分二次服。

【提要】　胃热郁结夹秽上逆的证治。

【释义】　阳明温病，只有干呕而未吐出饮食，口中发苦而渴，这是阳明胃热郁结、邪热兼夹秽浊、扰乱脾胃升降、气机上逆所致。如果此时未有可攻之证，宜用黄连黄芩汤治疗。方中黄连、黄芩苦寒清泻胃中邪热，郁金、香豆豉芳香清宣，开郁化浊，一清一宣，则郁开热祛秽清，诸症皆平。若不渴而舌滑，属于湿温病，当用别法治疗。

【原文】　17. 阳明温病，舌黄燥，肉色绛，不渴者，邪在血分，清营汤主之。若滑者，不可与也，当于湿温中求之。（中焦篇20）

温病传里，理当渴甚，今反不渴者，以邪气深入血分，格阴于外，上潮于口，故反不渴也。曾过气分,故苔黄而燥。邪居血分,故舌之肉色绛也。若舌苔白滑、灰滑、淡黄而滑,不渴者,乃湿气蒸腾之象,不得用清营柔以济柔也。

清营汤方(见上焦篇)

【提要】 阳明温病由气分深入营分的证治。

【释义】 本条所述"舌黄燥"当为舌苔黄燥,"肉色绛"当为舌质绛。阳明温病出现苔黄燥、舌质绛说明邪热已经由气分而深入营分。吴氏所谓"邪在血分",应是"邪在营分"之意,否则,邪在血分而用清营汤就不完全对证了。苔黄燥,一般为邪热在气之象,然病家不渴,表明并非气分邪热,不能误作气营二燔之证。邪入营分,蒸腾营阴上泛于口,故口不渴,这是营分证的主要症状之一。

自注中所谓的"格阴于上,上潮于口"实与吴氏另云的"邪热入营,蒸腾营气上升,故不渴"是同一意义,可相互佐证。如果舌苔白滑、灰滑或淡黄,口不渴,应是湿气蒸腾之象,清营汤不可用,当按湿温论治。

【原文】 18.阳明温病,无汗,实证未剧,不可下。小便不利者,甘苦合化,冬地三黄汤主之。(中焦篇29)

大凡小便不通,有责之膀胱不开者,有责之上游结热者,有责之肺气不化者。温热之小便不通,无膀胱不开证,皆上游(指小肠而言)热结,与肺气不化而然也。小肠火腑,故以三黄苦药通之;热结则液干,故以甘寒润之;金受火刑,化气维艰,故倍用麦冬以化之。

冬地三黄汤方(甘苦合化阴气法)

麦冬八钱　黄连一钱　苇根汁半酒杯(冲)　元参四钱　黄柏一钱　金银花露半酒杯(冲)　细生地黄四钱　黄芩一钱　生甘草三钱

水八杯,煮取三杯,分三次服,以小便得利为度。

【提要】 阳明无汗禁下及小便不利的证治。

【释义】 阳明温病,没有汗出,则非阳明无形热盛证,此与吴氏另处所言"汗不出者,不可与也",正可相互佐证。实证未剧,则言里实症状并不显著,下证并不具备,因而不可下。

温病出现小便不利,有小肠热结,清浊失司的,也有肺受热灼,不能肃降的。治疗当用甘苦合化的冬地三黄汤。所谓"甘苦合化",主要是以黄连、黄芩、黄柏这三味苦寒药物清泄小肠热结,合以甘寒的麦冬、生地黄等来滋阴润燥。由于肺金受到火刑,运输津气失常,故方中倍用麦冬以补肺养阴。如此,则源流俱畅,内热下行,小便自然得利。

【原文】 19.暑温蔓延三焦,舌滑微黄,邪在气分者,三石汤主之;邪气久留,舌绛苔少,热搏血分者,加味清宫汤主之;神识不清,热闭内窍者,先与紫雪丹,再与清宫汤。(中焦篇41)

蔓延三焦,则邪不在一经一脏矣,故以急清三焦为主。然虽云三焦,以手太阴一经为要领。盖肺主一身之气,气化则暑湿俱化,且肺脏受生于阳明,肺之脏象属金色白。阳明之气运亦属金色白,故肺经之药多兼走阳明,阳明之药多兼走肺也。再肺经通调水道,下达膀胱,肺痹开则膀胱亦开,是虽以肺为要领,而胃与膀胱皆在治中,则三焦具备矣。是邪在气分而主以三石汤之奥义也。若邪气久羁,必归血络,心主血脉,故以加味清宫汤主之。内窍欲闭,则热邪盛矣,紫雪丹开内窍而清热最速者也。

三石汤方

飞滑石三钱　生石膏五钱　寒水石三钱　杏仁三钱　竹茹(炒)二钱　金银花三钱(花露更妙)　金汁①一酒杯(冲)　白通草二钱

水五杯,煮成二杯,分二次温服。

［方论］此微苦辛寒兼芳香法也。盖肺病治法,微苦则降,过苦反过病所,辛凉所以清热,芳香所以败毒而化浊也。按三石,紫雪丹中之君药,取其得庚金之气,清热退暑利窍,兼走肺胃者也;杏仁、通草为宣气分之用,且通草直达膀胱,杏仁直达大肠;竹茹以竹之脉络,而通人之脉络;金汁、银花,败暑中之热毒。

加味清宫汤方

即于前清宫汤中加知母三钱、金银花二钱,竹沥五茶匙冲人。

【词解】

① 金汁:即粪清,又名黄龙汤。为取健康人的粪便封于缸内,埋入地下,隔1～3年取出其上层的清汁即是。但目前临床上已不用。

【提要】　暑湿弥漫三焦的证治。

【释义】　暑温蔓延三焦,是指暑湿弥漫,上中下三焦俱病,可出现身热、面赤足冷、脘部痞满、小便短涩、大便黄色稀水而肛门灼热等症状,治以三石汤。方中杏仁、竹茹等开上焦,石膏清上、中二焦,滑石、寒水石等渗利下焦。合奏清暑化湿、宣通三焦之效。

至于本节所说的热入血分,仅举出舌绛一症,显然,是邪入营分之象,并非真正的血分证。而所用的加味清宫汤,实际上对营分证更为适用,如果确实以神昏为主,可用清宫汤配合紫雪丹之类以清心营而开窍。

【原文】　20. 三焦湿郁,升降失司,脘连腹胀,大便不爽,一加减正气散主之。(中焦篇58)

再按此条与上第五十六条同为三焦受邪,彼以分消开窍为急务,此以升降中焦为定法,各因见证之不同也。

一加减正气散方

藿香梗二钱　厚朴二钱　杏仁二钱　茯苓皮二钱　广皮一钱　神曲一钱五分　麦芽一钱五分　绵茵陈二钱　大腹皮一钱

水五杯,煮二杯,再服。

［方论］正气散本苦辛温兼甘法,今加减之,乃苦辛微寒法也。去原方之紫苏、白芷,无须发表也。去甘、桔,此证以中焦为扼要,不必提上焦也。只以藿香化浊,厚朴、广皮、茯苓、大腹泻湿满,加杏仁利肺与大肠之气,神曲、麦芽升降脾胃之气,茵陈宣湿郁而动生发之气,藿香但用梗,取其走中不走外也。茯苓但用皮,以诸皮皆凉,泻湿热独胜也。

【提要】　湿阻胃肠的证治。

【释义】　吴氏所谓"三焦湿郁",字面之意似指上、中、下三焦皆被湿郁,但从主症"脘连腹胀,大便不爽"来看,病变中心实偏中焦,湿阻胃肠所致。方用一加减正气散。原文虽称为"苦辛微寒法",但该方清热之力甚微。

【原文】　21. 脉缓身痛,舌淡黄而滑,渴不多饮,或竟不渴,汗出热解,继而复热。内不能运水谷之湿,外复感时令之湿,发表攻里,两不可施,误认伤寒,必转坏证。徒清热则湿不退,徒祛湿则热愈炽,黄芩滑石汤主之。(中焦篇63)

脉缓身痛,有似中风,但不浮,舌滑不渴饮,则非中风矣。若系中风,汗出则身痛解而热不作矣;今继而复热者,乃湿热相蒸之汗,湿属阴邪,其气留连,不能因汗而退,故继而复热。内不能运水谷之湿,脾胃困于湿也;外复受时令之湿,经络亦困于湿矣。倘以伤寒发表攻里之法施之,发表则诛伐①无过之表,阳伤而成痉;攻里则脾胃之阳伤,而成洞泄寒中,故必转坏证也。湿热两伤,不可偏治,故以黄芩、滑石、茯苓皮清湿中之热,蔻仁、猪苓宣湿邪之正,再加腹皮、通草,共成宣气利小便之功,气化则湿化,小便利则火腑②通而热自清矣。

黄芩滑石汤方(苦辛寒法)

黄芩三钱　滑石三钱　茯苓皮三钱　大腹皮二钱　白蔻仁一钱　通草一钱　猪苓三钱

水六杯,煮取二杯,渣再煮一杯,分温三服。

【词解】

① 诛伐:责罚、伤害之意。

② 火腑:指小肠。

【提要】 湿热蕴阻中焦气分证治及治禁。

【释义】 本条与上焦篇43条可互参,两者均是论述湿温病的重要条文,然前者论述湿温初起,卫气同病;本条则湿已化热,湿热蕴阻中焦气分。对其发病机制,强调是"内不能运水谷之湿,外复感时令之湿",与薛雪"太阴内伤,湿饮停聚,客邪再至,内外相引,故病湿热"之说意义相同。本条重点说明了湿热病的治疗原则是化湿清热,"湿热两伤,不可偏治",不可用一般的发表攻里之法,也不可单独清热或单用祛湿。自注中提出了本证与《伤寒论》中的太阳病中风的区别及误用解表攻里的后果。

本证选用黄芩滑石汤治疗。方中既有祛湿之品,又有清热之药,但清热之力稍弱,主要适用于湿重于热者,若湿已化火,邪热较重者,则予以加减或另选他方。

四、下焦篇

【原文】 22.风温、温热、温疫、温毒、冬温,邪在阳明久羁①,或已下,或未下,身热面赤,口干舌燥,甚则齿黑唇裂,脉沉实者,仍可下之;脉虚大,手足心热甚于手足背者,加减复脉汤主之。(下焦篇1)

温邪久羁中焦,阳明阳土②,未有不克少阴癸水者,或已下而阴伤,或未下而阴竭。若实证居多,正气未至溃败,脉来沉实有力,尚可假手于一下,即《伤寒论》中急下以存津液之谓。若中无结粪,邪热少而虚热多,其人脉必虚,手足心主里,其热必甚于手足背之主表也。若再下其热,是竭其津而速之死也。故以复脉汤复其津液,阴复则阳留,庶可不至于死也。去参、桂、姜、枣之补阳,加白芍收三阴之阴,故云加减复脉汤。在仲景当日,治伤于寒者之结代,自有取于参、桂、姜、枣,复脉中之阳;今治伤于温者之阳亢阴竭,不得再补其阳也。用古法而不拘用古方,医者之化裁也。

【词解】

① 羁(jī):停留。

② 阳明阳土:此处指阳明胃热炽盛。

【提要】 邪入下焦、肾阴耗伤的证治。

【释义】 温病有"始上焦,终下焦"的发展规律。若中焦阳明邪热炽盛,羁留过久,当是伤及少阴,而致肾阴耗伤,此时当详审其脉症。若脉沉实,并见身热面赤,口干舌燥,甚则齿黑唇裂者,仍属阳明腑实,仍可用攻下之法。若脉虚大,手足心热甚于手足背,则属肾阴大伤,邪热少而虚热多,当用加减复脉汤以滋养肾阴。本方由《伤寒论》炙甘草汤去参、桂、姜、枣加白芍组成。方中炙甘草补益中气,以使津充阴复,生地黄、麦冬、阿胶、白芍滋养肝肾之阴,麻仁养血润燥。诸药配伍,长于救阴,兼退虚热。为治疗温病邪入下焦、肾阴耗伤之主方。

从临床而言,肾阴耗伤的原因,非中焦阳明邪热久留一途,诸如邪入营血,内陷厥少,均可耗及肾阴而发生本证。至于肾阴耗伤的判断,除原文所述外,还应参考温病的阶段、临床证候进行全面分析。

【原文】　23. 少阴温病，真阴欲竭，壮火复炽，心中烦，不得卧者，黄连阿胶汤主之。（下焦篇 11）

按前复脉法为邪少虚多之治。其有阴既亏而实邪正盛，甘草即不合拍。心中烦，阳邪夹心阳独亢于上，心体之阴，无容留之地，故烦杂无奈；不得卧，阳亢不入于阴，阴虚不受阳纳，虽欲卧得乎！此证阴阳各自为道，不相交互，去死不远，故以黄芩从黄连，外泻壮火而内坚真阴；以芍药从阿胶，内护真阴而外捍亢阳。名黄连阿胶汤者，取一刚以御外侮，一柔以护内主之义也。其交关变化、神明不测之妙，全在一鸡子黄。前人训鸡子黄，金谓鸡为巽①木，得心之母气，色赤入心，虚则补母而已，理虽至当，殆未尽其妙。盖鸡子黄有地球之象，为血肉有情，生生不已，乃奠安中焦之圣品，有甘草之功能，而灵于甘草；其正中有孔，故能上通心气，下达肾气，居中已达两头，有莲子之妙用；其性和平，能使亢者不争，弱者得振；其气焦臭，故上补心；其味甘咸，故下补肾；再释家②有地水风火之喻，此证大风一起，荡然无余，鸡子黄镇定中焦，通彻上下，合阿胶能预息内风之震动也。然不知人身阴阳相抱之义，必未能识仲景用鸡子黄之妙，谨将人身阴阳生死寤寐图形，开列于后，以便学者入道有阶也。

黄连阿胶汤方（苦甘咸寒法）

黄连四钱　黄芩一钱　阿胶三钱　白芍一钱　鸡子黄二枚

水八杯，先煮三物，取三杯，去滓，内胶烊尽，再内鸡子黄，搅令相得，日三服。

【词解】

① 巽(xùn)：八卦之一，代表风。

② 释家：释为释迦牟尼(佛教创始人)的简称。释家，泛指佛教。

【提要】　肾阴虚、心火旺的证治。

【释义】　温病后期，肾阴亏于下，不能上济心火，心火亢于上，不能下温肾水，水火失济，心肾不交。症见心烦不得卧，除此之外，尚可见到身热不甚，舌红苔薄黄而干或薄黑而干，脉细数等症。治当育阴清热，方用黄连阿胶汤。以黄连、黄芩苦寒清泻心火，以阿胶、白芍滋补而养真阴，以鸡子黄交通心肾，合为清心火滋肾水之剂。至于自注云本证"去死不远"，则似与病情不符，本证虽为少阴下焦病变，但正气未衰至极，病机为火旺阴伤，心肾不交，与死证相去甚远。

【原文】　24. 夜热早凉，热退无汗，热自阴来者，青蒿鳖甲汤主之。（下焦篇 12）

夜行阴分而热，日行阳分而凉，邪气深伏阴分可知；热退无汗，邪不出表而仍归阴分，更可知矣，故曰热自阴分而来，非上中焦之阳热也。邪气深伏阴分，混处气血之中，不能纯用养阴，又非壮火，更不得任用苦燥。故以鳖甲蠕动之物，入肝经至阴之分，既能养阴，又能入络搜邪；以青蒿芳香透络，从少阳领邪外出；细生地清阴络之热；丹皮泻血中之伏火；知母者，知病之母也，佐鳖甲、青蒿而成搜剔之功焉。再此方有先入后出之妙，青蒿不能直入阴分，有鳖甲领之入也；鳖甲不能独出阳分，有青蒿领之出也。

青蒿鳖甲汤方（辛凉合甘寒法）

青蒿二钱　鳖甲五钱　细生地黄四钱　知母二钱　丹皮三钱

水五杯，煮取二杯，日再服。

【提要】　温病后期，邪入阴分的证治。

【释义】　本条发热多为低热、夜热早凉为其特征，多见于温病后期。临证尚有能食形瘦，舌红苔少，脉沉细数等症。此时阴液已亏，余邪留伏阴分，往往病情迁延，经久不解，病虽不重，但余邪消耗阴血,尚须注意善后,方选青蒿鳖甲汤滋阴透邪。青蒿鳖甲汤不仅适用于温病后期,也可用于内科杂病或其他各科病证,只要具有阴虚夜热证者,用之亦当取效。

【原文】 25. 热邪深入下焦,脉沉数,舌干齿黑,手指但觉蠕动,急防痉厥,二甲复脉汤主之。(下焦篇13)

此示人痉厥之渐也。温病七八日以后,热深不解,口中津液干涸,但觉手指掣动,即当防其痉厥,不必俟其已厥而后治也。故以复脉育阴,加入介属潜阳,使阴阳交纽①,庶厥不可作也。

二甲复脉汤方(咸寒甘润法)

即于加减复脉汤内,加生牡蛎五钱、生鳖甲八钱。

【词解】

① 阴阳交纽:纽,扭结之意。阴阳交纽指阴阳相互依存,相互交结,阳生阴长的正常生理状态。

【提要】 温病后期,阴亏痉厥的防治。

【释义】 温病后期,邪入下焦,肾阴耗伤,津不上承而见舌干齿黑。脉沉数是下焦热炽的表现。阴虚则阳亢,阳亢则风动,故见手指微微抽动,此症便是将要发生痉厥的先兆,因此,须立即育阴潜阳,方选二甲复脉汤,以防止痉厥的发生。吴氏虽云"急防痉厥",但手指蠕动也可视为动风之轻者,即应采取治疗措施。

【原文】 26. 下焦温病,热深厥甚,脉细促,心中憺憺大动①,甚则心中痛者,三甲复脉汤主之。(下焦篇14)

前二甲复脉,防痉厥之渐,即痉厥已作,亦可以二甲复脉止厥。兹又加龟板名三甲者,以心中大动,甚则痛而然也。心中动者,火以水为体,肝风鸱张②,立刻有吸尽西江之势,肾水本虚,不能济肝而后发痉,既痉而水难猝补,心之本体欲失,故憺憺然大动也。甚则痛者,"阴维为病主心痛",此证热久伤阴,八脉附丽于肝肾,肝肾虚而累及阴维故心痛,非如寒气客于心胸之心痛,可用温通。故以镇肾气、补任脉、通阴维之龟板止心痛,合入肝搜邪之二甲,相济成功也。

三甲复脉汤方(同二甲汤法)

即于二甲复脉汤内,加生龟板一两。

【词解】

① 心中憺(dàn)憺大动:语出《素问·至真要大论》。形容心跳剧烈,心神不安。如古人云:"若游鱼失水而腾跃。"

② 肝风鸱(chī)张:鸱,古书上指鹞鹰。肝风鸱张,形容肝风鼓动之剧烈。

【提要】 下焦温病、痉厥已作的证治。

【释义】 本条是从上条证发展而来。本条之"厥"是热灼于内,阴竭于下而发生的一种"热厥"。其"痉"乃是热邪久留,真阴耗伤,水不涵木之"虚风",其"心中憺憺大动,甚则心中痛"乃是肾阴下竭、不能上养心神所致。再结合"脉细促",也足以证明是热入下焦,肾阴耗伤,筋脉心神失养所致。因此,本条治法以二甲复脉汤之滋阴潜阳,加上龟板"镇肾气,通阴维"而交通心肾,合为三甲复脉汤,方中以加减复脉汤滋补肝肾,以"三甲"镇潜息风,共奏滋阴息风之效。

【原文】 27. 热邪久羁,吸烁真阴,或因误表,或因妄攻,神倦瘛疭①,脉气虚弱,舌绛苔少,时时欲脱者,大定风珠主之。(下焦篇16)

此邪气已去八九,真阴仅存一二之治也。观脉虚苔少可知,故以大队浓浊填阴塞隙,介属潜阳镇定。以鸡子黄一味,从足太阴,下安足三阴,上济手三阴,使上下交合,阴得安其位,斯阳可立根基,俾阴阳有眷属一家之义,庶可不致绝脱与欤!

大定风珠方(酸甘咸法)

生白芍六钱　阿胶三钱　生龟板四钱　干地黄六钱　麻仁二钱　五味子二钱　生牡蛎四钱　麦冬(连心)六钱　炙甘草四钱　鸡子黄(生)二枚　鳖甲(生)四钱

水八杯,煮取三杯,去滓,再入鸡子黄,搅令相得,分三次服。喘加人参,自汗者加龙骨、人参、小麦,悸者加茯神、人参、小麦。

【词解】

① 瘛疭:与抽搐、抽风同义。从字义言,筋急引缩谓"瘛",筋缓纵伸谓"疭"。合言之,即为手足时伸时缩,抽动不止。

【提要】　下焦温病、阴虚风动欲脱的证治。

【释义】　本条所论证候,乃是热邪久留,误治阴衰,虚风内动,正气欲脱之重证。热邪久羁不退,本已吸灼真阴,又误用汗下之药,更劫夺肝肾阴液,因而神倦脉弱,舌绛苔少,虚风内动,时时欲脱。

本方继三甲复脉汤之后,再论虚风内动证治。所用之方是在原方基础上增加了五味子、鸡子黄,血肉有情,复阴恋阳。方中加减复脉汤填补真阴,三甲潜阳,五味子、白芍、甘草酸甘化阴,鸡子黄养阴息风。本方滋阴息风,为治纯虚无邪,虚风内动,风动欲脱的救急之方。

【原文】　28.痉厥神昏,舌短,烦躁,手少阴证未罢者,先与牛黄、紫雪辈,开窍搜邪,再与复脉汤存阴,三甲潜阳。临证细参,勿致倒乱。(下焦篇18)

痉厥神昏,舌謇烦躁,统而言之为厥阴证。然有手经、足经之分:在上焦以清邪为主,清邪之后,必继以存阴;在下焦以存阴为主,存阴之先,若邪尚有余,必先以搜邪。手少阴证未罢,如寸脉大、口气重、颧赤、白睛赤、热壮之类。

【提要】　温病邪入厥阴、痉厥神昏的证治。

【释义】　厥阴有手、足经之别。神昏为邪入手厥阴之象,痉厥则为足厥阴肝经病变的特征。若患者手足厥阴同时受累,其治疗当先治手厥阴,后治足厥阴,先祛邪,后扶正。患者痉厥神昏,若伴舌短、烦躁等症状,为心包邪热尚盛,应先用牛黄丸、紫雪丹之类以清热开窍搜邪。然后再用复脉汤养阴,三甲潜阳。此治疗之先后顺序,临证时应认真审别,不可颠倒混乱。

【原文】　29.暑邪深入少阴消渴①者,连梅汤主之;入厥阴麻痹者,连梅汤主之;心热烦躁神迷甚者,先与紫雪丹,再与连梅汤。(下焦篇36)

肾主五液而恶燥,暑先入心,助心火独亢于上,肾液不供,故消渴也。再心与肾均为少阴,主火,暑为火邪,以火从火,二火相搏,水难为济,不消渴得乎!以黄连泻壮火,使不烁津,以乌梅之酸以生津,合黄连酸苦为阴;以色黑沉降之阿胶救肾水,麦冬、生地合乌梅酸甘化阴,庶消渴可止也。肝主筋而受液于肾,热邪伤阴,筋经无所秉受,故麻痹也。再包络与肝均为厥阴,主风木,暑先入心,包络代受,风火相搏,不麻痹得乎!以黄连泻克水之火,以乌梅得木气之先,补肝之正,阿胶增液而息肝风,冬、地补水以柔木,庶麻痹可止也。心热烦躁神迷甚,先与紫雪丹者,开暑邪之出路,俾梅、连有入路也。

连梅汤方(酸甘化阴酸苦泄热法)

云连二钱　乌梅(去核)三钱　麦冬(连心)三钱　生地黄三钱　阿胶二钱

水五杯,煮取二杯,分二次服。脉虚大而芤者,加人参。

【词解】

① 消渴:此处指渴而多饮、饮不解渴的症状。

【提要】　暑邪深入少阴厥阴的证治。

【释义】　暑邪深入少阴,暑为火邪,心属火,二火相搏,则肾阴消灼,故呈大量饮水之消渴证。暑邪深入足厥阴,肝主筋,依赖肾水的滋养,今肾阴亏而使筋脉失却濡养,故现肌肤麻痹征象。连梅汤中乌梅生津止渴,配黄连酸苦泄热以绝耗伤肾阴之暑热,配生地黄、麦冬酸甘化阴以补已伤之肾阴,阿胶色黑沉降专救肾阴,合为滋肾养肝清火之剂。肾阴复则肝阴亦复,筋脉得养,消渴、麻痹自除。如有心热烦躁神迷者,为暑入心包,可先与紫雪丹清包络,再以连梅汤直入病所。

五、治病法论

【原文】　30. 治上焦如羽(非轻不举);治中焦如衡(非平不安);治下焦如权(非重不沉)。(杂说·治病法论)

【提要】　温病三焦辨证治疗原则。

【释义】　吴氏对于三焦病证的治则,用"羽""衡""权"三字做概括,突出了三者在治疗上的主要特点与区别,具有重要的临床指导意义。"羽"意为轻,即治疗上焦病证所用药物以轻清为主,不能用过于苦寒沉降之品,以免药过病所。同时,用药剂量也宜轻,煎药时间也宜较短,均体现了"轻"的特点。"衡"指秤杆,意为平,即治疗中焦病证,必须平定邪势之盛,使邪去正自安,中州得以平和。此外,对于湿热之邪在中焦者,应根据湿与热之孰轻孰重而予清热化湿之法,不能单治一边,也体现了"平"的特点。"权"指秤砣,意为重,即治疗下焦病证,所用药物以重镇滋填厚味之品为主,使之直入下焦滋补肾阴,或用介类重镇之品以平息肝风,这些都体现了"重"的特点。

【原文】　31. 白虎本为达热出表,若其人脉浮弦而细者,不可与也;脉沉者,不可与也;不渴者,不可与也;汗不出者,不可与也;常须识此,勿令误也。(上焦篇9)

此白虎之禁也。按白虎慓悍①,邪重非其力不举,用之得当,原有立竿见影之妙,若用之不当,祸不旋踵②。懦者多不敢用,未免坐误事机;孟浪者,不问其脉证之若何,一概用之,甚至石膏用斤余之多,应手而效者固多,应手而毙者亦复不少。皆未真知确见其所以然之故,故手下无准的也。

【词解】

① 慓(piào)悍:勇猛威武之义。

② 祸不旋踵:灾难很快来临,喻立即出现严重后果。

【提要】　白虎汤运用"四禁"。

【释义】　白虎汤为辛寒清气、达热出表之名方,用于温病肺胃无形热炽之证。使用时应详察脉症,以免"用之不当,祸不旋踵"。若脉浮为病在表,脉弦为病在少阳,脉细为阴虚;脉沉为热结肠腑或阳气虚弱;不渴为津液未伤;汗不出为表气郁闭或无作汗之源。这些情况均非白虎汤适应证,故均"不可与也"。但是,对白虎"四禁"也不可刻板、机械地对待,如口渴固然属阳明无形热盛的标志,但如津伤不甚,也可表现为口渴不甚,此时仍可用白虎汤。至于无汗,有因邪热内郁不能外达,有属表气郁闭较甚者,只要适当配合宣泄内热或宣发表郁之品,仍可投用白虎汤。如俞根初《通俗伤寒论》中新加白虎汤即用白虎汤加入薄荷、荷叶、竹叶等用以治疗阳明热盛而表气郁闭之证。由此可见,白虎"四禁"所列的一些病证并非白虎汤所绝对禁用,应视临床具体情况而定。

【原文】　32. 太阴温病,不可发汗,发汗而汗不出者,必发斑疹;汗出过多者,必神昏谵语。发斑者,化斑汤主之;发疹者,银翘散去豆豉,加细生地黄、牡丹皮、大青叶、倍元参主之。禁升麻、柴胡、当归、防风、羌活、白芷、葛根、三春柳。神昏谵语者,清宫汤主之,牛黄丸、紫雪丹、局方至宝丹亦主之。(上焦篇16)

温病忌汗者,病由口鼻而入,邪不在足太阳之表,故不得伤太阳经也。时医不知而误发之,若其人热甚血燥,不能蒸汗,温邪郁于肌表血分,故必发斑疹也。若其人表疏,一发而汗出不止,汗为心液,误汗亡阳,心阳伤而神明乱,中无所主,故神昏。心液伤而心血虚,心以阴为体,心阴不能济阳,则心阳独亢,心主言,故谵语不休也。且手经逆传,世罕知之。手太阴病不解,本有必传手厥阴心包之理,况有伤其气血乎!

【提要】　温病忌汗。

【释义】　本条论述了温病忌汗的道理及误汗后引起斑疹、谵语等变证的治疗。手太阴温病不可采用辛温发汗的方法,如果误用而汗不出者,则是由于辛温发散助热,耗伤阴液。作汗无源,故汗不得出,且邪热动血,外出血络而发为斑疹。因斑为阳明热毒从肌肉外溢所致,故用化斑汤以清胃泄热,凉血化斑。疹为太阴风热内窜营分而外达于肌肤,故用银翘散去豆豉,加细生地黄、丹皮、大青叶,倍玄参以宣肺达邪,清营透疹。无论斑或疹,均禁用或慎用升麻、柴胡等辛温升散之品。

太阴温病,卫表疏松。若误用辛温发汗,汗出过多,必然损伤心阳心阴,邪热乘虚而入,热闭心包,痰热闭窍,出现神昏谵语等症。此时可用清宫汤清心开窍,也可随证选用牛黄丸、紫雪丹等方。

【原文】　33. 斑疹,用升提则衄,或厥,或呛咳,或昏痉,用壅补则瞀乱。(中焦篇23)

此治斑疹之禁也。斑疹之邪在血络,只喜轻宣凉解。若用柴胡、升麻辛温之品,直升少阳,使热血上循清道则衄;过升则下竭,下竭者必上厥;肺为华盖,受热毒之熏蒸则呛咳;心位正阳,受升提之摧迫则昏痉。至若壅补,使邪无出路,络道比经道最细,诸疮痛痒,皆属于心,既不得外出,其势必返而归之于心,不瞀乱①得乎?

【词解】

① 瞀乱:心中闷乱,头目昏眩。

【提要】　斑疹治禁。

【释义】　陆子贤指出:"斑为阳明热毒,疹为太阴风热。"故治斑应清胃泄热,凉血化斑;治疹应宣肺达邪,清营透疹。如果用具有升散提举作用的方药进行治疗,就会引起衄血,或导致肢体厥冷,或发生呛咳,有的甚至会造成神昏痉厥。此处所言"升提",是指用辛温升散之品,其机制可参吴氏自注。如果用滋补壅滞的方药进行治疗,就会导致神志昏乱。然需指明的是,若正虚导致斑疹内陷之逆证,出现大汗淋漓、体温骤降、斑疹甫出即隐等,当用补气以托斑疹外透之法,此则不属禁忌之例。

【原文】　34. 斑疹阳明证悉具,外出不快,内壅特甚者,调胃承气汤微和之,得通则已,不可令大泄,大泄则内陷。(中焦篇24)

此斑疹下法,微有不同也。斑疹虽宜宣泄,但不可太过,令其内陷。斑疹虽忌升提,亦畏内陷,方用调胃承气者,避积、朴之温燥,取芒硝之入阴,甘草败毒缓中也。

调胃承气汤方(方见前)

【提要】　斑疹下法宜忌。

【释义】　温病出现斑疹,但其透发并不畅快,并且阳明证的表现已经具备,症见腑气壅滞、大便不通者,可用调胃承气汤缓下热结,调和胃气,使腑气得降,邪热得以外泄,则斑疹也可透发。外发斑疹使用攻下法与一般的攻下法实有不同,首先要掌握使用攻下法的指征,即阳明证和斑疹内壅之表现悉具,其次是使用攻下法要适可而止,除了只能用缓下之剂外,得下后又不可再下,以免发生内陷之变。吴氏自注中治疗斑疹使用宣泄法的分寸及选用调胃承气汤的道理,应细心体会。

【原文】 35. 温病小便不利者,淡渗不可与也,忌五苓、八正辈。(中焦篇 30)

此用淡渗之禁也。热病有余于火,不足于水,惟以滋水泻火为急务,岂可再以淡渗动阳而烁津乎?奈何吴又可于小便条下,特立猪苓汤,乃去仲景原方之阿胶,反加木通、车前,渗而又渗乎!其治小便血分之桃仁汤中,仍用滑石,不识何解!

【提要】 淡渗之禁。

【释义】 温病患者出现了小便不利的症状,不可使用淡渗利尿的药物,忌用五苓散、八正散之类淡渗利湿的方剂。因为温病中出现小便不利,大多由于阴液亏耗,故治当养阴清热为大法,不可见小便不利即滥用淡渗利尿之剂。如误用淡渗之法,会进一步耗伤阴液。

【原文】 36. 温病燥热,欲解燥者,先滋其干,不可纯用苦寒也,服之反燥甚。(中焦篇 31)

此用苦寒之禁也。温病有余于火,不用淡渗犹易明,并苦寒亦设禁条,则未易明也。举世皆以苦能降火,寒能泻热,坦然用之而无疑,不知苦先入心,其化以燥,服之不应,愈化愈燥。宋人以目为火户,设立三黄汤,久服竟至于瞽,非化燥之明征乎?吾见温病而恣用苦寒,津液干涸不救者甚多,盖化气①比本气②更烈。故前条冬地三黄汤,甘寒之十之八九,苦寒仅十之一二耳。至茵陈蒿汤之纯苦,止有一用,或者再用,亦无屡用之理。吴又可屡诋用黄连之非,而又恣用大黄,惜乎其未通甘寒一法也。

【词解】

① 化气: 此指滥用药物引起的病变。

② 本气: 此指病邪导致的病变。

【提要】 苦寒之禁。

【释义】 温病患者有燥热之象,欲解除这些症状,须先滋润其欲干之津液,主要投以甘寒之品,不可纯用苦寒。若纯用之,则燥热不除,反而燥甚,因苦寒之品能化燥而更伤其阴。对温病燥热的治疗,一般采用甘苦合化之法,即清热与养阴并施。自注中所云冬地三黄汤,"甘寒之十之八九,苦寒仅十之一二耳",是以甘寒为主之方,但不可认为该方适用于一切燥热阴伤之证,临证时应权衡热盛伤阴之侧重而灵活运用。

【原文】 37. 壮火尚盛者,不得用定风珠、复脉。邪少虚多者,不得用黄连阿胶汤。阴虚欲痉者,不得用青蒿鳖甲汤。(下焦篇 17)

此诸方之禁也。前数方虽皆为存阴退热而设,其中有以补阴之品,为退热之用者;有一面补阴,一面搜邪者;有一面填阴,一面护阳者。各宜心领神会,不可混也。

【提要】 下焦病治禁。

【释义】 本条论述了下焦温病所用主要方剂的使用禁忌。大小定风珠、加减复脉汤、黄连阿胶汤、青蒿鳖甲汤等,均具有滋养肾阴之作用,对于病邪亢盛,不属于下焦证者均不适宜。大小定风珠、加减复脉汤属填补真阴之剂,邪少虚多,或纯虚无邪,故壮火尚盛者禁用。黄连阿胶汤证属阴伤而邪火仍盛之证,治当育阴清热,攻补兼施,故对火热之象不著者禁用。青蒿鳖甲汤属清虚热之剂,其证亦属邪少虚多,但其邪虽少,而混处气血之中,故用该方滋阴透邪。对于肾阴大虚、水不涵木之虚风内动者,用本方并非所宜。

自注中对诸方作用进行了归纳,可供参考。然似嫌不够全面,如定风珠、加减复脉汤等除了有退虚热的作用外,尚有息风止痉、填补真阴等作用。临证时应遵吴氏所说,细心体会,不可混淆乱用。

学 习 小 结

　　本章节选《温病条辨》重要条文 37 条。上焦篇第 1 条说明温病的范围、概念、病名及病因病机，中焦篇第 1 条的自注中阐述了温病的三焦传变规律，凡此均可认为是温病之大纲；上焦篇、中焦篇和下焦篇分别阐述上、中、下三焦的温热、湿热两大类温病的主要证候类型及治法方药；杂说中的治病法论，高度概括了三焦病证的用药原则；同时《温病条辨》中对温病的治禁也进行了明确的阐述。

方 剂 索 引